国家科技支撑计划课题 2015BAI06B02 的成果

老年认知症照护指导

主编　田秋姣　周素娟　姚　慧

中国医药科技出版社

内 容 提 要

本书是一部实用的认知症照护书籍。该书把老年痴呆或认知功能障碍称为"认知症"。书中将一些先进的诊疗和护理照料技术付诸实践，从医学角度给予患者和照料者专业帮助，从临床护理、机构及居家专业照料、护理管理、认知辅具运用等不同领域，以照护实践者和管理者的视野，总结老年痴呆专业照护方面的方法，惠及患者及照料者。

本书可作为面向养老机构、社区服务中心和家庭照料者的一本普及型书籍。

图书在版编目（CIP）数据

老年认知症照护指导 ／ 田秋姣，周素娟，姚慧主编. —北京 ：中国医药科技出版社，2018.3（2024.11重印）

ISBN 978 - 7 - 5067 - 9968 - 3

Ⅰ. ①老… Ⅱ. ①田… ②周… ③姚… Ⅲ. ①老年人—阿尔茨海默病—护理—基本知识 Ⅳ. ①R473.74

中国版本图书馆 CIP 数据核字（2018）第 025287 号

美术编辑　陈君杞
版式设计　张　璐

出版　中国医药科技出版社
地址　北京市海淀区文慧园北路甲 22 号
邮编　100082
电话　发行：010 - 62227427　邮购：010 - 62236938
网址　www.cmstp.com
规格　787×1092mm ¹⁄₁₆
印张　13¼
字数　262 千字
版次　2018 年 3 月第 1 版
印次　2024 年 11 月第 2 次印刷
印刷　北京印刷集团有限责任公司
经销　全国各地新华书店
书号　ISBN 978 - 7 - 5067 - 9968 - 3
定价　49.00 元

编 委 会

前　言

　　随着全球人口老龄化程度的不断加剧，中国作为人口大国也毫无例外步入了老龄化社会。自1999年以来，不到20年的时间，我国60岁以上人口总数从1.32亿迅速增加到2016年的2.3亿。我们刚刚还处在享受着物质和精神生活极大丰富、医疗卫生服务数量和质量显著上升带来的人均预期寿命不断延长的喜悦和幸福当中，却又不得不面对伴随老龄化而来的慢性非传染性疾病患病人数的剧增带来的挑战，包括痴呆。

　　从1906年德国医生Alois Alzheimer报道第一例阿尔茨海默病一个世纪后的今天，痴呆（包括阿尔茨海默病）已经成为当今和未来人类所面临的最大的全球公共健康和社会保健挑战之一（世界阿尔茨海默病2015年报告）。根据世界卫生组织提供的数据，在2010年全球有3560万痴呆患者，到2030年这一数字将增加一倍，而到2050年这一数字将增加至三倍以上。这就意味着每年约有770万新发的痴呆病例，每隔4秒，在这个世界上的某一个地方将会出现一个新的痴呆患者。中国现在已经有超过900万的人患有某种形式的痴呆，比其他任何一个国家都要多，而快速的老龄化将迅速地推高我国痴呆患者在人群中的所占比例。痴呆将会是中国"医疗社会救助体系最大的挑战"（柳叶刀杂志，2013）。

　　痴呆是一组由各种疾病导致的持续性高级神经功能活动障碍综合征，并不是个体衰老过程的正常表现，具有慢性、进展性、致残性的特点，其病程甚至可长达20年之久。由于疾病的特殊性，医疗和照料费用惊人。据（世界阿尔茨海默病2015年报告）估计美国目前治疗痴呆的费用约为每年8180亿美元，显然这一费用还会迅速增长，预计到2018年每年费用会飙升至1万亿美元，到2030年会高达2万亿美元，而其中很大一部分是照料费用。在低收入地区，绝大部分照料来源于非正式照护（即由家人或他人提供的无偿照护）。为了应对未来预计的患病率增加，这种疾病巨大的花费将严重地挑战一个国家的公共卫生服务体系，也使国家背负了巨额的经济负担。

　　面对需要长期照顾的痴呆患者，不仅要照顾患者的日常生活，还要处理他们认知日益下降引起的情绪及行为问题，这对于任何一个家庭、照料者以及社区都是极大的困扰和负担。另一个严重的问题是，公众普遍缺乏对痴呆的认识和理解，或者对痴呆有歧视或羞耻感，也导致了各种偏见和矛盾的激化，虽然多数患者在一定程度上都得到照护，但由于对大众的信息和教育不足，或者认知、交流的障碍，导致很多痴呆患者仍然得不到恰当及时的诊断和正确的照料。

在多年对痴呆相关疾病的关注和临床生涯中，常常面对患者及其家属无法言喻的苦楚和尴尬无助的眼神，我越来越感受到如何从医学角度给予患者和照料者专业帮助，是我们任何一个专业人员的社会责任。幸运的是，在2015年我所主持的国家科技支撑计划课题"社区老年人认知和平衡功能障碍的工程干预"（项目编号：2015BAI06B02）课题设计中，我与共同课题承担单位广西江滨医院杨建荣院长（主任医师）团队、佛山第一人民医院谢海群副主任医师团队对关注和研究这一领域的问题达成了很好的共识，将全面提升痴呆专业照料和社区、居家管理水平，并同时将编著一部实用的痴呆照护书籍纳入了我们这项课题的研究内容。三年的努力，我所在的国家康复辅具研究中心附属康复医院和佛山人民医院正在不断完善"计算机化认知功能障碍筛查系统（CAT－Cog）"的内容，逐步实现社区老年人认知功能在线评估、障碍筛查、数据分析管理和专业干预指导，依托记忆门诊，建立了较为完善的认知障碍三级防控管理网络；广西江滨医院作为一所以神经科和康复学科为特色的综合性三甲医院，在2015年开设认知康复学科基础上组建了国内为数不多的以收治痴呆病人为主的认知康复中心，将一些先进的诊疗和护理照料技术付诸实践，惠及患者。课题组主要成员田秋姣主任护师邀请了曾在美国基石集团持续照护养老社区（CORNERSTONE/ABHOW－CCRC）项目运营与管理培训班系统学习养老管理并在日本考察多家养老机构、现任燕达金色年华健康养护中心的周素娟总经理和曾在日本医疗及介护服务现场从业多年、现任合德介护（长沙）投资有限公司技术总监、普亲介护之慧养老机构管理有限公司姚慧总经理共同撰写本书。这三位都是具有丰富实践经验的护理专家，她们结合各自的从业经验及国外学习的体会，从临床护理、机构及居家专业照料、护理管理、认知辅具运用等不同领域，以照料实践者和管理者的视野，认真、执着地总结老年痴呆专业照护方面的实践心得，付梓出版后希望为建立有中国特色的老年痴呆照料方式提供实践与研究的参考。

在书稿完成之际，欣闻贾建军教授领衔的中国老年医学学会认知障碍分会发布了《中国认知障碍患者照料管理专家共识》。该指南提出了 MCI 的照料与管理、认知维持与训练、日常生活照料、精神行为的照料与管理、居住环境设置、文娱活动安排六方面照料与管理内容（中华老年医学杂志，2016）。这让我很受鼓舞，感觉到在我国已经有越来越多的痴呆领域专家都在切实地实施着对痴呆患者和其家庭、照料者的帮助，痴呆老人的未来正在越来越受到关注。

作者在编写本书过程中得到了所有课题组成员所在单位的领导和相关专家的关注和支持，并提出了很多很好的建议，一并表示衷心的感谢！

最后，关于书名做一点说明，本书把老年痴呆或认知功能障碍称为"认知症"，这是一个舶来的名称，目前在中国还没有得到大家的公认，但相信大家也都能够理解。我也认可几位编者出于对老年人的尊重而选择使用这个名称。本书作为面向基层、养老机构、社区服务中心和家庭照料者的一本普及型书籍，希望能够给读者一些启示和参考，如果本书的出版能够帮助那些即使患上了认知症的患者依然能够有尊严的生活，善莫大焉。

吕泽平

2017 年 12 月

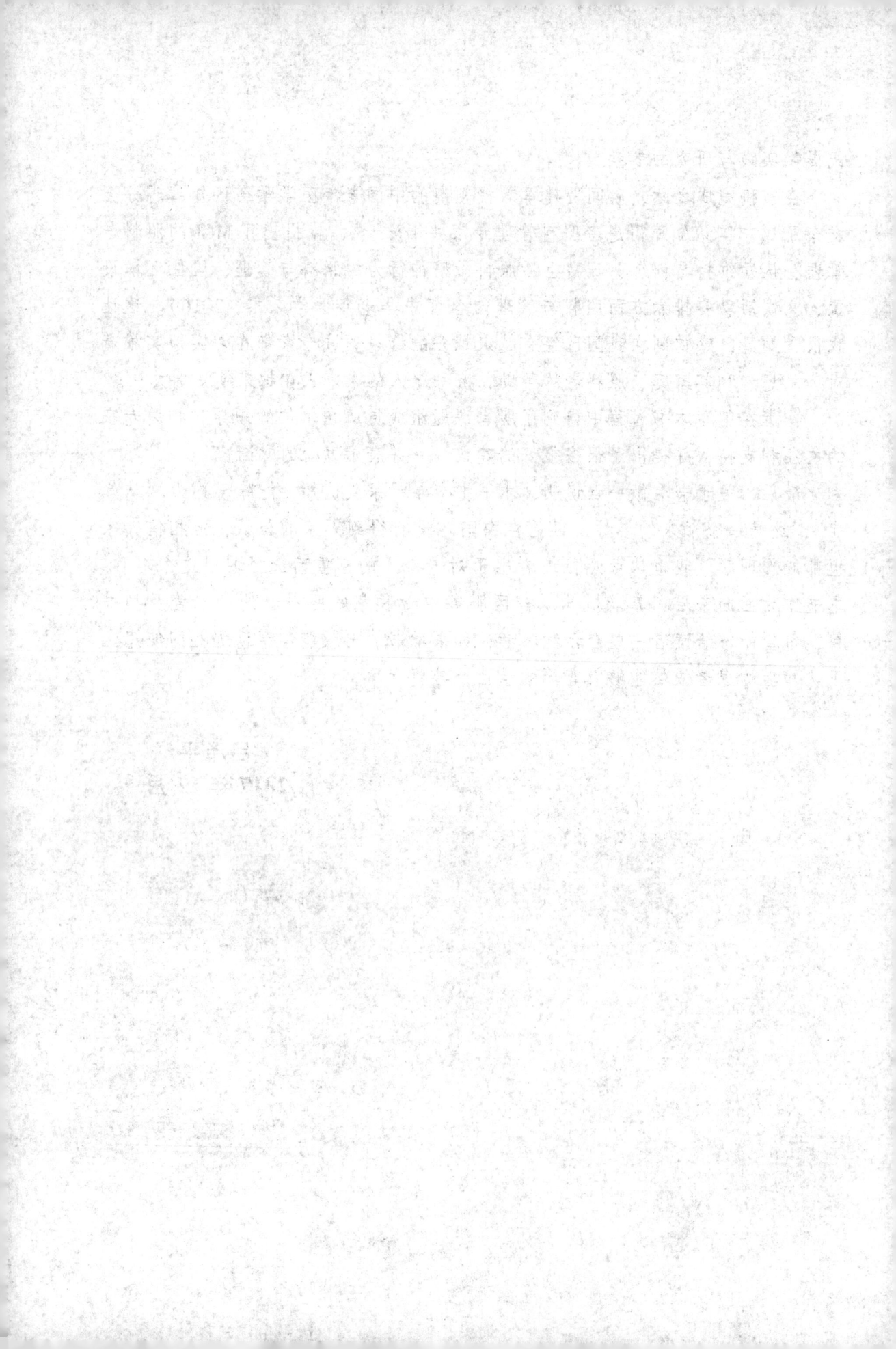

目　录

第一章 认知症基础知识

第一节 基础知识

一、认知的基本概念

认知是大脑接收处理外界信息从而能动地认识世界的过程。认知功能涉及学习、记忆、语言、思维、执行、推理、计算和定向力等多种区域。

认知功能障碍指与上述学习记忆以及思维判断有关的大脑高级智能加工过程出现异常，包括计算力、判断力、想象力、创造力、思维能力、综合能力、分析及解决问题的能力下降，常伴行为和感觉异常。认知障碍可导致患者日常生活、社交和工作能力明显减退，对致命危险缺乏应有的防御反应，甚至导致死亡。

二、认知症概述

认知症（俗称老年性痴呆）是获得性、进行性认知功能障碍综合征的简称，是指在意识清晰的情况下全面持续的智能障碍。主要表现为不同程度的记忆障碍、语言功能障碍、视空间功能障碍、人格异常及认知能力降低。

随着人口老龄化的加剧，老年人的健康越来越备受重视。最新流行病学研究数据，痴呆的患病率随年龄的增长而增加，90 岁以上人群的患病率超过 30%。作为一种多发于中老年群体的慢性神经衰退疾病，老年性痴呆症影响着全球超 5000 万人的健康和幸福，其中 60% ~70% 属于阿尔兹海默症（AD）。据统计，每 100 位 60 岁及以上人口中就有 5 ~8 名认知症患者。

非药物干预手段能改善老年人的认知功能，降低认知障碍疾病的发病风险。另一方面，专业照料可能是解决认知症难题的主要方法。日本早在 20 世纪 70 年代就成立看护中心为老年性认知症患者提供特殊的医疗服务。美国等世界上的发达国家形成 3 种针对老年性认知症患者的护理模式：居家为主、社区和社会护理、扶助照料型居住。在发达国家，认知症照护（Alzheimer's Care），已经成为老年生活设施的核心业务。在中国，至今还没有认知症照护专区。以 AD 为例，AD 患者的照料和医疗已逐渐成为社会的一大负担。美国疾控中心数据显示，在 AD 患者身上的医疗保险花费将达到 1300 亿美元，到 2050 年，这个数字可能达到 1 万亿。

英国前首相卡梅伦曾经在 G8 老年痴呆峰会开幕式上宣布：老年认知症是 21 世纪的瘟疫。世界卫生组织（WHO）专家："如果世界需要警示的话，那么要警示的就是这个全球性的危机。除了至少像对待艾滋病一样重视对待阿尔茨海默病以外，我们没有其他选择"。

三、认知症诊断标准

（一）具备以下认知或行为（神经－精神）症状时可以诊断

1. 日常生活工作能力受损。
2. 生活能力和执行能力较之前明显降低。
3. 无法用谵妄或其他严重精神疾病来解释。

（二）认知损害常由以下方式发现或诊断

1. 病史采集（患者及知情者）。
2. 客观认知评价（神经心理、精神状态测试，神经心理测试应在常规病史采集及精神状态检查不能提供确信诊断时进行）。
3. 认知或行为受损至少包括下面内容中的 2 项。

（1）学习记忆新信息功能受损。症状包括：①重复的发问或话语；②乱放个人物品；③忘记重要事件或约会；④在熟悉的地方迷路。

（2）推理及处理复杂任务的能力受损、判断力受损。症状包括：①对危险缺乏理解；②不能胜任财务管理；③决断力差；④不能计划复杂的活动，一连串的活动。

（3）视空间能力受损。症状包括：①无法识别面孔或常见物品；②视力良好不能发现正前方物品；③不能使用简单的工具或衣物与躯体关系定向困难。

（4）语言功能受损（说、读、写）。症状包括：①说话时找词困难、犹豫；②说话、拼写和书写错误。

（5）人格或行为举止改变。症状包括：①非特异的情绪波动，比如激越、动机受损、主动性丧失、淡漠、动力缺乏、社会退缩、对先前所从事活动兴趣降低；②悟性丧失、强迫行为、出现社会不当行为。

（三）正常老化与认知症的区别

1. 正常老年人的健忘，是一时想不起来，可以通过提示或暗示回想起来；认知症老人的记忆力丧失，是因为新的信息没有储存入大脑的"信息库"，所以即使提醒也想不起来。

2. 正常老年人有自知力，很少会出现语言、空间感问题；而认知症老人则对周围环境丧失了判断能力，而且视空间障碍、在熟悉环境中出现迷路等问题。

四、常见认知症的类型

认知症的致残率高，病程长且治疗开支巨大，给病人家庭及社会带来了沉重的负担。认知症的类型通常包括变性病和非变性病。变性病包括阿尔茨海默病（AD）、路易体痴呆、皮克病（Pick disease）和额颞痴呆等；非变性病包括血管性痴呆、感染性痴呆、代谢性或中毒性脑病和脑外伤性痴呆等。

（一）阿尔茨海默病

阿尔茨海默病（AD）是最常见和最重要的脑变性疾病，随着全球人口老龄化，AD的发病率呈逐年显著上升趋势。归纳其发病原因主要为以下四种。

1. 神经递质　AD患者大脑中的海马和新皮质的乙酰胆碱（ACh）和胆碱乙酰转移酶（ChAT）显著减少，ACh由ChAT合成，皮质胆碱能神经元递质功能紊乱被认为是记忆障碍及其他认知功能障碍的原因之一。

2. 遗传素质和基因突变　10%的AD患者有明确的家族史，尤其是65岁之前发病患者，因此家族史是重要的危险因素，有人认为AD一级亲属80～90岁时约有50%发病，风险为无家族史AD的2～4倍。早发性常染色体显性异常AD相对少见，目前全球只有120个家族携带确定的致病基因，与FAD发病有关的基因包括21号、14号、1号和19号染色体。

3. 免疫调节异常　免疫系统激活可能是AD病理变化的组成部分，如AD脑组织中B淋巴细胞聚焦，血清中脑反应抗体、抗NFT抗体、人脑中S100蛋白抗体、β-AP抗体和髓鞘素研发蛋白（MBP）抗体水平增高。

4. 环境因素　流行病学研究提示，AD的发生亦受环境因素影响，文化程度低、吸烟、有脑外伤史和重金属接触史、母亲怀孕时年龄小和一级亲属患唐氏综合征等可增加患病风险；Apo E2等位基因、长期使用雌激素和非甾体类抗炎药可能对患病有保护作用。年龄是AD的重要危险因素，60岁以后AD患病率每5年增长1倍，60～64岁患病率约1%，65～69岁约2%，70～74岁约4%，75～79岁约8%，80～84岁约16%，85岁以上为35%～40%，发病率也有相应增加。AD患者女性较多，可能与女性寿命较长有关。

（二）皮克病

皮克病（PD）病因及发病机制尚不清楚。有文献报道，认为主要是侵害神经元胞体的特发性退行性变，也有学者认为，是轴索损伤后继发胞体变化。近年研究表明，高达40%的皮克病患者有家族史，多为常染色体显性遗传，提示本病与遗传因素有密切关联。

（三）额颞痴呆

额颞痴呆的病因及发病机制尚不清楚，可能为神经元胞体特发性退行性变或轴索损伤继发胞体变化。Wilhelmsen等（1994）在一个额颞痴呆伴锥体外系症状的大家族中，将本病基因定位于17号染色体上，并证实与tau蛋白基因突变有关。目前已发现约20%的额颞痴呆病人有此基因的突变。

（四）路易体痴呆

路易体痴呆（DLB）病因迄今不明，研究发现神经系统α-突触核蛋白（α-synuclein）为Lewy体结构的主要成分，部分DLB及家族性帕金森病患者存在α-突触核蛋白基因突变，使α-突触核蛋白由可溶性转变为不溶性，发生异常聚集，推测α-突触核蛋白基因突变可能与 DLB 及 PD 的发病有关。DLB 很少有家族遗传倾向，但日本曾报道过家族性 DLB 患者。

（五）血管性痴呆

目前认为导致血管性痴呆的病因主要有以下 5 种。

1. 脑动脉栓塞 是导致多发性梗死和脑组织容积减少，颈内动脉或大脑中动脉起始部位反复多次发生动脉粥样硬化性狭窄及闭塞，使大脑半球出现多发性、较大的梗死病灶，或出现额叶和颞叶的分水岭梗死，使脑组织容积明显减少。一般认为，当梗死病灶的体积超过 80 ~ 100ml 时，因严重的神经元缺失和脑萎缩可出现认知功能障碍的临床表现。

2. 缺血和缺氧性低灌注 大脑皮质中参与认知功能的重要部位以及对缺血和缺氧较敏感的脑组织，由于高血压和小动脉硬化所致的小血管病变而长期处于缺血性低灌注状态，使该部位的神经元发生迟发性坏死，并逐渐出现认知功能障碍。临床常见的血管性痴呆患者可在反复发生短暂性脑缺血发作之后，出现近记忆力减退，或情绪、性格的改变。国外学者通过对心血管疾病患者发生认知功能障碍概率的研究发现，曾多次发生心力衰竭或心律失常的患者，痴呆发生的比例明显高于同年龄组的对照者。

3. 皮质下白质病变 白质内的小动脉壁出现玻璃样变性，管壁纤维性增生及变厚，白质发生广泛弥漫的脱髓鞘改变，使皮质和皮质下的联系受到影响，出现不同程度的认知功能障碍，最常见的类型为 Binswanger 病，其次还可见于伴有皮质下梗死和白质脑病的常染色体显性遗传脑动脉病（CADASIL）。

4. 出血性病变 脑组织外出血的硬膜下血肿和蛛网膜下腔出血，以及大脑半球内出血性血肿，对脑实质产生直接破坏和间接压迫，并阻塞脑脊液的循环通路，临床逐渐出现不同程度的认知功能障碍的表现。

5. 各种类型的炎症性脑血管病 非特异性血管炎，以及结核、梅毒、真菌、寄生虫等，均可成为脑血管性痴呆的病因。此外，血液病、一氧化碳中毒，以及中枢神经脱髓病等偶尔也可引发脑缺血或脑梗死，进而出现认知功能障碍的症状。Wallin 等曾提出过一种以神经递质缺损为主的非多梗死的脑血管性痴呆，值得我们注意。

五、不同类型认知症的临床特点

（一）阿尔茨海默病

阿尔茨海默病（AD）是最常见和最重要的脑变性疾病。

1. 患者起病隐袭，精神改变隐匿，早期不易被家人觉察，不清楚发病的确切日期，偶因感染、手术、轻度头部外伤或服药患者出现精神混乱而引起注意。

2. 逐渐发生的记忆障碍或遗忘是 AD 的重要特征或首发症状。

（1）近记忆障碍明显 患者不能记忆当天发生的日常琐事，记不清刚做过的事，说过的话，忘记不常用的名字，常重复发问，以前熟悉的名字易混淆，词汇减少，但远期事情可相对保留。

（2）Korsakoff遗忘状态　表现为近事遗忘，对1～2分钟前讲过的事情可完全忘记，为填补记忆空白，患者常无意地编造情节或远事近移，出现错构和虚构，学习和记忆新知识困难。

3. 认知障碍是AD的特征性表现，随着病情的进展逐渐表现明显。

（1）语言功能障碍　不能命名，听与理解障碍的流利性失语。

（2）视空间功能受损　可早期出现，表现为严重定向力障碍，在熟悉的环境中迷路或不认家门，不会看街路地图，不能区别左、右或泊车。

（3）失认及失用　可出现视觉失认和面容失识，不能认识亲人和熟人的面孔，也可出现自我认识受损，产生镜子征；不能正确完成连续复杂的运用动作。

（4）计算力障碍　常弄错物品的价格、算错账或付错钱，不能平衡银行账户，最后连最简单的计算也不能完成。

4. 精神障碍

（1）抑郁、淡漠、焦虑、兴奋、欣快和失控等。

（2）部分患者出现思维和行为障碍等，如幻觉、错觉、片段妄想、虚构、古怪行为、攻击倾向及个性改变等。

（3）贪食或忽略进食，多数老人常有失眠或夜间谵妄。

（二）皮克病

皮克病是罕见的缓慢进展的认知与行为障碍性疾病。

1. 皮克病起病隐袭，病程进展缓慢，多发生于中老年人，发病年龄3～90岁，60岁为高峰，多在70岁之前发病，以女性居多。40%的患者有家族史，其余为散发。

2. 皮克病的病程可分三期，早期以明显的人格改变、情感变化和行为异常为特征，表现为易激惹、暴怒、固执、情感淡漠和抑郁等，逐渐出现行为异常、性格改变、举止不当、缺乏进取心，对事物漠不关心或冲动等。部分患者出现Kluver - Bucy综合征（又称颞叶切除后行为变态综合征），表现为迟钝、淡漠、顺从、视觉失认、口部过度活动、思维变化过速、易饥和过度饮食。

3. 随着病情的发展可出现认知障碍，逐步不能思考，注意力和记忆力减退，与AD相比，认知障碍不典型，空间定向保存较好，记忆障碍较轻。言语能力障碍较明显。

4. 神经系统体征如吸吮反射、强握反射可在病程早期出现，晚期发生肌内阵发性痉挛、锥体束及锥体外系损害如帕金森病综合征等。

（三）额颞叶痴呆

额颞叶痴呆是以额颞叶萎缩为特征的认知类型，也是比较常见的神经变性认知之一。

1. 起病隐袭，进展缓慢，早期出现人格改变，言语障碍及行为异常，如Kluver - Bucy综合征。

2. 原发性进行性失语（PPA）。

（1）是语言功能进行性下降 2 年及以上，其他认知功能仍保留正常，与 AD 及其他额颞痴呆明显不同。通常 65 岁前发病，缓慢进行性失语，不伴其他认知功能障碍，可合并视觉失认、空间损害或失用等。

（2）病程可长达 10 年以上，语言障碍可单独存在数年，6 ~ 7 年发展为严重失语或缄默，但仍能保持生活自理，最终出现痴呆。

（3）神经系统检查无阳性体征，MRI 显示优势半球额叶，颞叶和顶叶明显萎缩，SPECT 显示左侧颞叶及额叶或双侧额叶血流量减少。

（四）路易体痴呆（DLB）

多发病于老年期，少数为中青年患者，进展缓慢。

1. 认知功能障碍　DLB 患者的认知功能全面减退，与 AD 均属皮质性痴呆，有不同之处，常以记忆力减退、定向力缺失起病，但早期记忆障碍较轻，有波动性，亦可出现失语、失用和失认。

2. 锥体外系运动障碍　DLB 患者多出现帕金森综合征表现，如肌肉强直、动作减少和运动迟缓等，震颤少见。锥体外系症状可与认知障碍同时发生，亦可先后出现。两组症状在一年内相继出现有助于诊断。

3. 精神症状　80% 老人可有视幻觉，内容生动、完整，常为静态的人、物体和动物的具体图像，患者可绘声绘色地描述所幻想的风景物，并坚信，可伴有妄想、谵妄、躁动等精神异常，呈明显波动性。

（五）血管性认知功能障碍

血管性认知功能障碍是一组由脑血管疾病导致的智能及认知功能障碍综合征，是老年性痴呆的常见病因之一。

1. 起病突然，伴随脑血管病的发生　血管性认知功能障碍与变性病认知症不同，血管性认知功能障碍发生认知功能障碍较突然，伴随脑血管病的发生，病程呈波动性和阶梯式的发展，常常与反复发作的脑血管疾病有关，发病时间总体上要早于阿尔茨海默病的发病时间，某些患者在 50 多岁就开始起病了。变性病的认知症发生缓慢。

2. 患者对自己的认知功能变化有自知力　和阿尔茨海默病患者的认知功能全面减退不同，血管性认知症患者的认知能力是部分或斑片状减退的。患者对自己认知功能的变化有一定的自知力，而且判断力、理解力、抽象思维能力在较长时间内仍然保持良好。

六、病程发展（以 AD 为例）

（一）病程发展三阶段

老年认知症均是渐进式发展，患病老人的认知功能、生活能力和身体功能随着病程的发展而不断衰退。虽然老人的症状会表现得时好时坏，但总体来看，他们的能力是不断下降的。

从早期预防和干预的角度，2011 年以后"NIA／AA 指南"将 AD 分为无症状（临床前期）、有症状（痴呆前）、痴呆阶段。

（二）认知症的临床表现

A——日常生活自理能力下降（activity of daily living，ADL）

日常生活能力下降包括基本生活能力下降和应用工具的生活能力下降。

基本生活能力：包括大小便、吃饭、穿衣、个人卫生、洗澡、步行6个方面。

应用工具的生活能力：包括打电话、购物、管理钱财、烹调、整理家务、洗衣、吃药、坐车8个方面的能力。

B——精神行为异常（behavioral and psychological symptoms of dementia，BPSD）

知觉、思维内容：妄想、幻觉、错认。

情感症状：主要包括阳性行为和阴性行为。

阳性（皮质背外侧）：焦虑、躁狂行为。

阴性（皮质内侧）：抑郁、淡漠行为。

人格改变：攻击、抱怨、脱抑制、侵扰、违拗、漫游等行为。

行为症状：异常运动行为，易激惹，激越/攻击性，睡眠紊乱，刻板，食欲增强，进食障碍，性欲增强。

C——认知功能障碍（cognitive impairment）

记忆障碍：在近记忆、个人经历记忆、生活中重大事件的记忆障碍。

定向障碍：对时间的定向识别能力减退，表现为患者说不出当天的年月日、季节、上下午；对地点的定向识别能力减退，表现为患者出门后找不到回家的路，说不出当时所处的地点；对人物的定向能力减退，表现为患者不认识自己的邻居、朋友甚至家人。

语言障碍：在命名、复述、阅读、理解方面的障碍，表达时出现模仿语言、语言空洞、流利性失语，失写，最后表现为失语。

计算能力下降：常常在购物时算错账而被发现计算障碍，不论老人文化程度如何，都表现出简单的加减乘除的运算困难及运算错误。

视空间能力下降：失用。在熟悉的环境中迷路或不认家门，不会看街路地图，不能区别左、右或泊车；在房间里找不到自己的床，辨别不清上衣和裤子以及衣服的上下和内外，穿外套时手伸不进袖子，铺台布时不能把台布的角与桌子角对应；不能描述此地与彼地的方向关系，不能独自去以前常去的熟悉场所；后期连最简单的几何图形也不能描画，不会使用常用物品或工具，如筷子、汤匙等，仍可保留肌力与运动协调。这是由顶－枕叶功能障碍导致躯体与周围环境空间关系障碍，以及一侧视路内的刺激忽略。

执行功能，判定、理解、分析能力下降：老人不能根据气候的变化来更换衣服，不能理解别人说话的意思，不能区别词语间的相同点和不同点，不能说出物品的用途，不能写出一个完整的句子，不能画出一个简单的图形。

第二节　认知症老人的精神行为表现

一、认知症老人的情感及精神症状

在认知症的老年患者身上，我们可看到许多情感及精神方面的症状，主要是忧郁、妄想、幻觉、错认、日落症候群。

（一）忧郁症状

对任何事都提不起兴趣、社会退缩、无助感、无望感、无价值感，甚至有自杀的念头等。近年来研究阿尔茨海默病合并抑郁症的自然病程，发现阿尔茨海默病发病前后3年的发病率为40%，第4、5年开始大幅下降至28%~24%。一般来说血管性认知症发生抑郁症的比率要高于阿尔茨海默病，这可能与脑卒中后较易发生抑郁症有密切关系。由于认知症常合并忧郁症状，而另一个方面抑郁症患者也会出现认知功能变差，有时甚至严重到符合认知症的诊断标准，形成"假性认知症"，使得认知症和抑郁症之间关系也变得相当复杂。当老年期第一次出现抑郁症，同时合并轻度记忆力变差时，后期发生认知症的概率相当高，建议在老年期初次发生抑郁症应视为日后认知症形成的一个红色警讯及危险因子，并小心追踪评估。

（二）妄想症状

国内的研究报告指出，在老年精神科住院认知症患者，有精神病问题者占71.8%，有妄想症状者占59%，其中以被偷妄想最常见，占50.1%；其次是被害妄想，占26.9%；而嫉妒妄想占18%。

1. 被偷妄想　就是觉得家中有小偷要偷他的东西，或怀疑家人、照顾者偷他的存折、钱财、珠宝等，事实上是患者乱放、乱藏找不到的结果，有时患者甚至会出现情绪激动，夜晚会重复翻箱倒柜找东西的重复行为，吵得家人不能安睡。国内研究发现约有55.6%的患者，在其病程中曾出现过被偷妄想，而有1/3的患者，在发病早期一年内会出现这种妄想。具有被偷妄想的患者，大多数是怀疑照顾者偷他的东西，但会随着照顾者转换而改变怀疑对象。怀疑被偷的东西最常见的是钱财及其相关的证件，如存折、房产证、银行卡等，因而引起患者的焦虑害怕而收藏这些东西，但由于记忆力差、收藏的地方又找不到，则更加怀疑他人偷拿而形成坚定的妄想，在其记忆力及认知功能还不算太差时，则要小心评估可能是早期认知症的个案，必须谨慎地评估、持续地追踪其认知功能及日常生活功能减退的情形，如有任何异常应立即转诊认知症专科医师。

2. 被害妄想　怀疑别人要迫害他、毒害他。国内在1999年的研究报告指出，被害妄想在认知症的发生率为26.9%，且常合并其他妄想、幻觉及攻击行为。患者被害妄想最常见的是身体攻击行为，占了将近40%的个案，防御行为占17.8%，拒吃（含食物及药品）占15.6%。

3. 嫉妒妄想　怀疑配偶有外遇、不忠，有时会对配偶有暴力攻击行为。因记忆力差，患者常因找不到太太而怀疑有外遇（事实上已告知患者外出购物），变得特别黏人，有时会限制配偶的行动，造成配偶很大的困扰。有时会出现乱伦之妄想，有时甚至连死去的配偶也被认为还在外遇中。

4. 被遗弃妄想 认为家人会丢下他不管，同时合并有抑郁症状。

研究发现，被偷妄想、被害妄想，嫉妒妄想常常伴随一起出现，即当一位老年人在老年期第一次出现有上述妄想，且记忆力及认知功能大致正常时，即可能是认知症的个案，要非常仔细地追踪评估其认知能力的变化，如有任何异常应立即转诊认知症专科医师做正确的诊断。

（三）幻觉

研究发现大约有三分之一的认知症患者在其病程中出现幻觉，而视、听幻觉的频率并无多大差别。一般来说，认知症之视幻觉多半是看见较温馨的景象，如鸟在飞、牛羊在吃草等，有时患者会看到陌生的人闯入家中而害怕。听幻觉多半是模糊的声音，或听到死去的亲人在叫自己的名字等，因此患者会往某方向跑，寻找亲人而迷路。嗅幻觉、触幻觉、味幻觉较少见。

（四）错认症状

1. 错认有不存在或陌生的人在自己家中 即患者常常诉说有人在屋内而叫家人去请他出来；或用餐时请家人多备一副碗筷，叫不存在的人出来吃饭。

2. 错认现在住的房子不是自己的家 即患者会出现明明是在自己的家，而常常打包行李想出门回到自己的家，虽经家人解释，患者还是执意要出门，造成家人很大的困扰。

3. 错将亲人、配偶当成他人或伪装者 有些患者常常把太太当成女儿，或把先生误认为儿子看待，但通常并无情绪或行为反应。有时会把配偶当成陌生人，认为陌生人穿着和配偶一样的衣服伪装而已，而合并出现被害及嫉妒妄想，临床上叫Capgras症候群。

4. 错认把电视上的事件当成真实 患者有时把电视上发生之事如枪战、火灾，误认为在现实中发生，而产生惊恐、害怕、逃避的行为。

5. 错认镜中自己的影像是他人 有些患者会出现认不得镜中的自己，因而对镜中人有说有笑。

认知的错认症状发生的比例为30%～55%。以"错认有他人在自己房子"最常见。在国内研究中，发现有35.9%的认知症住院患者出现错认症状，而以错认不存在的人在房里及错认现在住的房子不是自己的家最多。另外，最近国内对错认不存在的人在房里的研究中，发现此症状在认知症之中为最常见，常合并幻觉、漫游、迷路等症状；较少合并妄想症状及攻击行为。但有个别案例除外，在其认知症早期，记忆力没明显下降时，就会出现错认症状，且合并视幻觉。

（五）日落综合征

日落综合征是指在下午到黄昏，大约从下午三时到晚上十一时出现的一系列精神混乱及急躁行为者称之为日落综合征。有些学者更把夜间的睡眠障碍也算在内，形成从下午到整夜的精神行为异常现象。患者早上头脑清醒，情绪安静或嗜睡，但到了下午近黄昏时则出现精神混乱、情绪激动的情形，并会一直持续到深夜不睡、吵闹，造成家人及照料者很大的负担。日落综合征可能和认知症脑部退化到影响、破坏了调节控制日夜节律中枢中视神经交叉核有关系。

二、认知症老人常见的行为问题

认知症的行为总是比精神病问题更容易造成照顾者的负担及困扰，且是直接送患者到养老机构的主要原因。大约有80%的认知症患者，出现一种以上的行为障碍，且认知症愈严重，出现的行为障碍数量也愈多。在研究中发现，认知症的行为问题约占70.7%，并挑选出八种临床上出现频率较多，并为家属较困扰的行为障碍，他们是攻击行为、重复现象、睡眠障碍、迷路、漫游、贪食行为、病态收集行为、不恰当的性行为。

1. 攻击行为　随着病情的变化，患者对于负面感觉的忍耐力降低，再加上丧失是非判断能力，容易误解别人的意思，而发生言语及暴力的攻击行为。在研究认知症的攻击行为大约占54.7%，经常在家属或照料者制止患者做某些不适当的意图或行为时才出现攻击行为。在临床上，如我们常发现家属要限制患者饮食过量之行为时；或患者因错认自己的房子不是自己的家，而执意要外出被家人制止时；或协助已不认识亲人之患者清洁卫生，如沐浴时；或患者听到有人叫他名字而欲外出，而家人怕患者迷路而阻止时；以上的情形都会发生攻击行为，是患者就医治疗及到养老机构最主要的原因之一。

2. 重复现象　重复现象包括重复行为和重复言语，在研究中占62.7%。在临床研究中重复现象在认知症早期就已经出现，重复现象在发病初期只是重复言语，也许是好几天才问一次相同的问题，到了认知症中期，出现的频率增加，往往前一分钟已告知患者答案，但转身又开始问相同的问题，这种现象往往使家人烦不胜烦，而重复行为大约从认知症中期出现较多，如重复买相同的东西，重复做一些漫无目的的行为，如重复翻箱倒柜、搬来搬去等。重复现象也是家人及照顾者送患者就医治疗及到养老机构最主要的原因之一。

3. 睡眠障碍　睡眠障碍包括日夜颠倒，白天嗜睡，晚上不睡且精神特别好。在研究中占60.5%。因认知症患者脑功能退化，影响到日夜节律，以致影响到晚上的睡眠。另外认知症患者又由于社交参与及体能活动减少，日常生活不如以往规律，易养成不良的睡眠习惯，再加上暴露阳光的机会不如以往，常造成白天睡觉，晚上失眠的睡眠障碍型态，严重者甚至日夜颠倒，造成家人及照顾者身心极大的负荷，是送患者就医治疗及到养老机构最主要的原因之一。

4. 迷路　迷路多在认知症中后期出现较多。此时患者已忘记家中的地址及电话，且寻求他人帮助之能力已丧失，容易出现外出不知如何返家的情形。一旦迷路，老人病情会突然恶化，可能变得突然不认识家人及大小便失禁。在有关研究中因迷路就医的认知症老人患者占就医老人总数的61.7%，是患者就医治疗及到养老机构最主要的原因之一。

5. 漫游　患者对方向及地点的定向感逐渐丧失，容易在家里及附近社区四处漫游。患者幻听到死去的亲人呼叫其名字，而漫游外出，如家属阻止则发生攻击行为，如不注意走出家门则就迷路，在研究中占45.3%。

6. 贪食行为 认知症饮食习惯改变包括贪食、口味改变、只吃饭不夹菜、吃饭需提醒、不会准备碗筷、不会点菜,将非食物的东西放入口中,把吃剩的残渣和未吃的菜混合在一起,等等,其中以贪食行为最常见,患者会不停重复吃东西,并容易忘记自己刚刚吃过东西。家属常常抱怨患者好像有吃不饱的感觉,吃完了看到桌上有食物又拿来吃;看见家人在吃又要求吃,如家人阻止则可能出现攻击行为。在研究中占36%。认知症患者饮食改变可能与记忆力变差,忘了已吃过东西有关;也可能因脑部退化,掌管饮食中枢的下视丘发生失调所致。

7. 病态收集行为 大约有1/3的认知症患者出现病态收集行为。收集项目不一而论,和认知症的严重程度有关,在临床研究中发现,当轻度时,收集的物品还有些价值,如雨伞、卫生纸、新鲜的食物等,到严重度增加其判断力变差时,则出现收集一些无关紧要的东西,如腐败的食物、垃圾、废纸等物品,常造成家人的困扰,在研究中占27.5%。

8. 不恰当的性行为 不恰当的性行为包括在公共场所不穿衣服,或是不适当地触摸他人身体部位等,在研究中占15%。

三、认知症老人早期精神行为问题

有些精神行为问题在认知症早期就已出现,但家属往往认为"老了就是这样"而忽视他们的存在。

下列几点为认知症早期就可能开始出现的情形。

1. 记忆力比以前减退 开始出现忘记重要的事情,如记住约会的时间有困难,而忘记了重要的约会。

2. 开始出现重复行为 如重复相同的问题(如重复服药)、重复相同的故事和重复相同的陈述。

3. 东西乱放找不到,开始有被偷的想法 认知症初期,记忆力衰退不是最重要的参考值,反而精神行为症状常常会先出现,最常见的就是"遭窃"及"被偷"心理,伴随着记忆力渐渐衰退,找不到东西就怀疑是别人偷的,更容易养成藏匿东西的习惯,尤其是钱;常常疑神疑鬼,使得患者容易发脾气,与照顾者起冲突,临床上遇过患者家属老是抱怨保姆手脚不干净,家属连续换了10名保姆照顾,都得到同样答案,后来才发现问题是出现在患者本人身上。

此外,"嫉妒"与"被害"的想法也是认知症初期常见的精神行为问题,这些想法可能交互出现,比如同时出现"遭窃"与"被害"的心理,故当老人第一次出现这些症状,就该就医检查。不过多数家属趋向缓和的处理方式,把这些症状当作老人一般的情绪反应,多数忍耐,也有人关注处理与老人的关系,因此反而淡化了就医的急迫性,因此,到医生处理时,往往已经是中度以上的病情了。

4. 个性开始改变 变得依赖、退缩、忧郁、胆小、漠不关心、自私、疏离、疑心、容易发脾气。

5. 对熟悉的事物,开始出现差错了 在熟悉的回家路线,开始出现晚回家的现象。

认知症的精神行为问题常见的征兆,总结如下:

近的记不住，旧的一直记；

躺着睡不着，坐着打瞌睡；

到处漫游走，出门就迷路；

东西没看见，直觉被偷走；

问话重复说，行为反复做；

情绪欠稳定，忧郁最早现；

当面对质问，漫骂攻击出。

四、不同类型认知症老人的精神行为问题

一般而言，在临床上以路易体认知症（DLB）最易发生精神行为问题。比较阿尔茨海默认知症、血管性认知症及路易体认知症三种认知症的精神症状，发现 DLB 比其他两组认知症患者更易出现视幻觉、典型的视幻觉是看见成人、小孩及动物，另有些患者抱怨看到火、烟等景象。除了视幻觉外，在听幻觉、错认症状、忧郁症状及动眼睡眠期行为障碍（REM sleep behavioral disorder）方面，DLB 都要比其他两种认知症发生率更高。

第三节　认知症老人其他常见病

认知症老人和其他人一样，都可能出现某些身体的健康问题，由于认知功能受损，他们往往无法清楚地描述病情和不适，因此，认知症老人的躯体健康问题有可能导致他们更多的迷糊和行为的改变，因此护理人员要随时留意老人是否出现了某些患病前兆，并报告医生。

一、感冒

1. 因认知症老人不知冷热，若没有穿着合适的衣物或得到很好的照顾，老人就有可能感冒。

2. 由于受到疾病的影响，他们无法正确表达自己的病情和不适，也容易感冒。

3. 护理人员应通过一些迹象来判断老人是否感冒，是否有发热、寒战、疼痛、心烦意乱、呕吐、咳嗽和呼吸困难等。

如出现上述症状，需及时就医。

二、发热

定义：是指一个人的体温升高，超出正常范围。

原因：细菌导致的感染；身体脱水；中暑；便秘。

为老人测量体温时，需要使用电子体温计，采用耳温枪来测量体温，而不要使用玻璃水银体温计，避免老人咬碎体温计而误吞水银，或者摔碎体温计割伤皮肤。

三、跌倒

认知症老人是跌倒的高风险人群。造成认知症老人跌倒的原因中，有些来自老人自身，有时则是环境因素造成的。

认知症老人的神经受损造成其感觉能力和运动功能下降，老人可能会出现行走困难，很难保持身体平衡。此外，认知症老人对深度的感知可能也会有所变化。比如，当一位老人从地毯上走向光滑地面时，可能会像下台阶一样试图向下跨，这样就很有可能跌倒。

1. 导致老人跌倒的环境因素

（1）环境模糊混乱。

（2）缺乏充分的环境提示。

（3）鞋子穿着不当。

（4）老人使用的辅具或设备不安全。

（5）地面不平整，光滑或刺眼。

（6）室内或室外照明不佳。

（7）天气因素，下雨或下雪天造成路面湿滑；暑天老人中暑虚脱。

2. 药物因素　使用特定药物也会增加跌倒的风险，比如某些药物的不良反应可能会导致老人出现疲劳或意识模糊、知觉混乱、头晕和肌张力改变。当医生考虑给认知症老人使用新的药物或更改药物的时候，需要非常慎重。

另外催眠药、镇静药、抗焦虑药、麻醉药和某些抗高血压的药物可增加老人跌倒的风险。

3. 跌倒的防范　护理团队可以从改进照顾方法和降低环境风险因素这两方面入手，尽可能地防止老人跌倒，如，当老人需要走动、穿衣、入厕和移动时，护理人员要及时提供帮助；清理环境中容易绊倒老人的杂物，拿掉小块的地毯；在卫生间和浴室安装扶手，让老人穿着结实防滑的鞋子，改善照明等。

另外护理人员需要了解，帮助认知症老人保持身体活动能力是十分重要的，应该鼓励老人进行身体活动。老人越是不动，就越有可能跌倒受伤。护理人员可以陪伴那些尚能安全运动的老人有规律地进行锻炼或散步，这样可以维持或改善他们的功能，姿势和平衡。

一旦老人发生跌倒，护理人员必须第一时间上报，不能忽略这个现象。护理团队需要对跌倒事故进行评估，以确定发生跌倒的原因，以便在以后的照护工作中注意防患。

四、脱水

我们的身体必须有足够的水分才能正常运转。但由于认知症老人的认知功能和躯体功能的衰退，可引起：有时忘记要喝水；有时无法确切表达自己想要喝水；有的可能失去口渴的感觉；有的吞咽困难；生病导致身体水分的大量丢失。

因此护理人员要仔细观察老人是否出现脱水的迹象，确保老人摄入充足水分。

五、便秘

身体不适，活动量减少；水分摄入过少；某些药物的不良反应；吃的食物过于精细，粗纤维摄入过少均为导致便秘的常见原因。

六、腹泻

认知症老人由于吃坏东西或身体的某些健康原因会引起腹泻。另外，一些药物也有可能引起腹泻。

当老人发生腹泻的时候，护理人员需要报告医生和护理主管，及时为老人补充水电解质。

七、失禁

失禁是指一个人无法控制排便和排尿。认知症老人失禁更多地是出现在认知症的中期和晚期。

发现认知症老人出现失禁的情况，应及时告知医生，并采取相应措施进行护理。

八、其他老年人常见疾病

高血压、冠心病、脑卒中、糖尿病、误吸、压疮等亦是老年人常见疾病。

认知症老人会比正常老人患病的风险更高，如果同时患有上述疾病中的一种或多种，护理人员需要带老人定期去医院检查，接受必要的治疗。

第二章 认知症老人的评估

到目前为止，认知症尚无有效治疗方法，相比之下非药物干预手段能改善老年人的认知功能，降低认知障碍疾病的发病风险，在认知症的病程呈进行性发展的过程中，我们对认知症老人的处理应做到"三早"，即早期诊断、早期预防、早期干预，"三早"对老年认知症病情的发展具有最重要作用。早期诊断并得到专业鉴别诊断，以便及早治疗可疑病因，恢复健康；早期预防是明确诊断后针对老人所属不同病程阶段进行对应的健康宣教，及时获得信息，给予老人及照料者专业的辅导和精神的支持，延缓病程的进展；早期干预是及早治疗、给予专业照护，以缓解症状，延缓病程进展的最终落实。其中明确诊断需要进行全面的医学评估，主要包含详细的既往病史、家族史，以及现病史的采集，精神状态检查、神经系统检查、身体检查、实验室检查、影像学检查和认知功能测试等。

第一节 体检评估

一、身体检查

1. 病史采集 包括发病的时间、早期症状、家属因何发现老人的异常？既往病史（如有无高血压病史、卒中史、脑缺血史、心血管病史、糖尿病史、脑炎病史、脑外伤史、一氧化碳中毒史、儿童及青少年时期的精神发育迟滞史及其他病史）、既往用药史（如长期服用镇静催眠药、酒精依赖、抗精神病药、抗癌药物等等）、家族史（认知症家庭史的询问要十分重视，应包括精神病、阿尔茨海默病及遗传性疾病等）。

询问是否具有认知症的各种症状，如记忆力下降、思维及语言情况、性格及行为改变、是否知道自己有病？是否愿意进行治疗等。

对已确诊的诊断、检查（方法及结果）以及做过的治疗及其疗效信息的采集。

2. 神经学检查 对老人进行简单的高级皮质功能检查（含近期记忆力、语言表达、计算能力、空间等）、脑神经检查、肢体运动、反射及感觉检查、小脑与平衡的检查。

二、精神和行为评估

1. 意识水平 一定要确定老人神志的清醒程度，只要意识有障碍，无论轻重，都不能确定是认知症的诊断。当然，有时认知症也会合并意识障碍。此时需要做出两个诊断。

2. 精神症状检查 对老人进行精神症状的检查时，重点应做如下检查。

（1）定向力检查 对时间（对现在是哪年、哪月、哪日以及是上午还是下午要加以询问）、地点（对家庭地址以及当时所处的位置等进行询问）及人物（是否认识陪同的人？）等方面的问题进行检查。

（2）计算力检查　让老人进行 100 − 7 = ？，93 − 7 = ？……的心算。

（3）语言检查　有无失语，有无词不达意、重复、赘述等。

（4）思维内容的检查　有无错觉、幻觉、以及妄想，如被偷窃妄想、嫉妒妄想等。

（5）情感表现的检查　有无情绪焦虑、低落、情绪不定、易激惹或欣快等症状。

（6）异常行为的检查　有无兴奋、徘徊、攻击行为等，对人是否有礼貌等行为表现，有无特异的姿势等。

3. 记忆力的检查　询问老人的重要生活史，如毕业的学校、结婚的年龄、子女的人数，或者是一般常识的记忆，如新中国成立的时间、"五一"是什么节日等。

三、认知能力测试

1. 简单的认知能力测试量表　画钟、简易精神状态检查量表（MMSE）、老年人情感状态抑郁评分表（GDS）。

2. 对老人的一般常识及记忆进行的测试表　常识——记忆——注意测验（IMCT）、认知能力甄别检查法（CCSE）、Stroop test（执行力）检查。

3. 对老人的生活自理能力进行测试（可通过自评或通过询问家属及照料者获得）
Blessed 行为量表、认知能力自评表、认知功能变化评估表、日常生活能力量表（ADL）、Barthel 指数计分法（BI）。

4. 以认知老人的记忆进行测试　数字识记法、临床记忆量表、韦氏记忆量表、认知域检查。

5. 智力测验　成人韦氏智力测验、柯氏立方体组合智力测验。

6. 认知分级量表　测试认知的量表除上述外，蒙特利尔认知评估表（MOCA）、临床认知症评定量表（clinical dementia rating，CDR）。

第二节　家庭及社会评估

每个认知症老人的照顾离不开家庭及社会对他们的支持和照护，社会是一个大环境，老人在生存过程中与其有着千丝万缕的各种联系，这些都是认知症老人生命、照料的支持体系网。因此评估时不仅要评估老人本人基本状况，还需要评估照料他们的家庭及社区的情况。

一、家庭评估

家庭评估的模式是由 Calgary 大学的 Tom 及 Sanders 于 1983 年首先发现的，这一模式称为 Calgary 家庭评估模式（Calgary family assessment model，CFAM）。家庭评估包含对参与家庭及其成员基本材料的收集、对家庭结构的评估、对家庭生活周期阶段的判断，以及对家庭压力及危机的评估、对家庭中谁最有绝对家庭资源的了解等调查量表。护士在家庭护理中应借助家庭评估的过程和工具，对老人家庭的健康状况及其家庭对健康的影响因素作整体评价，以了解此家庭的功能、发展阶段、家庭成员间互动情况、保健需求、健康问题，以及现存及潜在的家庭压力或危机，并对这些问题和危机制订出完整的家庭护理计划，使护理人员、老人及其家庭成员为达到最佳的目标而共同努力。家庭功能主观评估表见表2-1。主要评估内容包含以下几个方面。

1. 家庭环境评估

（1）家庭外环境　家庭所处地理位置与周边环境情况，如空气、噪声、交通及其安全等；与家庭日常生活相关的设施，如超市、银行、医疗服务设施、文化设施、社区服务的使用等情况。

（2）居室内环境　家庭内环境包括住宅的特点，如住宅的种类、人均居住面积、朝向、老人居室情况、床单位以及室内有无温度调节（升降）设置、室内采光和洁净情况、是否饲养宠物、地面的平整度、室内照明及安全设施、家具的摆放、卫生间设置及主要作用等情况。家庭成员最近是否有迁出、迁入等。此外，还应包括家庭成员对家庭内环境、外环境的满意度，是否打算长期居住，与邻里关系，对社区物业服务设施的满意度如何等评估内容。

2. 家庭成员基本资料　家庭成员的姓名、性别、年龄、职业、所受教育及健康情况。

3. 家庭经济状况　家庭主要生活来源，家庭成员经济资源的利用情况，消费观念等。

4. 家庭生活方式与健康观念　包括家庭成员对健康有影响的行为，如是否有吸烟，过多饮酒、药物依赖、不良饮食习惯、缺少运动、家庭压力事件，家庭成员的自我保健意识及卫生资源的利用等情况。

表2-1　家庭功能主观评估表（APGAR）

项　目　内　容	评　分		
	2分	1分	0分
	经常	有时	几乎从不
1. 当我遇到问题时，可从家人那里得到满意的帮助	□	□	□
2. 我很满意家人与我讨论各种事情及分担问题的方式	□	□	□
3. 当我希望从事新的活动时，家人都能接受且给予支持	□	□	□
4. 我很满意家人对我表达感情的方式及对我情绪的反应	□	□	□
5. 我很满意家人与我共度时光的方式	□	□	□

注：经常=2分，有时=1分，很少=0分

家庭功能评估结论，总分：7~10分：家庭功能良好、无障碍；4~6分：家庭功能中度障碍；0~3分：家庭功能重度障碍

二、社会评估

社会评估主要是指老人现在居住的社区、原来工作的单位等与其生存密切相关联的社会资源，包括社区、街道居委会和街坊邻里；原单位同事对老人及照料者的支持、理解；社会团体对他们及照料者的教育及培训，以及是否参加了认知症老人的群体聚会，

是否组成问题小组等社会支持体系。

第三节　诊断与评估

根据世界卫生组织（WHO）制定的国际疾病分类、诊断标准、精神与行为障碍分类（ICD – 10）对认知症的诊断：认知症是由脑部疾病所致的综合征，它通常具有慢性或进行性的性质，出现多种高级皮质功能紊乱，其中包括记忆、思维、定向、理解、计算、学习能力，语言和判断功能，意识是清晰的。常伴有认知功能的损害，偶尔以情绪控制和社会行为或动机的衰退为前驱症状。

认知障碍导致智力的明显减退，且常常影响老人的日常生活，如洗衣、衣着、进食、个人卫生、排泄、及装饰等。这些功能减退的表现在很大程度上取决于所生活的社会和文化环境。角色扮演不当，如工作能力下降，不能成为诊断认知的标准，因为角色的扮演是否恰当存在极大的文化差异。

一、诊断

1. 诊断要点　诊断认知症的基本条件是存在足以妨碍个人日常生活的记忆和思维减退。典型的记忆损害影响新信息的识记、储存和再现，但以前学过的和熟悉的资料也可能会丢失，这种情况尤其见于认知症晚期。认知症不仅仅是记忆障碍，还有思维和信息处理能力损害以及观念的改变。信息摄入过程受损，会使老人逐渐感到难以同时注意一个以上的外界刺激，例如参与几个人的交流以及将注意的焦点从一个话题转移到另一个话题上。如果认知是唯一的诊断则须提供意识清醒的资料。然而，谵妄被作为认知的症状也很常见。同时应证明上述症状和功能损害至少已存在6个月方可确定认知症的临床诊断。

2. 鉴别诊断　应与抑郁性认知障碍、谵妄、轻度或中度精神发育迟滞、归因于社会环境极度贫乏、受教育限制的认知功能低下以及服药所致的医源性精神障碍相鉴别。

二、与抑郁症的鉴别

抑郁症属于情感障碍，典型症状为情绪低落，思维活动迟缓，自觉脑力活动迟钝，什么都想不起来……各种运动减少，变慢，什么都懒得干，全身疲乏，无力，自觉什么都不会干，也干不了……因此，部分老人特别是高龄老人，会自认为变成了"傻子"，所以，会以认知为主要症状进行求医，少数医生也会误诊为认知症。抑郁症类似于认知症的症状，与器质性智能损害（认知症）有着根本的区别，主要区别如下：

1. 发病的形式　认知症——早期不被发现，不被重视，无法确定发病的时期，甚至在前2～3年就已发病，因此，起病缓慢，属于潜隐性起病。

抑郁症——多数很容易被发现，往往在2周，最多在1～2个月就被注意到，很快就会受到家属及老人本人的重视，可以明确指出发病的大致时间，甚至精确到1～2周。

2. 发病的经过　认知症——因为早期症状未被发现，首次诊断及治疗之前这段时间，往往持续较长，可有 2～3 年的时间，因某种原因，例如发生身体疾病或家中的不幸事件等，发现老人表现反常，如无动于衷，想到可能是认知症，才到医院诊治、检查。

抑郁症——老人发生抑郁症状以及躯体各种不适症状后，常常是在 1～2 周，就会迅速到医院进行检查、治疗，虽然不一定会获得确切的诊断，治疗效果也不一定很好，但是积极地、迫切地要求治疗、多方求医的现象，与认知症老人几年都没发现、没进行过检查及治疗的情况是完全不同的。

3. 老人对自身疾病的认识　认知症——老人自己不知有病，而记忆力下降十分明显，当问他"记忆力好吗"时，还会得到肯定的回答"好"。

抑郁症——老人对自己的疾病感到十分痛苦，会向医师及家属甚至是亲朋好友诉说各种各样的症状，如失眠、食欲缺乏、全身乏力、疼痛，讲述时甚至会表现出痛苦、流泪、会表示自己的病治不好了、变傻了、没有希望了。两者有着极其明显的区别。

4. 老人的语言、思维活动　认知症——早期可表现为语言表达的不顺利、理解力差，文不对题，轻者也会有语言中途的停顿，想不起说什么或选用什么词汇。

抑郁症——老人的语言功能正常，但老人自觉思维活动变慢，在讲话时，会表现语言减少，语声低微，并且不愿说话。因此需要耐心加以询问，但无选词困难以及理解力差等表现。

5. 老人情感症状　认知症——老人表现为欣快，即终日无忧无虑、无原因地痴笑，少数老人在早期可有焦虑、抑郁的症状，症状不严重，但往往被情绪不稳定、发脾气等症状所掩盖，老人虽有焦虑、抑郁症状，但却未感到十分痛苦，情感表现主要为淡漠、肤浅。

抑郁症——老人情绪低落、精神痛苦是核心症状，老人感到无兴趣、无愉悦感，过去认为是高兴的事，现在无论如何也高兴不起来，只要医师或家属询问得当，老人会把这一症状谈得很透彻、很明白，而且这个症状持续存在，直到治疗好转时才会逐渐消失。

6. 老人全身的各种其他症状　认知症——老人一般没有全身症状。进食、睡眠均正常，甚至可表现出食欲亢进。少数老人夜间不睡，伴有吵闹，不识人等症状时，是发生了谵妄，并非认知症的重要表现，因此需要治疗谵妄，谵妄并不是认知症老人的表现。

抑郁症——多数都有失眠症状，特别是早醒失眠、食欲下降、食不甘味，还有腹胀或便秘等症；另有胸痛、心悸、心慌；口干、出汗以及全身疼痛（关节、腰、背等处）等多种症状。老人为此焦虑不安，不知得了什么病症？也不知能否治好？……，遂反复到各大医院进行各项检查、治疗。

7. 老人异常行为　认知症——老人异常行为较多，如无目的地走来走去，到处乱翻乱找东西，捡拾垃圾废物，攻击（骂人、打人等）行为，粗暴行为，外出迷路走失等。

抑郁症——老人常见活动少、多卧床、少语，无明显的其他异常行为及粗暴行为，可表现为唉声叹气，不愿进食，甚至拒食，少数老人抱怨别人不关心自己，可有自杀行为，但攻击行为少见。

8. 检查结果　为了明确诊断常常会进行一些检查，如头颅 CT、MRI 以及脑电图检查等，并进行心理测试。

认知症——老人头颅 CT、MRI 以及脑电图检查，常有阳性结果，即头颅 CT 或 MRI 可见有不同程度的脑萎缩（AD）；多发性脑梗死或脱髓鞘性改变等（VD），脑电力的 a 波增多等轻、中度异常。认知能力测试：认知症的精神状态测试（MMSE）、蒙特利尔认知评估表（MOCA），其结果证实有不同程度的认知障碍；记忆测试：其结果证实有不同程度的记忆障碍。

抑郁症——老人多数不合并脑血管病，因些，头颅 CT 或 MRI 及脑电图都是正常的，可以排除器质性疾病。认知功能测试如 MMSE 及记忆测试，多数也在正常范围，少数可出现轻度记忆力下降，但不能确定为认知症。

9. 治疗效果　认知症——到目前为止，尚无确切、有效的治疗认知症药物及其他方法，可认为认知症是不可逆性的、进行性病程的疾病，虽然可减缓病程发展的进程，但总体发展趋势是逐渐加重。

抑郁症——治疗方法有多种，疗效明确、多数在 2～4 周会有明显好转，可获得临床上的治愈。而认知症却持续发展、恶化。经过一个阶段治疗之后的结局不同，完全可以区别出两种疾病。另外，抑郁症常有既往抑郁的发作史（即曾患抑郁症），而认知症老人不可能有既往认知症的病史。

综上所述，认知症与抑郁症性假性认知症有诸多不同，特别在发病时间、临床症状以及治疗预后等方面有着明显的区别。在临床上，应抓紧对抑郁症进行治疗，以期获得痊愈。因此，区分出二者的不同并进行有针对性的治疗是十分重要的。

三、与良性健忘的鉴别

许多老年人都会发生记忆力下降，并且为自己的记忆力差而苦恼，有时会找医师求治，询问自己是不是得了认知症。一般老年人常见的记忆力下降，称为良性健忘，或者叫做生理性健忘，与认知症—器质性智能损害是有本质的区别。二者区别如下。

1. 记忆力表现　健忘——老人有时会想不起过去同学、朋友的名字，想不起要说的地名、时间等，但是稍后能够想起来，或者经过别人的提醒也可以想起来，上街买东西会把买完的东西忘记拿回来，但过后又能想起来，还可以大致想起可能放在什么地方又去找回来，也许会不记得今天吃的什么饭，但是会记得已经吃过了，等等。

认知症——老人对刚刚发生过的事情会完全忘记，如刚刚接完电话，会说没有人来过电话，刚刚吃过饭也会说没有吃过。总之，把刚发生的事情全部忘记，而且自己还不知道已经忘记了，认为根本没有发生过这些事情。

2. 日常生活能力的表现　健忘——老人日常生活处理能力保持良好，可能正常地料理家务，打扫卫生、洗衣、做饭等。

认知症——老人轻度认知障碍老人在料理家务上就可表现出能力下降，如炒菜、做饭时常常忘东忘西；中度认知障碍者无法料理生活，不仅无法做家务，连生活自理都不能自如，如不能根据冷、热及季节更换衣服，找不到厕所，不会管理自己的财物，以及自己的生活等，严重时生活完全不能自理。

3. 定向力表现　健忘——老人可以不记得今天是哪年、哪月、哪日和星期几，但是现在是什么季节？是冬天还是夏天一定会很清楚。对不常见的人记不起对方的名字，但会记得是曾经认识的人，而且能分得清男、女、长、幼，虽然有时会因搬新家而迷路，但经过一段时间的熟悉会认识回家的路，并且会通过询问等方式找回家，而不会走失。

认知症——老人不仅不知道年、月、日，甚至不知道现在是什么季节，有时会把夏天说成是冬天，把穿着棉衣的冬天说成是 6 月；不认识自己的家，在自己的房间里，还拎着东西要回家，出门以后常常走失；严重的认知症老人不认识周围的人，甚至连亲人也不认识，把女儿叫大嫂，不认识镜子中的自己，对着镜子中的自己说话，问是谁？等等。

4. 个人对记忆力下降的认识　健忘——老人知道自己的记忆力下降，为了防止因为记忆力差耽误事情，常常会准备一个备忘录，有的在日历上写，有的用一个小本子，以提醒自己。有的老人常因为记忆力差而苦恼、焦虑、郁闷不已。有的老人还会到医院进行各种检查和治疗。

认知症——老人早期还可以认识到，也能要求治疗。但到中度认知症之后，就不承认自己记性不好了。认知症老人从一开始就对自己的记忆力下降没有感觉，别人说他记忆力不好他还否认。当询问当时的年、月、日或者是询问家庭地址时，他会随口回答一个错误的答案，但并不知道是错的，并不会为记忆力下降而苦恼。

5. 性格的变化　健忘——老人保持着原来的性格，待人接物都没有什么变化，随着年龄的增长，更加理解别人，知情达理，没有异常行为。记忆力虽有下降，但料理家务、料理自己的生活都还井井有条，关心亲朋好友，关心周围发生的事情，能积极地进行养生、体育活动，安排好晚年的生活。

认知症——老人随着认知症的进展，性格发生改变，行为变得异常。对人冷淡，漠不关心，变得自私自利，不会料理家务，有时乱翻东西，有时大吵大闹，说别人偷了他的东西，刚放下碗筷就说"什么时候吃饭啊？都快饿死了"等等，生活自理差，不讲卫生，不知更换衣服等。

总之，老年人记忆力下降是常见的，但并不一定是认知症，不必过分担忧。但是，认知症的早期症状也是记忆力下降。因此，当记忆力明显下降时，不能掉以轻心，应该进行检查。如果是正常的，可以留下一个正常的基础测查结果，以便日后发现异常时加以比较。如果检查结果发现异常，可以获得早期治疗。因此，记忆力下降时应该尽早进行检查，这是十分重要的。

四、评估

认知症老人的评估，主要是用整体变化评价表来进行评估。其中临床认知症评定量表（CDR）（表 2 - 2）是最简单的量表。表 2 - 2 由 6 个范畴组成，综合评价了记忆力、定向力、判断和解决问题能力、社会事务、家庭和爱好、个人料理能力。该量表已成为临床认知症研究中对老人进行总体评价的金标准。

表 2 – 2　临床认知症评定量表（Clinical Dementia Rating , CDR）

评估项目	健康 CDR = 0	可疑认知症 CDR = 0.5	轻度认知症 CDR = 1	中度认知症 CDR = 2	重度认知症 CDR = 3	得分
记忆力	无记忆力缺损或只有轻微不恒定的健忘	轻微、持续的健忘；对事情能部分回忆；"良性"健忘	中度记忆缺损；对近事遗忘突出；有妨碍对日常活动的记忆缺损	严重记忆缺损；仅能记着过去非常熟悉的事情；对新发生的事情则很快遗忘	严重记忆力丧失；仅存片段的记忆	
定向力	完全正常	除在时间关系定向上有轻微困难外，定向力完全正常	在时间关系定向上有中度困难；对检查场所能作出定向；对其他的地理位置可能有失定向	在时间关系上严重困难，通常不能对时间作出定向；常有地点失定向	仅有人物定向	
判断和解决问题能力	能很好地解决日常、商业和经济问题，能对过去的行为和业绩作出良好的判断	仅在解决问题、辨别事物间的相似点和差异点方面有轻微的损害	在处理问题和判断问题上有中度困难；对社会和社会交往的判断力通常保存	在处理问题、辨别事物的相似点和异同点方面有严重损害；对社会和社会交往的判断力通常有损害	不能作出判断，或不能解决问题	
社会事务	在工作、购物、一般事务、社会团体社交方面，独立水平与过去相同	在这些活动方面有轻微的损害	虽然仍可以从事部分活动，但不能独立进行这些活动；偶尔检查正常	不能独立进行室外活动；但可被带到室外活动	不能独立进行室外活动，看起来病得很重，也不可能参加家庭以外的活动	
家庭生活业余爱好	家庭生活、业余爱好、智力均保持良好	家庭生活、业余爱好、智力活动仅有轻微的损害	家庭生活有轻度损害，较困难的家务事被放弃；较复杂的业余爱好和活动被放弃	仅能做简单的家务事；兴趣减少且非常有限，做的也不好	在自己卧室多，不能进行有意义的家庭活动	
个人料理	完全自理	完全自理	需要督促	在穿衣、个人卫生以及保持个人仪表方面需要帮助	个人料理需要更多帮助；通常不能控制二便	
结论：□正常　　□可疑　　□轻　　□中　　□重					总分：	

注：1. 只有当损害是由于认知功能缺损引起才进行记分，由其他因素（如肢体残疾）引起不记分。

2. 该量表是医生通过从与老人和其家属交谈中获得信息，加以提炼，完成对老人认知受损程度的评估，继而快速评定老人病情的严重程度。评定的领域包括记忆，定向力，判断与解决问题的能力，工作和社会交往能力，家庭生活和个人业余爱好，独立生活自理能力。

3. 以上六项功能的每一个方面分别作出从无损害到重度损害五级评估，但每项功能的得分不叠加，而是根据总的评分标准将六项能力的评定综合成一个总分，其结果以 0、0.5、1、2、3 分表示，分别判定为正常、可疑、轻、中、重度等五级。

第三章　认知症三阶段五干预

2015 年，国家康复辅具研究中心及附属康复医院，成功申请了国家科技支撑计划项目——"社区老年人认知和平衡功能障碍的工程干预研究及应用示范"（2015BAI06B02项目）。本项目针对严重影响老年人健康和生活质量、致残率高的认知和平衡功能障碍，以延长老年人健康寿命为目的，构建以社区管理为核心，家庭、医院、企业和专业服务机构共同参与的老年认知和平衡功能障碍的三级干预模式，形成一套"聪明＋安全"健康老年社区的解决方案，制定三阶段五干预指南和服务标准，同时提出有效的社区干预推广模式，并进行示范应用。国家康复辅具研究中心及附属康复医院在周边三个社区，合作单位广东省佛山市第一人民医院、广西滨江医院均对周边社区认知症老人采取三阶段五干预，取得了一定效果。

项目实施过程中，按照国际上对认知症的分类，依据身体功能状况，将老年人分为健康及高风险、轻度功能障碍和日常生活能力障碍三个阶段，针对三个阶段，并对认知症老人从评估、宣教、辅具、环境、训练五个方面采取对应的工程干预措施。

第一节　认知症早期阶段的干预

处于第一阶段的老年人是指出现了难以避免的功能退化，但平衡和认知功能尚未出现障碍。因此在此阶段的干预工作以饮食、衣着和运动等生活方式的预防干预为主，项目组各合作单位对社区 60 岁及以上老人进行神经心理的筛查，按国际上认知症的分类，对轻度认知症老人进行五干预，上门对居住环境进行评估，对有跌倒高危风险的居住环境进行改造；对跌倒风险高的老人穿戴智能鞋，进行步态监测、定位等测试。

一、在居家环境方面

居室内地面：应防滑、平整，避免使用光滑的瓷砖地面，尤其是卫浴厨房区域。

室内采光系统：要保证有足够的照明度，来适应老人视力衰退、反应能力下降等情况。

可调节的家具：家具避免使用锐角，尽可能使用圆钝角。家具使用可调节支架类产品，放置于橱柜类家具的下方来调节它们的高度，避免老人大角度地弯腰或登高可能造成的跌倒、扭伤等情况。

物品摆放固定有序：物品摆放位置应尽量固定、高度合适，有利于找寻和拿取。

项目组对轻度认知症老人的居住环境进行评估（表 3 - 1），如表 3 - 1 有 10 项为"是"，项目组就对其居住环境进行改造，发放《老年人防跌倒社区干预指导手册》，并进行认知症健康知识讲座。

表 3 – 1　老人居住环境跌倒风险评估表

调 查 实 施 信 息					
实施日期			录入者		
调查对象					
姓名			性别		
出生年月日			健康状况		□自理　□半自理　□不自理
现住址	市区		街道　小区　楼 单元 室		
联系人电话			与其关系		
同居状态	（　　　）人				
	□和子女一起		□和配偶一起		□独居
生活主要来源	□子女供养	□退休金、养老金	□其他（低保、三无老人）		
室 内 实 际 情 况					
卧室	1. 光线不够明亮			□有	□无
	2. 是否有扶手			□有	□无
	3. 室内地面材质			□易滑	□防滑
	4. 室内有很多电线或插座			□有	□无
客厅	5. 地面材质易滑			□是	□否
	6. 可活动范围内是否有扶手			□是	□否
	7. 是否有足够光线			□是	□否
厨房	8. 厨房地面易积油渍			□是	□否
	9. 厨房杂物过多			□是	□否
	10. 洗菜池容易水滴外溅			□是	□否
卫生间	11. 地面有无防滑物品			□有	□无
	12. 淋浴或是浴缸旁是否有可扶扶手			□有	□无
	13. 马桶旁是否有无障碍扶手			□有	□无
	14. 洗澡区域有无板凳			□有	□无
	15. 盥洗池是否容易水滴外溅			□是	□否
调查对象的需求	防滑设备				
	照明设备				
	无障碍扶手设备				
	其他				

评估标准：15 项中有 10 项为否的即为高危跌倒环境，居家环境需要进行改造。

二、在辅具方面

常规生命监测仪器：建议家中常备血压计、体温计、血糖仪等基本的生理参数测量设备。各项生命体征正常时，每周监测一次，如有异常，适时监测。一方面可以实时了解自身的健康状况，另一方面也能及早发现身体异常状况，早期治疗。

防跌倒舒服衣着：选择宽松、舒适的衣裤和防滑鞋，尽量避免穿拖鞋和鞋底过于柔软的鞋。

三、训练方面

1. 坚持运动 每天坚持锻炼 1 小时，积极参加一些社会活动，同时早、晚结伴散步、打太极拳、做保健操各 1 小时。

2. 坚持益智游戏训练 每天进行一些益智游戏训练，如找错、拼图、迷宫等，以及阅读发声训练、数字运算和记忆等训练 1 小时。通过这些方式延缓平衡和认知功能的退化，并有助于保持健康的体魄和心情舒畅。

四、健康宣教方面

了解认知症：该阶段主要是针对患者及家属发放认知症的宣传资料，让他们了解认知症，熟悉掌握认知症的基本知识、预防要点，并指导老人及照护者落实，以延缓认知症的发展。

五、筛查方面

每半年做一次认知症方面的检查，监测病情进展情况。其他慢性病按常规进行复诊。

第二节 认知症中期阶段的干预

当老人的功能状况进入到第二阶段之后，意味着老人在平衡和认知功能方面已经出现了轻度障碍，在处理复杂事物或遇到复杂状况时容易出错或无法完成。此期主要问题是记忆力（识记、短期记忆、长期记忆）、定向力（时间、地点、人物）、计算力受损；思维障碍（语言障碍、思维内容障碍）、妄想。日常生活能力灵活性上较差，显得迟钝，需要别人提醒和督促。对于这一阶段老人的干预需要在第一阶段的基础上做出合理添加及调整。

一、居家环境方面

1. 如厕 可采用能够调节高度的智能坐便器来解决平衡障碍老人如厕问题，以及认知障碍老人忘记冲水和便后清洗擦拭等问题。

2. 沐浴 在浴室及卧室安装防滑的扶手，以辅助老人的姿势变换。

3. 无障碍通道 设立无障碍通道和警示牌提醒老人避免潜在的滑倒、电伤、烫伤等情况。

4. 智能安全锁 使用带有自动锁闭提醒和内外反锁功能的智能门锁、水电燃气安全阀等，避免安全隐患。

5. 提示信息牌 建议张贴明显的信息指示牌，方便老人找到不同的房间；通过小区对特定老人的出入登记，佩戴卫星定位手表，防止走失。

二、在辅具方面

1. 助行器使用 对于平衡功能障碍的老人应当使用一些必要的辅具，如手杖、助行器等，尤其是在可能遇到不平整的地面、上下坡、台阶、湿滑等路况的情况下。

2. 提醒类辅具使用 认知方面出现障碍的老人选用语音相册等有助于对往事保持反复、正确记忆的辅具，以及智能药箱、物品寻找器、待办事务提醒工具、视频和语音通话设备等来辅助日常生活。

3. 佩戴定位器 利用智能手机对老年人进行地理位置实时定位和跟踪，历史运动轨迹回放，可防止认知症老人走失。

4. 跌倒预警及呼救 跌倒预警/报警次数和老年人运动信息报表统计、意外失踪或真实跌倒事件一键呼救及时响应和搜救处理，可提前提警，做好预防跌倒的措施。另外发生意外情况时可及时得到帮助。

5. 健康信息云接收 健康信息不定时发送接收等功能。

三、在训练方面

1. 坚持功能锻炼 每天独立或在看护人员的陪同下进行 1 小时的训练以改善和缓解功能障碍。平衡功能方面的训练包括运动能力、肌力和平衡训练、反应力及本体感觉功能训练等。

2. 坚持记忆训练 每天 1 小时认知功能方面的训练包括记忆训练、注意力训练、概念和逻辑训练、视空间训练、执行能力训练等。

四、健康宣教方面

这阶段心理咨询师、社工师要介入，在老人精神方面给予慰藉，给予疏导，防止老人钻牛角尖，认死理，引起精神问题。

五、筛查方面

每半年做一次认知症方面的检查，评估病情进展情况。其他慢性病按常规进行复诊。

第三节　认知症晚期阶段的干预

当老人进入第三阶段后，表明老人已经出现了相对严重的认知或平衡功能障碍，无法保障其日常生活能力，主要表现在生活自理能力明显下降，日常活动需要别人帮助才能完成。该阶段干预应以训练其日常生活能力，并通过辅具和环境干预提高自理能力、保障安全为主。

一、居家环境方面

1. 实时监控 可以在前两个阶段的基础上加装监护摄像头，方便照护人员或亲属实时监控。

2. 防护家具门窗　为防止认知障碍老人发生跳窗等意外事故，安装防护门窗。

3. 色彩指示提醒　对地板及墙面进行改造，采用高对比色对家庭的厨、卫、卧室、客厅等不同功能区域进行划分，或在墙体上涂画明显的指示标识指导老人上厕所、餐饮等基本活动。

4. 非明火厨房　建议厨房采用非明火，并避免使用特别锋利或易碎的厨具、餐具，以免伤到老人。

5. 室内光线明亮　室内的照明采用无阴影智能照明灯，保证室内足够的照明度，避免因光线问题引起老人的心理恐慌等问题。

6. 移动排便器　在卧室床边放置移动排便器，避免夜间如厕发生危险。

二、在辅具方面

1. 助行器的配备　为平衡功能障碍者适配轮椅、日常行为检测设备及助行器等，以应对这类老人可能出现的紧急状况，方便他们在第一时间接受到及时有效的治疗。

2. 防跌倒报警器　通过紧急便携报警器、报警检测系统等来应对这类老人可能出现的紧急状况，方便他们在第一时间接受到及时有效治疗。

3. 穿戴式定位设备　定位手表、定位拐杖等防止认知功能障碍的老人走失。

4. 二便报警器　利用尿湿报警器、大小便提醒报警器提醒护理人员，及时为老人进行大小便的护理。

5. 起床报警器　夜间起床报警器等系列辅具来辅助老人的日常生活，减轻护理难度。

6. 生命体征监测实时传控　可将老人生命体征监测器连接到云端，实时上传监测数据。

三、训练方面

1. 坚持功能锻炼　需要老人在家属或专业陪护人员的陪同下进行训练。通过站立支撑训练、肌力训练等延缓功能的继续退化。

2. 坚持生活技能训练　同时进行一些日常生活技能训练，延缓衰退的时间。

3. 非药物治疗　每周辅助进行三次非药物治疗，如回忆治疗、确认治疗（通过告知其曾经做过的事或贡献使其产生自我认同感）、扮演治疗（家属或照护人员和患者角色互换，达到更高的互相理解水平）以及多感官治疗训练等。

四、健康宣教方面

这阶段心理咨询师、社工师要介入，给老人以精神慰藉，同时对老人家属和照料者，给予指导、疏导，以减轻他们的心理压力，避免不良情绪影响照护质量，还可成立照料者群体，相互之间沟通交流，给予精神支撑。

五、评估

每季度对老人进行一次整体评估，并根据个人情况调整个体的干预计划，以延缓疾病的进展，提升患者的生活质量，减少照料的成本。

第四节　新辅具的使用介绍

对于认知功能障碍引起的认知症，虽然可以借助药物延缓病程，但并不能提高患者的生活质量。自 2000 年以来，世界各国投入巨资进行研究，有超过 100 多种药物的临床试验均失败，证明人类靠疫苗和药物征服老年痴呆还有很长的路要走。2014 年美国老年痴呆报告中指出，第一，改变生活方式可以有效延缓老年痴呆的进程。第二，多样的生活和有规律的体育锻炼不仅可以增强记忆、决策和学习能力，也可以逆转和延缓年龄相关性认知能力下降。第三，开发和完善在线认知功能评估系统可以发现更多潜在的认知功能下降者。第四，美国正在开展历史上最大的大脑训练"改善认知功能和日常生活自理能力的研究"，他们认为有效的神经心理学锻炼可以使认知功能下降延缓 6 年，如果这些方法得到实施，2050 年美国老年痴呆的疾病负担将下降 38%。所以说，借助非医疗的工程技术手段进行疾病的预防和干预更加实用和有效。辅具的介入使用便是最简单和直接的工程干预手段。

一、康复辅具基本知识

康复辅具是残障者（包括老年人、残疾人、伤病人）补偿或改善功能，提高生存质量，增强社会生活参与能力最直接最有效的手段之一，对于某些身体功能障碍，配置辅具甚至是其唯一的康复手段。

认知症类障碍人群适用的康复辅具主要包括健康检测类、智能提醒类、定位类和监测报警类四种。辅具产品方面，国外多家研究机构已经针对老年人认知功能评估及辅助训练的设备进行了大量的研究开发，形成了许多成果。相应开发了一些对抗老年人认知功能障碍的产品，如阿尔茨海默病研究机构协会（ARA）的 BeClose 系统可实现独居老人的远程监护。

二、认知功能障碍辅具产品

1. 健康监测类辅具　健康监测类辅具主要用于进行基本生理参数的测量，包括血压、血糖、体温等。由于出现认知障碍的人群基本都属于老年人，这类辅具的介入使用可以使患者随时了解自身的健康状况，及早发现身体异常状况，第一时间进行治疗。认知症的早期阶段，可自行使用，并养成做记录的习惯，身体参数一目了然，很轻松就可以发现身体的异常状况。晚期时需要陪护人员辅助进行测试，在老人血压、体温等基本生命体征无异常情况时，也能及早发现、及早治疗。

智能生理参数监测设备中，最常见的是手环类和床垫类产品，主要监测的指标为心率和睡眠状况。手环类产品一般还会具备定位、计步、坐站状态监测等功能，与智能手机配合使用。床垫类产品一般也可以监测心率和睡眠状况，同时有离床提醒、按摩等功能。目前适用于老年人的此类产品市场上已经有一部分，还有一部分企业专门致力于开发适用于老年人健康监测的 APP，与智能终端配合使用，手环类和床垫类产品均可连接智能终端，随时将老人的各类参数反映到家人或专业护理人员的电子智能终端上，随时掌握老人的健康状况。

（1）血压计 用于人体血压的测量。目前市场上常见的电子血压计有臂式、腕式和手指式三种形式，建议患有心血管疾病的老年人应优先选择臂式血压计来使用。另外，在购买前应当实地测量一下，以便选择适合自己的血压计。

（2）血糖仪 用于测量血糖水平。当今市场上的家庭用血糖仪，基本均为配备血糖试纸使用的有创吸血式电子血糖仪，采用指端末梢取血的方式。

（3）体温计 用于人体体温的测量。常见的家庭用体温计有玻璃水银体温计、电子体温计、红外体温测量仪、耳温测量仪四种。耳温测量仪和红外体温测量仪均为快速测量体温的新型体温计，且部分产品为非接触式，但同时受干扰因素较多。因此适用于老年人的家庭用体温计，通常采用玻璃水银体温计或电子体温计。

2. 智能提醒类辅具 认知症老人的记忆力会出现不同程度的减退，后期会出现很多事情想不起来需要做、不知道该怎么做等状况。智能提醒类辅具的介入使用就是为了应对认知功能障碍老人的这方面问题。此类辅具的主要功能在于帮助已有不同程度认知障碍的老人安排或记忆一些日常生活的事务，辅助老人日常生活。主要包括阅读辅具、智能药箱、寻物器、出门提醒、电子日历、大小便提醒辅具等，也包括语音相册等有助于对往事保持反复、正确记忆的辅具，这对老人也是一种反复记忆的训练，能延缓认知障碍的发展。

（1）电子语音相册 是一种能同时存储照片和文字、语言信息的电子设备，将老人近期和远期的照片都存储到电子语音相册中，并为每张照片配上内容讲解的文字或语音信息，通过让老人不断回忆自己曾经历过的事、与亲朋好友的故事、做出的成就等，可以在一定程度上减少老人的孤独感、提升老人的自我认同感和存在感，树立良好的精神面貌，对老人的情感形成慰藉。

（2）智能药箱 是一种可以按每次服药量存放药物，并带有定时提醒吃药功能的电子设备。目前市场上的部分产品还带有自动生成服药记录的功能，方便家人或护理人员随时查询老人服药情况。避免老人因认知功能的障碍造成漏吃、错吃的情况。

（3）寻物器 也是为认知障碍老人专门设计的一款辅具，避免老人记不住将重要物品随手放在哪里，出现找不到的情况。一般市场上常见的寻物器均由两部分组成，贴在重要物品上的标记片和寻物器终端两部分。将电子片挂到手机、钥匙等重要物品上，找不到时在终端上按相应的贴片进行寻找，贴片会出现闪烁或报警的声音。也有部分产品只有标记片，配合智能手机相应的 APP 进行使用。

（4）出门提醒装置　也是一种提醒类的电子设备，可以提供出门带钥匙、锁门，以及出门待办事项提醒的功能。为有认知功能障碍老人的出行提供保障。通常是带有感应装置的设备，老人走到门口时，或打开门的时候进行提醒。

（5）大小便提醒装置　是针对中度或重度认知功能障碍的老年人设计的一款电子产品。定时提醒老人进行大小便，是一种提醒，也是生活习惯、生物钟养成的过程。在一定程度上减轻护理强度。

（6）标志类辅具　也是目前国际上常用的应对认知功能障碍人群的一种辅具。例如，浴室防滑倒提醒、厨房防烫伤、电伤等。针对重度认知功能障碍的老人还可以张贴卫生间、厨房、卧室等房间的明显标志，方便老人找到正确的房间进行不同日常活动，减轻护理强度。

3. 定位类辅具　认知症老人由于记忆力衰退，经常会出现不知道自己在哪里？不知道哪里是回家的路？2012 年 9 月央视新闻公益行动"我的父亲母亲"发起的一项防止患有阿尔茨海默病（也称老年痴呆）老人走失的爱心行动。为患病老人佩戴上黄手环，并在其手环上附带老人的姓名、家址、亲人联系方式等，以便他人发现后报警或者送回。

随着信息技术的发展，为了防止认知症老人走丢，市场上出现了很多定位类辅具，能够准确定位老人所在位置，家人可以通过手机等终端设备与该辅具无线连接，准确找到老人。其基本原理用一部搭载 GPS 模块、内置 SIM 卡的智能装置通过 GSM 信号来实现定位功能。这类的辅具主要包括穿戴式定位辅具（手环、衣服等）、定位拐杖、定位助行器等。

4. 监测报警类辅具　监测报警类辅具指的是能够对老年人身体的体位变换等进行监测，发生异常时能够进行报警处理，以便能及时联系家人或者护工等人员。这类辅具包括有跌倒报警器、离床监测报警器、远程监控器等。

（1）跌倒报警器　主要用于监测老年人的身体情况，当监测到老人跌倒时，不仅发出语音报警提示，而且能够及时向监控中心发送报警信息，监控中心服务人员可及时与老人进行沟通，进行位置查询，并通知相关人员进行救助。

（2）离床监测报警器　是当监测到老人离开床时，发出的报警信息，用来提示护理人员或家人。

（3）远程监控设备　针对晚期认知症的老人，建议使用远程监控设备，使护理员、子女或社区服务中心可以通过电脑或手机及时查看老人在家是否发生危险。为了不侵犯老人的个人隐私，建议也可以通过一些穿戴式设备或者无线监测设备通过远程传输定期查看老人的状态，发生意外时能够及时报警。

三、不同程度认知症的个性化干预

针对老年人认知症的不同程度，从辅具、生活环境和训练等来进行干预（表 3 - 2），纠正不健康的生活方式和行为，规避环境中的危险因素，延缓功能退化。

表 3 - 2　　不同程度认知症辅具干预方案

	早期	中期	晚期
辅具	智能生理参数测量设备、血压计、体温计	电子语音相册、智能药箱、寻物器、出门提醒装置、电子日历、电子时钟	穿戴式定位设备、定位拐杖、定位助行器、跌倒报警器、离床监测报警器、大小便提醒装置
环境	物品固定位置摆放	智能门锁、水电燃气安全阀、标记提示牌	地板及墙面改造、社区登记制度、社区网络定位装置、专用交流活动区、无阴影智能照明、感应水龙头、移动式排便器
训练	益智游戏、阅读、数字整理、麻将、手指操等活动	认知功能训练：记忆、注意力、概念和逻辑、视空间、执行能力的训练等	回忆治疗、确认治疗、扮演治疗、日常生活技能训练、多感官治疗训练、刺激训练

1. 早期　处于早期认知症阶段的老年人，应以饮食、衣着和运动等生活方式的预防干预为主。

（1）辅具方面　建议家中常备血压计、体温计、血糖仪等基本的生理参数测量设备。一方面可以实时了解自身的健康状况，另一方面也能及早发现身体异常状况，早期治疗。

（2）居家环境方面　居室内地面应防滑、平整，避免使用光滑的瓷砖地面，尤其是卫浴厨房区域；要保证室内采光系统有足够的照明度，来适应老人视力衰退、反应能力下降等情况；使用可调节支架类产品，放置于橱柜类家具的下方来调节它们的高度，避免老人大角度地弯腰或登高可能造成的跌倒、扭伤等情况；物品摆放位置应尽量固定、高度合适，有利于找寻和拿取。

（3）训练方面　可以多进行一些益智游戏训练，比如找错、拼图、迷宫等，以及阅读发音训练、数字运算和记忆等训练。通过这些方式延缓平衡和认知功能的退化，并有助于保持健康的体魄和心情舒畅。

2. 中期　处于中期认知症阶段的老年人，在处理复杂事物或遇到复杂状况时容易出错或无法完成。对于这一阶段老人的干预，需要在早期的基础上做出合理添加及调整。

（1）辅具方面　选用电子语音相册等有助于对往事保持反复、正确记忆的辅具，以及智能药箱、寻物器、出门提醒装置、电子日历等来辅助日常生活。

（2）居家环境方面　可设立无障碍通道和警示牌提醒老人避免潜在的滑倒、电伤、烫伤等情况；使用带有自动锁闭提醒和内外反锁功能的智能门锁、水电燃气安全阀等，避免安全隐患；建议张贴明显的信息指示牌，方便老人找到不同的房间；通过小区对特定老人的出入登记，防止走失。

（3）训练方面　可以进行记忆训练、注意力训练、概念和逻辑训练、视空间训练、执行能力训练等。

3. 晚期　处于晚期认知症的老年人，应以训练其日常生活能力，并通过辅具和环境干预提高自理能力、保障安全为主。

（1）辅具方面　配置穿戴式定位设备、定位拐杖等防止认知症老人走失，通过跌倒报警器等来应对这类老人可能出现的紧急状况，方便他们在第一时间接受到及时有效治疗。利用大小便提醒、离床监测报警器等系列辅具来帮助老人的日常生活，减轻护理难度。

（2）居家环境方面　可以在前两个阶段的基础上加装监护摄像头，方便监护人员或亲属实时监控；安装防护家具门窗，防止认知症老人跳窗等意外事故；对地板及墙面进行改造，采用高对比色对家庭的厨、卫、卧室、客厅等不同功能区域进行划分，或在墙体上涂画明显的指示标识指导老人上厕所、餐饮等基本活动；厨房建议采用非明火厨房，避免使用特别锋利或易碎的厨具餐具；室内的照明采用无阴影智能照明灯，保证室内足够的照明度，避免因光线问题引起老人的心理恐慌等问题；在卧室床边放置移动排便器，避免夜间如厕发生危险等。

（3）训练方面　需要在家属或专业陪护人员的陪同下进行一些回忆治疗、确认治疗（通过告知其曾经做过的事或贡献使其产生自我认同感）、扮演治疗（家属或看护人员和患者角色互换，达到更高的互相理解水平）以及多感官治疗训练等。

第四章　认知症老人整体照护

认知症老人的照护主要有两种方式，即居家照护和机构照护。居家照护形式包括日间照料中心内日托照护、保姆居家照护、家庭成员居家照护、专业人员上门健康照护等类型；机构照护包括老人之家、认知症照护机构、老人辅助生活机构、护理院、认知症单元等。我国大部分认知症老人仍采用居家照护模式，照护者以家庭成员及近亲属为主。在照护认知症老人时，要将老人以一个社会人来实施整体照护，除了衣食住行的基本生活照护，还需要给予精神、文化、情感及功能康复训练等全人的照护服务，使老人不仅在身体上，还要在精神上感到舒适，从而提高老人的配合程度和服务效果。

第一节　以人为本的全人照护理念

以人为本的全人照护（Person – Centred Care，PCC），是为老人提供"个人化"的、"全人"的，包括身体、心理、社会及精神多方面需求的照护。重视老人、视老人为独立的个体、注重老人的观点及社会心理四个重要元素。

以人为本的照护理念是指以"全人"的视角看待老人，即"全面了解认知症老人 = 性格 + 人生经历 + 身体状况 + 脑功能受损状况 + 社交心理"以老人为中心，充分了解老人的行为和感受，包括老人的身体状况、精神状况、认知功能及以往的经历等（图4 –1），深入、细致了解老人的需要，融合服务，弹性安排照护的流程与细节，提高照护质量。照护者可遵循以下基本理念：

1. 坚持以人为本的服务态度　了解老人的禁忌和隐私，尊重老人的过去，聚焦于老人现存的能力，强调老人的独立自主性，以老人同等的角度与其相处，让老人能舒适的表达意愿，与人社交、关心别人、感受生活等。

2. 努力提升老人的个人价值感　让老人感受自己独有的价值。照护者需要让老人感受到他们被重视，耐心向老人讲解，细心聆听他们的需求及感受。多赞赏、多鼓励及肯定老人的成就。

3. 倡导老人独立自主　由于照护者的时间有限，往往剥夺了老人很多自主选择和决定的机会。倡导老人独立自主，照护者可在日常照护中向老人提供一些简单的选择。例如，"您想现在起床，还是推迟几分钟起床？""您想今天穿这两件衣服中的哪件？"等。尽量让老人参与自己日常的生活照料中，自理的成就感有助老人感受到成功和满足。

4. 维持老人的社交　当老人尝试沟通时，要第一时间响应，即便是简单一个笑容、一句慰问，也可鼓励老人保持与外界沟通及接触。

5. 点燃老人的希望　受认知症病情的影响，很多老人会变得退缩、抑郁，甚至有寻死的念头。如照护者能让老人感受快乐、喜悦，给予希望，使其积极面对生活，便会更有信心面对疾病带来的挑战。

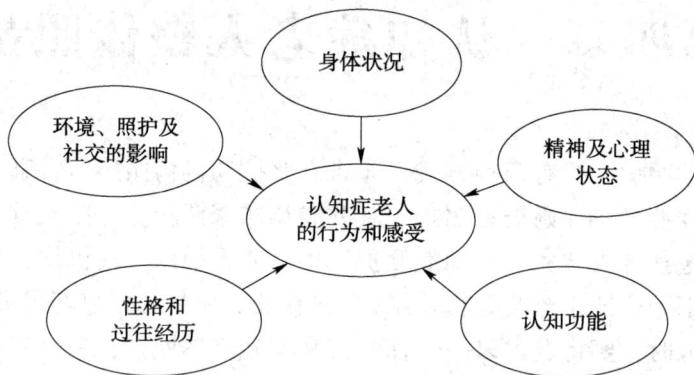

图 4 - 1　个体化全面关怀图

第二节　以人为市的全人照护方式

一、照护原则

1. 尽量保持老人身心舒适。
2. 了解老人的行为源自疾病。
3. 简化环境和日常活动，可按老人的能力将活动分为简单的步骤。
4. 了解老人的极限，不要勉为其难。
5. 多给老人正向鼓励。
6. 对老人的挑战适时给予协助。
7. 照护者不要过分解释老人的行为，应了解老人行为背后的需要。
8. 利用老人熟悉的习惯来照护老人。
9. 老人受挫、有压力时，照护方式可弹性调整，配合老人的需要。
10. 减少问题发生的可能性。
11. 可以利用各方面的支持和资源，建立照护者自助团体来减轻照护者的压力。

二、与认知症老人的沟通策略

随着认知症老人病情的进展，沟通能力会受到严重影响，老人会因未能有效地表达自己的需要，而感到沮丧或产生负面情绪，此时常被照护者视为有行为问题。因此，可通过一些沟通技巧去改善与老人的沟通，降低因老人沟通障碍带来的影响（表 4 - 1）。

表 4-1　与认知症老人的沟通策略

问题成因	处理方法
1. 老人因素 判断力、理解力下降，导致不能执行较复杂的指令	（1）与老人沟通时，说话要简洁，每句话只带有一个信息。避免使用代名词，如他们、这里、那个等，应用人名、地名或物品名称进行直接沟通，并加强导向。减少使用抽象的概念，如饥饿、口渴等，使用具体化用语，如吃饭、喝水 （2）问题要简单，每次只提出一个问题。按老人能力，可提供有选择的答案，有助于老人决定。如"你吃苹果还是橙子"比"你喜欢吃什么水果"容易理解和做决定 （3）利用身体语言，如请老人梳头，可在说话时加上梳头的动作。需要时，展示将要使用的物品，并配合动作解释。如拿着毛巾、肥皂和衣服，以告诉老人将要洗澡
记忆力衰退，不能同时记住多项信息，及作出回答	（1）当老人忘记整句句子时，可以重复句子的最后部分，以作为提示 （2）老人忘记物品的名称时，可为老人提供字词选择，或加以描述
老人听觉障碍	可帮助老人使用助听器，面对着老人说话，但不宜高声调或说话太快
注意力下降	（1）与老人面对面，保持眼神接触，以获取注意力。 （2）谈话时间不宜过长。 （3）当老人不能集中精力时，可轻拍其手臂，呼叫其名字，让老人休息一会，或喝杯水，使其精神缓和，恢复注意力
脑部语言系统受损，老人忘记词汇及说话语法错误	（1）思考老人的意思 （2）留心观察老人的表情、音调与动作，如开心、痛苦等，以便做出适当反应和提示 （3）适时用微笑和点头给予老人鼓励和认同，避免直接纠正其错误
情绪易波动和发怒	（1）照护者态度要乐观友善，避免直接更正老人错误及与其争辩。因为大声叫喊会让老人误解，认为自己受到责备或遭受着不礼貌的对待 （2）尽量减少提及刺激其情绪的话题
2. 环境因素 噪声干扰	在宁静的环境下交谈，有需要时可先关掉电视机或其他声音，以减少噪声
光线不足	确保环境光线充足，以免对话时老人昏昏欲睡
3. 照护者因素 说话过快，声调过高，让老人产生压力	说话时语调要平稳及缓慢
说话内容过多，让信息变得太复杂	说话要简洁，每句话只传达一个信息
太多不必要的动作，让老人分心或误会	说话中避免太多不必要的动作

照护者除了需要学会有效的沟通技巧外，还需要注意，虽然认知症老人可能不能完全地表达自己的意见，但他/她可以听到交流者的说话。因此，每一个照护者均需要注意自己的语言及非语言的沟通，避免引起不必要的误会。

三、高层次的照护

高层次的照护是指能更好保持老人日常生活能力，提高其生活质量的照护。根据心理学家马斯洛需求理论，人的需求从低到高分五个层次，包括基本需要（生理需要）、安全需要、社交需要、自尊需要和自我实现（图4-2），越高层次需求的满足，越能体现个人的生存和生活价值，随着认知症老人病情的进展，其需求从高到低在不断丧失。因此，若能最大限度的满足其需求，便能更好的保持其日常生活能力，提高其生活质量。

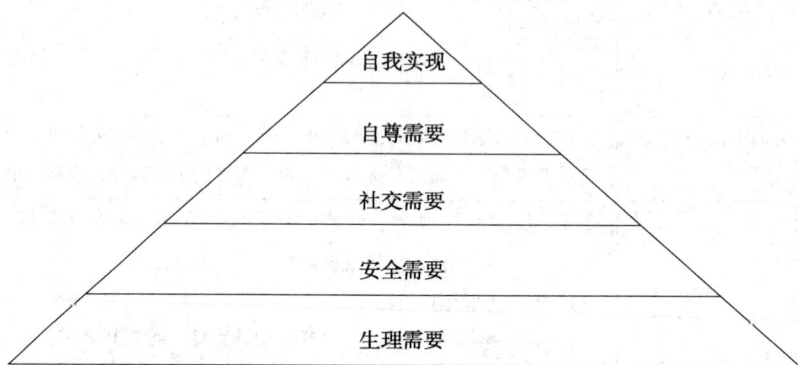

图4-2 马斯洛需求理论

对于高层次的照护，照护者可以通过各种有意义的活动来实现。有意义的活动因人而异，没有固定的模式和定义，如种菜，对于以往有过种田经历的老人，可以唤起当年年轻力壮赚钱养家的美好记忆，便会有成功的喜悦感，而对以往从事文职工作的老人却意义不大。选择有意义的活动时，照护人员需要根据老人的生活背景、教育背景、工作背景、目前身体状况等综合考虑。选择有意义活动的原则，是能发挥老人现存的能力及才华，保持老人的心理需求和社会交往能力，享受活动中的乐趣，增加与人沟通的机会，延续建立自我及社交形象，以及增加老人的成就感。为老人提供有意义的活动，可参考的考虑因素有：老人的性格和兴趣、认知状况、职业、爱好、特长等背景，老人的社交及心理状况以及老人的健康状况等。

有意义活动的实现方式是灵活多样的。可以在社区，通过居委会或社会老人服务机构以小组的形式实现；也可以在医院记忆门诊，有医护人员参与和组织的小组形式来实现；更重要的是在家庭，由照护者将活动融入到日常生活中，以一对一形式实现。

四、照护小窍门

虽然认知症老人的日常生活能力会随病情进展而下降，但如果能及早针对性地在日常生活活动方面给予干预，如使用一些辅助器具，则可以协助保持老人的自理能力，现将照护中的小窍门汇总如下（表4-2）。

表4-2　认知症老人照护小窍门汇总表

问题	小窍门
衣裤不分前后	在所有衣、裤前/后面缝上有一个花纹或图案标记，指导老人用标记辨别前后
不能扣纽扣	用魔术贴代替纽扣，并在衣服表面加上装饰扣
双手持碗筷进食有困难	改用辅助性筷子、汤匙。如果仍存在困难，可尽量给予用手吃的食物，如香蕉、面包等，并在碗、碟底部使用防滑垫避免其移位
食物选择困难	将食物分开逐个给老人，避免选择混乱，桌面切勿放太多餐具或饮品
对自己的平衡或步行能力过高评估，容易跌倒	使用床上或座椅警报器。当老人独自离开床或椅时，警报便会响起，提示老人或照护人员注意
经常找不到常用的物品，如手表、钥匙等	1. 在衣柜内的一个角落放置一个小盒子，训练老人每天将一些常用的物品放进盒内 2. 安排家属适当准备多件同样的物品，以备用
不能辨别自己的衣物	在老人所有衣裤上加上同一个名牌或图案作识别
随地大小便	1. 尝试加强导向及如厕训练 2. 导向训练仍未能改善，可尝试穿后扣的全身裤或加用尿垫

五、持续改善服务质量

以人为本的全人服务，需要持之以恒，并不断改进服务质量，才能保证服务的效果，达到预期的目标。定期、有系统的质量评估是服务质量的有效保障。

构建跨专业的团队组成质量评估及监控部门。评估服务的质量，发现问题，并提出改善措施，提高服务效果；监控照料者的服务态度及工作方式，不断完善和更新。

为确保老人得到优质高效的服务，为老人服务机构可采用PDCA（Plan - Do - Check - Act）循环进行持续质量改进（图4-3）。例如，服务机构根据老人需求、结合自身资源，制定老人个体的服务计划，随后推行该计划，计划实施过程中定期评价。根据评价结果将成效显著的部分纳入常规计划中，对无显著成效的部分做出纠正和改进。在整个服务改进过程中，合理的计划是最核心的部分，计划的切实实施是最重要的部分，定期评价是最关键的部分（表4-3）。

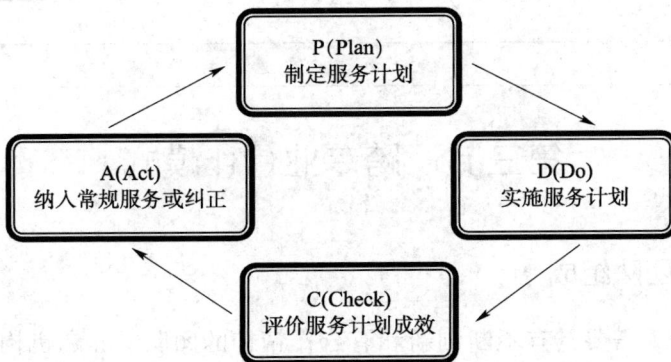

图4-3　PDCA图

表 4 – 3　照护服务评价表

单位名称：_____

被评价员工姓名：_____　职位：_____

日期：_____　时间：_____　地点：_____　活动：_____

以人为本的服务态度	优	良	中	一般	差	备注
1. 态度友善，语调温和						
2. 提供足够时间让老人理解						
3. 尊重老人，协助老人前先称呼老人，讲解服务，争取老人合作						
4. 多称赞、不责备老人						
5. 保护老人个人隐私						
6. 以真诚的态度对待老人						
7. 肯定老人的能力，发挥其潜能，促进老人的成就感						
8. 运用恰当的沟通技巧（如非言语沟通，简单、清楚及具体的沟通方式）						
9. 给老人提供适宜的选择						
10. 按老人个体感受及需要，积极回应及提供适当的协助						
（1）日常工作方式						
（2）富有主动性						
（3）富有弹性						
（4）保证正向的态度						
（5）主动与老人交谈互动						
（6）对家属态度友善，分寸有度						
（7）其他						

评估人姓名：_____　评估日期：_____

备注：_____

第三节　跨专业合作模式

一、跨专业团队组成

照护认知症老人需要具有不断创新和有合作精神的团队。养老机构跨专业合作团队主要由护士、康复治疗师、医生、社工、营养师、照护员等组成。跨专业团队的组成及其要求需注意以下几个方面。

（一）管理层面

首先，在决策上，管理者应该以能迅速解决员工的问题、为老人提供优质高效的服务为宗旨。管理层需要权利下放，员工有较多的自主权，照护区专业护理形成常态，专业人员运用自己的专业知识，提供高效的专业支持。其次，在员工安排上，管理层还需要考虑稳定的员工编制，以便与老人建立长期的互信关系。在工作中还需鼓励员工发挥自身所长，相互协助，推进各项工作的落实。另外，管理层应该勤下基层，多听意见，引导员工根据老人的需求不断创新服务，并给予支持和鼓励。

（二）员工的选择

优秀的员工可以大幅提升服务质量。为认知症老人提供服务需要很大的耐心和热情，需要随机应变、因人而异，以满足老人的不同需求和不同老人的需求，所以员工的选择非常重要，以下几点供参考。

1. 有耐心、有热情、有爱心。

2. 有勇于尝试、不断创新的态度。

3. 有不怕辛苦、不抱怨、乐于奉献的精神。

4. 愿意不断学习、虚心请教。

5. 有幽默感。

6. 可以接受弹性工作。

（三）跨专业团队职责

跨专业合作工作模式的运作，需要清晰界定专业员工的职责。其团队各成员职责主要包括以下内容。

1. 专责护士

（1）统筹老人的个人照护计划。

（2）监护老人的身体状况及需要。

（3）评估老人医疗、照护及起居照护的需要。

（4）协调合适的专业人员做评估。

（5）配发药物、监察药物的服用情况及是否出现不良反应。

（6）预防及处理压疮。

（7）定期联系家属交流有关老人状况。

2. 物理治疗师

（1）评估老人活动能力。

（2）步行训练。

（3）指导购买合适的助行器具。

（4）肌肉功能训练。

（5）痛症处理。

（6）防止失禁处理。

3. 职业治疗师

（1）评估老人智力和自理能力。

（2）轮椅评估及安排。

（3）加强日常自理能力。

（4）吞咽训练。

4. 医生

（1）处理老人急慢性医疗问题。

（2）需要时转介住院或其他专业医疗服务。

（3）评估及诊断老人健康状况。

（4）评估老人康复需求及制订康复方案。

（5）定期巡诊老人情况。

（6）协助处理行为问题。

（7）需要时转介住院或其他服务。

5. 照护员

（1）提供适当的起居照护。

（2）执行个人照护计划。

（3）监察老人日常精神、身体及行为状况，按需要做相关记录。

（4）关怀老人的个别需要，并按需要，告知护士。

6. 营养师

（1）评估老人营养状况。

（2）制订老人营养配餐方案。

（3）指导餐饮人员营养配餐。

（4）为员工提供营养培训，指导老人就餐。

7. 社工

（1）评估老人生活经历、个人兴趣、社交和心理状况，安排老人心理、社交及精神方面的服务。

（2）家属支援及辅导服务。

（3）社区资源转介。

（4）加强义工辅导和支援。

二、跨专业合作模式

跨专业合作是专业照护的有效模式。一般养老机构应按标准设有不同专业的岗位，并招聘相关专业工作人员。跨专业团队共同为老人评估，以老人的需求为中心，各专业人员全面分析老人具体情况，结合专业知识，提出不同建议，彼此沟通，整个团队形成合力，制定合理有效的照护计划，以实现全人照护。在跨专业团队中，护士可负责统筹老人的个人整体照护计划，按老人的需要安排活动日程及接受不同服务的先后次序，保障老人生活有序；与老人及其家属建立互信关系和维系密切的沟通，让家属更好地了解老人的情况，实现老人最大的利益（图4-4）。

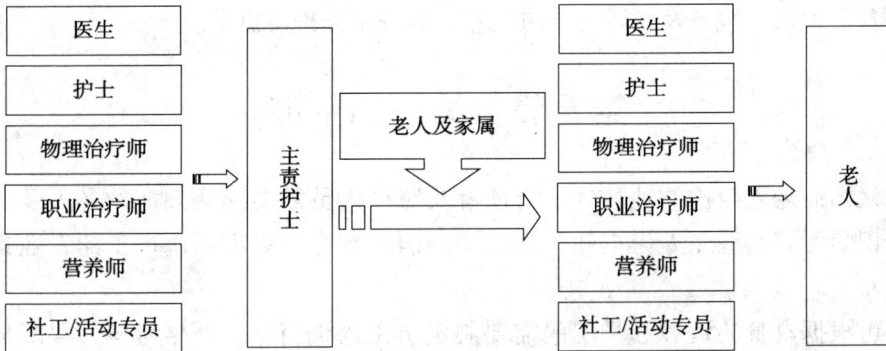

图4-4　跨专业合作模式

第四节　家属参与的照护模式

一、家属参与的意义

在照护认知症老人中，家属、老人与机构构成一个不可分割的"铁三角"。家属对老人以往的背景和经历最为熟悉，家属的参与，能够增强老人被关怀的效果，可达到共同关怀的理想状态。对家属而言，当看到亲人的身体状况、认知能力等逐渐衰退时，再加上不理解老人的转变或不愿面对老人持续衰退的过程，很容易感到心灰意冷、痛苦无助。老人入住养老机构后，有些家属对机构所提供的照护服务非常信任，导致将照护责任全部委托给机构，这些都是不利于老人病情的。如果家属能参与其中，一次探访、一个熟悉的拥抱等，都可以很大程度地缓解老人的焦虑和思念。

二、家属参与的方式

1. 定期探访老人。

2. 协助提供老人个人背景，经历的资料及照片，以制作老人独特的个人资料册。

3. 定期电话联络照护人员，以了解老人近况。

4. 与专业人员一起制定老人的个人照护计划，保障老人的生活质量。

5. 表达对服务的意见及建议，以利于改善服务质量。

6. 参与支持、聚会和交流活动。

7. 参与教育讲座，认识认知症及学习照护技巧。

8. 与老人在机构内一起享受吃饭的时间，让其感受团聚的感觉。

9. 参加机构内组织的外出旅行与活动，让被动的老人有机会与家属更多的接触和沟通，舒展身心；与老人一同接触大自然，增强老人的感官刺激。

10. 与老人共享特别节日带来的欢乐，如中秋节、重阳节、元旦、春节等节日欢庆活动，让老人一起感受在家时庆祝节日的欢乐气氛。

11. 参与家属交流活动，以巩固家属和老人的关系，加强家属对老人日常生活情况的了解，以及了解机构服务及发展的方向，并对有关服务提出意见。

第五节　员 工 培 训

基于认知症老人照护的独特性，管理者及照护人员需要对认知症的老人及服务本身有专业知识学习。实践以人为本和全人照护的服务理念，更需强调员工的专业素质和人文素质。

机构可根据自身的资源和员工的需要制定员工培训目标，严格考核，保障员工自身素质。

一、培训内容

通过针对性培训，让员工能掌握有关认知症基本知识及照护技巧，有助于提升整体服务质量。培训基础内容建议如下。

1. 基本疾病知识。
2. 以人为本的服务态度。
3. 全人照护的理念及照护的技巧。
4. 与老人沟通的技巧。
5. 处理认知症老人的问题行为。
6. 小组活动、一对一个别关怀等活动的设计。
7. 如何根据老人需要，为其设计个别化生活日程。
8. 带领小组服务的技巧。
9. 自身压力的处理。

二、培训形式

（一）岗前培训

员工上岗前，必须对新入职的员工进行照护老人的知识和技能、技巧进行集中培训，并考核合格后方可上岗。

（二）岗中培训

所有员工均需定期培训，以不断增强自身的素质。护士和照护员在照护过程中担当非常重要的角色，尤其需要定期对员工培训，从而不断提升对照护认知症老人的知识和技巧。其培训形式可灵活多样。

1. 定期进行专题讲座。
2. 定期集中开展会议，在集中各部门的人员会议中，大家一起汇报自己的工作、分享自己的成功经验、发掘自己的不足、提出自己的疑惑和困难，从而借鉴别人的经验，不断提高自己的水平。通过定期会议，还可以加强各部门之间人员的沟通和感情，更有利于工作。会议的方式可以为正式或非正式会议。

（1）每日工作交流。

（2）每两周专业员工分享会。

（3）每月跨部门工作会议（包括照护员、护士、医生、职业治疗师、物理治疗师、社工等）。

（4）定期举办个案照护会议：专业护士负责检查老人各方面的进展，如老人情况突变，则召开特别个案会议，视需要邀请家属共议照护计划。

3. 每日晨晚会交流，如遇老人的问题行为及解决方法，值班人员将信息记录在交班报告中，待晨晚会交接班时发布，以利员工间对老人信息的了解，同时起到以会代训的效果。

第五章　与认知症老人的沟通

随着病情的进展，认知症老人会出现不同程度的沟通障碍，他们用语言及非语言进行有效沟通的能力逐渐降低，因此，老人真实想法及需要的表达越来越受限。随着与他人有效沟通的多次受阻，老人会产生挫败感、自卑等不良情绪，甚至会诱发异常行为问题，从而增加照护难度。所以，与认知症老人的沟通技巧非常重要。

第一节　认知症老人常见的沟通障碍

认知症老人在病程的不同阶段，会表现出多种多样的沟通障碍。随着病情的发展，老人的交流能力逐渐丧失，结果造成照料者与老人之间的沟通会愈来愈困难。而保持良好的沟通与交流是与认知症老人保持良好的关系并实施有效照料的关键环节。常见沟通障碍的表现如下。

1. 找不到合适的词语来表达自己的需求。
2. 说话速度缓慢，有时出现交流中断。
3. 话说了一半，想不出接下来该说什么。
4. 与别人交谈时，反应缓慢，跟不上思路。
5. 难以理解别人说话的意思。
6. 难以清楚地表达自己的想法。
7. 在进行长时间的谈话时，难以专注。
8. 容易转移注意力，也很容易受到周边噪声的影响。
9. 有时候说话，会不假思索地脱口而出。
10. 重复提问，或反复讲述同一件事情。
11. 叙述的事情不真实，或"时空穿越"，甚至没有发生过。
12. 第二语言能力可能先行丧失。
13. 因沟通受阻而逐渐变得沉默，不爱说话。
14. 因沟通受阻而常常发脾气，埋怨别人造成的问题。
15. 晚期认知症老人说话会变得含混不清，令人难以理解。
16. 晚期认知症老人会完全失去语言能力，交流只能依靠简单的词汇和手势。

第二节　影响认知症老人沟通的因素

一、疾病因素

1. 短期记忆受损，无法跟上他人的谈话。
2. 注意力下降，很难长时间专注在沟通上。
3. 思维混乱，难以与他人进行顺利交流。
4. 大脑语言功能区受损，理解及表达能力逐渐丧失。
5. 心理和情绪易波动。沟通受挫时，会加重情绪变化，甚至引发异常行为问题。

二、环境因素

与认知症老人沟通时，不适宜的环境也容易导致老人沟通障碍。

1. 环境太嘈杂，老人很容易分散注意力，影响其沟通能力。
2. 老人感觉不安全、不舒服的环境，也会影响到老人和他人的交流。
3. 某些特定环境，如室内镜子（里面的人影）会造成老人的幻觉或错觉，导致不良情绪反应，阻碍沟通。

三、照护人员因素

照护人员是与认知症老人沟通最多的人，因此，照护人员的工作方式方法也是影响沟通的重要因素。

1. 与老人说话时语速太快　老人听不明白或跟不上。

2. 说的话太复杂　一句话里面所包含的信息量过大，老人难以全部理解。

3. 说话声音太大　在排除老人听力障碍的情况下，如照护人员语音、语调过高，老人容易产生恐惧心理。

4. 态度不耐烦　如果照护人员不能理解老人的沟通能力已经受损，在与老人交流时，总是期待老人能尽快说出来、说清楚，就有可能变得不耐烦。但老人真的做不到。

5. 和老人较真　照护人员经常纠正老人的错误，会让老人产生沮丧的心理，从而影响沟通。

6. 照顾不到位或观察不仔细　由于认知症老人无法清晰表达身体的不舒服，或对照护的需求。当照护人员无法洞察和满足老人的需求时，也会引起沟通障碍。

第三节　与认知症老人有效沟通的技巧

与认知症老人建立有效沟通，应根据疾病不同阶段和沟通障碍的表现采取针对性应对措施。一般不同时期常见的沟通障碍表现及应对原则如下。

一、认知症早期

（一）交流特点

交流障碍的最初表现常出现跟不上谈话的节奏，理解速度和表达速度减慢。

（二）应对措施

1. 可指导老人使用记事本等协助记忆的方法，改善老人的交流能力。

2. 要经常与老人保持交流，鼓励老人进行交谈。

3. 应该鼓励老人表达自己的不适和主诉。

4. 如果老人不能正确表达自己的情感与不适，照料者要加强自己的倾听和理解能力，并对老人提供感情上的支持。

二、认知症中期

（一）交流特点

老人会逐渐退出自己的社会活动与交流。

（二）应对措施

1. 鼓励老人多参加一些社会交往活动，以保持老人尚存的交流与沟通能力。

2. 根据老人的特点，让其参加一些时间不太长、人数又不太多的社会活动。

3. 与老人一起追忆往事也是鼓励老人交流的一种很好的方法。

三、认知症晚期

（一）交流特点

老人往往不能表达自己的需求，也不能理解别人的话语，出现理解与表达双向交流的障碍。

（二）应对措施

照护者需从老人的只言片语中或身体语言中领会老人的意图和不适表现。

真正的沟通包含思想和情感两部分，而认知症老人更加熟练于情感的表达。非语言信号，如肢体语言、手势、面部表情、眼神、语调和讲话的方式可以使沟通更加完善。因此，照护者与认知症老人的沟通需掌握具体的沟通技巧。

1. 态度　　在与认知症老人沟通时，态度要真诚、和蔼。可以从以下几个方面做起。

（1）保持微笑，微笑是拉近人与人之间距离的最好方式。

（2）要进行自我介绍，称呼老人的名字或老人以前喜欢的称谓，以引起老人的注意，引导老人认人。

（3）要与老人保持面对面的交流，让彼此处于一个物理平面上，并与老人进行眼神交流，以增强老人的信心，也有利于集中老人的注意力。

（4）声调要温和，根据老人的性格特点，采用吸引老人的语调。

（5）态度要友好，对老人任何小的进步都要给予赞扬。

（6）沟通过程中要细心观察老人的反应。

（7）用词简单，使用简短、熟悉的句子，且语速要慢。

（8）使用恰当手势，帮助老人理解。

（9）提问简单、开放，一次只说一件事或只问一个问题。

（10）要有耐心，给老人留充足的时间去思考和回答。

（11）照护者要有信心，能与老人相处好。

2. 共情 认知症老人可能会基于他们尚存的一些心理影像去认识当下这个令他们困扰的世界。例如，老人可能会说一些他/她记得的以前发生过的事情，就像当下正在发生的一样，照护者可向老人的朋友、家属尽量获取多的老人生活习惯、兴趣、生活阅历及工作经历等信息，再利用这些信息去理解老人所表达的意思。对老人了解越多，就越能理解老人的意图。因此，照护者注意以下几个方面。

（1）认知症老人是病人，语言功能受损，情感脆弱。需要换位思考，照护者需把自己放在老人的位置上，去领悟老人可能的想法和感受。

（2）认知症老人有沟通障碍。用心感受，慢慢测试。把老人的只言片语联系起来去理解，再测试老人对此的反应，领会老人特别的表达方式。

（3）特别需注意，老人只是患了认知症，而不是一个精神错乱的人。

（4）耐心、主动、用心地倾听认知症老人的表达，是照护人员的重要沟通技能。

3. 理解 照护者与老人交流时，不要纠正或反驳老人的谈话，尤其是表现出一种对峙的态度，那样只会阻碍与老人的进一步交流，同时也会逐渐伤害老人说话的意愿。和老人保持意见一致可以巩固照护者与老人之间的关系。重复老人的话语表明照护者已充分注意到老人。因此，照护者理解老人需先从了解老人开始。

（1）利用我们对老人的了解去理解老人在说什么。

（2）通过重复老人所说的来肯定他/她，同时展开与老人的谈话。

（3）通过倾听老人的说话，来理解他/她的意思。

（4）谈谈很久以前发生的事情，因为那些记忆是老人最后才消失的。

（5）不要期望老人能记住刚刚的谈话。

（6）把与老人每次的见面都当做一个全新的见面来对待。

4. 赞同 与老人的沟通要多使用赞美，给予老人持续正向的、真诚而恰如其分的评价，这样会让老人更加强烈地感受到自我的存在和心情愉悦。因此，坚持做到以下几点，有利于建立起良性的沟通。

（1）与老人交谈时，对老人坚持的观点不要表达反对意见或与老人争辩。

（2）善于发现老人的特长、丰富阅历中值得回忆的美好故事，甚至房间内的独特装饰、别致的个人修饰等，都能给予老人及时或经常的肯定。

（3）与老人沟通时，要让老人知道我们明白了他（她）的表述。

5. 抱有希望，表达爱心 每一个照护者都需相信，与老人的沟通可以聚点成线，把点滴线索联系起来，可重新认识彼此，逐步建立良好的沟通。

（1）接受老人当前的状态。

（2）照护者经常向老人表达其对老人的爱，老人会逐步信任照护者，并建立情感，亦会形成良好的沟通。

（3）要把注意力集中在老人还能做什么，而不是老人已经不能做什么了，以便发挥老人的潜能，通过各种形式与老人进行沟通。

6. 缩小视听障碍造成的沟通障碍　生理上的变化，如听力减退或者视觉问题都会给老人的沟通过程造成困扰。照护者应以老人能听到为标准去调整自己的音量，尽量靠近老人，以便老人能看到嘴唇的运动，但又不要离得太近，以免让老人产生有威胁的感觉。对听力、视力障碍的老人可从以下方面辅助交流。

（1）鼓励老人戴助听器，与老人沟通时，可协助或提议其戴助听器。

（2）根据老人的反应，可不断重复自己的话，兼用非语言交流。

（3）站在可以与老人进行眼神交流的位置与老人沟通。

7. 不要计较　有时会遇到老人说一些你不喜欢听的话，不要计较，用幽默感去化解。记住以下两点，会让沟通保持顺畅。

（1）保持幽默感，即使是面对不留情面的语言，这些语言可能是真实的评价。

（2）试着不要把老人的任何评论都当成针对个人的，即使那些评论真的很伤害我们。

8. 开放　保持老人的社会交往，可以提高其心理健康。用开放的态度，根据老人的特点为其建立适宜的社交环境和条件。

（1）老人可能喜怒无常，心情毫无征兆地变化，要对此有心理准备，不要灰心丧气。

（2）我们可以假定老人能理解，但不要期待他/她会给我们回应，这样我们也许会很惊喜。

9. 利用老人重复的话去进行沟通　重复在认知症老人身上会表现得淋漓尽致，他们会逐字逐句地重复或喋喋不休地阐述一个想法。这是他们能掌握的进行沟通的唯一方法。重复是照护者与老人建立联结的机会。老人的一字一句都会告诉他/她正在想什么，利用老人不断重复的问题，能透彻地去探究令他/她纠结的主题，找出他/她一直重复的原因，或许就是老人最为关注的东西。重复的话语会成为照护者与老人建立深层次交流与沟通的跳板。

（1）不断重复是进行沟通的一个契机。

（2）探究隐含在老人重复语句背后的含义。

（3）针对老人自己提出的话题，询问他/她自己的观点。

（4）把那些只言片语联系起来，帮助他/她表达自己的意思。

10. 应对责难　当老人想要的东西不在其视线内时，认知症老人经常会指责别人偷了他们的东西，也可能是由于老人偏执的心理所致。每当此时，照护者会感觉很难处理，甚至感受被侮辱而很生气。以下方法会帮助到照护者。

（1）承认那样东西没在那儿，或者认同老人说的不对的事情。要有同情心。

（2）帮助老人去找他/她找不到的东西，或者把事情搞清楚。

（3）如果老人说我们做错了什么事，我们道歉就好了。

（4）再次强调，不要把老人的指责当做针对我们个人的。

11. 利用食物去唤醒记忆　认知症老人晚期会表现出对既往喜欢吃的东西失去兴趣，为老人提供其喜爱的食物唤起老人的记忆。

（1）在疾病允许的情况下，给老人最喜欢的食物或饮料（不含酒精）。

（2）把食物当做一个跳板，用它去唤醒记忆和愉快的情感。

12. 发起与男性老人谈话的小策略　人与人之间相互交流的风格有很多种，因人而异，也因性别而不同。男性老人多是通过描述客观事实与数据、讲一些故事和笑话来确立自己在人群中的地位，而使自己被关注、被尊重；女性老人往往是通过与他人分享自己的感受和体验来获得沟通和亲密感。女性在自我表露时更为开放，男性则易把自己的情感降到最低。了解与男性认知症老人有效沟通的技巧，会让他们感受更舒适。

（1）将体育新闻或其它时事作为交流的内容。

（2）再一次强调，复述我们所听到的话。

（3）听笑话要开怀大笑，无论我们已经听过多少遍。

（4）幽默感可以持续很久，与老人一起开心的笑。

13. 面对失去　用一种开放性的问题方式与老人谈论其所失去的非常重要的人物或所爱的东西时，照护者应尽量鼓励他们多说一点，有助于老人的康复。

（1）承认并可讨论各种形式的失去。

（2）谈论离去的父母或很爱的家人，亦可推进谈话并促进老人的康复。

（3）无论老人能否意识到亲人已经逝去，我们要去确认并探究他/她的情感，即使是那些忧伤的情感。

14. 使用有意义的照片发起沟通　一张照片能够开启与认知症老人有意义的交流。可在一个小相册里保留对老人非常重要的人的照片或非常重要的事件，或许能够帮助解决一些与老人之间的问题。拿出相册，找出相关的照片与他/她共同回忆。

（1）对照片做一些解释，以建立联系并勾起回忆。

（2）谈论照片中所爱的人的生活事件，亦可推进沟通，并能帮助我们对老人的了解。

（3）仔细观察老人关于照片沟通的回应。

15. 让艺术成为交流的朋友　与认知症老人一起进行艺术创作是一件非常有价值的互动。和老人一起创作或是对艺术品进行评论，给每个老人提供自我表达的机会。这是一种独特的与老人进行交流的方式。

（1）和老人一起进行艺术创作，以激起老人的自我表达与沟通。

（2）讨论老人们共同创作的作品含义，激发成就感，体味喜悦。

（3）针对与老人共同欣赏着的一幅画，让老人表达自己的观点。可以问，"这幅画您有什么看法？"或"您认为这幅画表达了什么呢？"

16. 用唱歌和音乐与老人交流　音乐对于某些认知症老人来说有一种神奇的力量，可以使老人慢慢地回忆起过往；歌声亦往往能够把老人吸引在一起。尤其对于有音乐爱好的老人，唱歌会成为他/她表达自己并与其他人交流的方式。大家一起歌唱，会彼此沉浸在分享的快乐中。

（1）音乐是一种神奇的力量，能够打破交流隔离的壁垒。

（2）音乐可以成为超越语言的交流。

（3）勇敢的唱下去，真的很有趣。

17. 设置相同的情景唤起记忆　为认知症老人设置和强化生活与活动的环境，如经常见到他（她）熟悉的人，并看到他们坐在熟悉的位置上时，才能够想起他们所共同经历和拥有的事情。这时他们或许能够非常开心的进行交流。

（1）安排老人座位的规则，就餐或活动时，每次都坐在那个位置上，能促进与周围的人进行交流。

（2）使用相同的环境布局，或许可以帮助认知症老人记起一些人和地方。

18. 恰当地使用祷告　祷告是一种最诚恳、真挚、谦逊的请求，是与信仰对象的精神沟通。祷告、歌唱和精神交流是彼此关联的。有祷告习惯的认知症老人，常常会长久保持这一习惯。祷告能平静他们的心灵。

（1）祷告能平静老人的心灵，相信祷告、感激祷告。

（2）如果祷告对认知症老人有用的话，那就鼓励老人祈祷。

（3）理解活在当下，是我们和认知症老人所共同面临的现实。

19. 改变我们态度的一些方法　认知症老人会同时有掺杂在一起的对立情绪，在某种情境下可以进行交流，但在其他情境下也许就不可以，甚至突然会产生言语攻击。特别强调："不要把这种攻击当做是他/她针对你的"。因为，他（她）并不认为对你说过刻薄的话，也不记得攻击过你。顺畅的沟通从自我态度改变做起。

（1）理解认知症老人或许会言词刻薄。

（2）不要期待认知症老人是理性的。

（3）接受老人的不足之处。

（4）对认知症老人来讲，所有的治疗方法或许都不适用。

（5）没人能解释一个人所有的行为，同理，对认知症老人来说亦是如此。

（6）既然认知症老人的状况无法好转，就去改变周围的环境。

（7）不要认为老人的指责都是针对我们的。

（8）找人诉说我们的感受，寻求他人对我们的支持。

20. 面对焦虑和抑郁，坚持努力并保持尊重　认知症老人由于沟通能力已明显下降，他们说不出自己的感受，而呈现出不同的症状来表达。老人可能会出现焦躁、持续性易怒、忧虑、睡眠障碍、食欲不振、回避、大喊大叫，甚至会出现暴力行为。数据显示，认知症老人中25%～60%患有焦虑症，30%患有抑郁症。和老人谈话，并经常带动老人享受户外的阳光和新鲜空气，可以显著改善他们的心境状态。

（1）让认知症老人认识到我们是友善的，需要花一定的时间。

（2）尊重老人的反应，随后找机会再次邀请他/她参与活动或交流中。

（3）如果老人不想与我们交谈，那就尊重他/她的意愿，一起沉默，将沉默作为一种沟通的方式。

21. 核查抑郁　一些认知症老人并不认为自己出了问题，更意识不到自己丧失了独立生活的能力，让他（她）们去强行接受认知症的现实，居住在没有自由的生活空间，会加重老人的问题行为，也会对现实更加绝望。因此，照护者应该更加关注同时患有焦虑症及抑郁症的老人。

（1）注意观察老人病情是否恶化。

（2）问他（她）是否感到悲伤，并做好进一步讨论的准备。

（3）对老人的抑郁或病情进行专业评估。

22. 认为老人能理解我们的意思　不论认知症老人在与大家进行沟通时的言论是否具有建设性，每一次的沟通都不要拒绝他们的参加，也不要忽略他们的感受。没有人知道认知症老人能理解多少，能够思考多少，但对老人说话时都要视为他们能理解你说话的主旨。

（1）认为老人是可接近的，即使他（她）并不感兴趣或注意力分散。不要放弃，坚持使用这些技巧。

（2）提供选择、邀请而不是要求，支持老人去参与。

（3）要意识到认知症老人能理解的，能记住的比我们想象的要多。

23. 避免正面冲突　无论老人的观点或言语是否正确，照护者唯一能做到的就是给予支持。

（1）避免与老人正面冲突，不要去争论。

（2）与老人共情，即使他（她）意识不到自己身上的问题。

（3）告诉老人我们明白他（她）的感觉，并对老人说："我们每个人都在设法帮助您。"如老人说不需要帮助时，只需简单地点头回应："我知道"或"我理解。"

24. 面对妄想：利用这种妄想　认知症老人有时会对已经失去的人或物产生极度的留恋，如对已经过世多年的亲人仍念念不忘，甚至妄想为亲人仍然存在。作为照护者，不要轻易打破他们的"妄想"，这种"妄想"已成为一种与人进行交流的媒介，这种感知能给他们带来慰藉。

（1）与老人交流他（她）所妄想出来的事物。

（2）将妄想看作思想和愿望的表达。

（3）根据我们能得到的所有细节去探究老人的妄想。

（4）在保证老人安全的前提下，接受妄想作为其自身的一部分。

25. 自我形象很重要　照护者的穿着打扮可能会影响到老人，有时会唤起他们对自己的衣着、发型、妆容、饰物的一些想法。照护者应对老人的愿望保持敏感性。支持他们的想法，从而会巩固老人的自尊，也能让照护者与老人之间都有很好的感受。

（1）要意识到老人的外表可能仍然对他/她很重要。

（2）尽可能让老人自己去选择穿什么衣服。

（3）为老人提供只有两个选项的选择，让他（她）做选择简单化。

（4）赞美老人，支持他（她）的选择，享受老人满足的时刻。

26. 充分利用老人还拥有的社交能力　不同生活阅历的老人会有不同的社交习惯，利用既往的社交习惯，为老人创造展示的机会，有助于增强老人的自尊。

（1）基本的礼节如"您好"和"谢谢"，是我们和老人彼此进行交流的桥梁。

（2）即使老人觉得没有多大意义，也要保持社会礼节的交流。

27. 让老人安心　与认知症老人约定事情时，照护者要保持一个良好的习惯，信守对老人的承诺。如一旦老人告诉其家人来时一定告诉他/她，就应该牢记心中，与家属进行恰当的沟通，并可表达老人的心声。

（1）无论情况怎样，认同、尊重、解决老人关注的问题是很重要的。

（2）向老人的请求做保证，能减轻焦虑，促进合作。

28. 考虑老人的母语　对于认知症老人，母语是最后才丧失的语言。了解老人的母语，当他们丧失第二语言的交流时，尝试使用母语交流，可能会带来很大的惊喜。

（1）虽然老人的第二语言丧失，可能会记住和理解那些用母语进行的交流。

（2）老人理解带有口音的语言可能有困难，使用他/她的语言去交流。

29. 做好老人不认识我们的准备　随着老人病程的进展，清晰识别他们家人和朋友可能会成为极大的障碍，甚至当家人出现在他（她）的面前时，因为"陌生人"而产生恐惧或焦虑。

（1）做好准备，老人可能忘记我们的名字或者我们是谁。

（2）我们要理解，记忆的丧失不是老人能控制的。

（3）老人可能会记住对他（她）来讲很重要的人。

30. 预期老人有些东西能记住　认知症老人对他/她人生中的重要事情或特殊时刻或特殊情景会有清晰的记忆，尊重他们的想法，并可与老人产生对话。

（1）老人能够记住情绪体验很深刻的事件；

（2）老人对特殊时刻或情景会有清晰的记忆，连贯复述有时会出现。

31. 向老人学习　有些认知症老人会是非常优秀的专业人员，充分利用他们的特长，给予他们更多展示的机会。

（1）倾听老人的故事和心声，他（她）闪亮的光点值得我们学习。

（2）想办法让老人感到自己有用。

32. 让老人做力所能及的事情　剥夺一个老人去做他们还能做的事情和权利，是剥夺他们的尊严。在保障老人安全的前提下，最大程度发挥老人现存和潜在的能力，会使得老人获得自我满足和成就感。

（1）在专业人员的指导下，允许老人去做他/她还能够完成的事情，即使动作缓慢或重复的事情，对于老人都是有意义的。

（2）可在一旁关注老人完成任务，以保证其安全。

（3）给老人足够的时间去完成任务，要有耐心。

33. 不要低估离别的感受　当照护者与老人长时间共处时，请不要忘记老人会对照护者产生依恋。不要突然离开，给老人一些时间去反应。

（1）作为照护者不得不离开老人时，他（她）会和照护者一样能够感觉到要离开。

（2）提前让老人知道照护者要离开。提前 10 分钟告诉他（她）要离开，然后提前 5 分钟再说一次，让老人有准备的接受。

（3）当照护者离开老人时，他（她）会感受到照护者的善良，并且很感激。

（4）照护者要接受老人的情绪反应。

第六章　认知症老人的药物和非药物照护

认知症老人的治疗主要包括药物治疗和非药物治疗（心理/社会行为治疗等）。药物治疗旨在改善认知功能障碍，治疗精神行为症状，目的是改善认知症的认知及功能缺损和精神行为症状；非药物治疗（心理/社会行为治疗）的目的是最大程度地保留患者的生活功能水平，并确保患者及其家人在应对认知症的安全性和减少照料者的负担。

非药物治疗主要是针对某个或某类具体的行为、情感或认知症状而实施的治疗，目的是尽可能地提高生存质量和保留功能水平。主要包括行为治疗、情感治疗、认知治疗、激活治疗等。

第一节　药物疗法照护

老年人对许多药物的治疗及毒性反应均较敏感。主要是由于老年人的肝脏、肾脏功能减弱，使很多药物代谢速度减慢，分解能力减弱，药物清除缓慢，使血液中药物浓度增高，易蓄积而致毒性作用。因此，护理人员在给老年人用药时，要密切观察，掌握老年人用药时的特殊护理。

一、正确合理用药的注意事项

老年人用药应先用口服法：须先就医后用药；用药种类宜少不宜多；用药剂量宜小不宜大；用药时间宜短不宜长；药性宜温和不宜剧；中西作用雷同药物不要重复使用；严格控制抗生素及滋补药的作用；对需长期用药者，要坚持服用，并注意观察不良反应。护士应鼓励老年人多锻炼身体，以预防为主，勿滥用药，避免不良反应的发生。

1. 用药量不宜大　很多药物是通过肝脏转化后再经肾排泄的，由于老年人的肝、肾随着年龄增长而出现功能减退，药物的清除率降低，而通常以青中年为受试对象测出的常规用药量不一定适用于老年人。原则上老年人治疗用药量及间隔时间均应随年龄增长、身体状况而定，尤其是高龄老年人用药不可照搬一般成年人用药量，可参照成人常用量适当减量，需必要时应从小剂量开始逐渐加大剂量。护理人员应遵医嘱，合理用药。

2. 用药种类不宜过多　老年人随着年龄增长，机体各生理功能发生变化，一般对药物敏感性也增高，用药安全范围缩小。部分老年人身患多种慢性疾病，需长年服用多种药物，药物间相互作用后发生的副作用增多，药物不良反应发生率随之明显加大。药物间相互作用不能仅以协同或拮抗来概括，由于吸收、分布、代谢、排泄等相互影响，实际用药效果与药物相互作用引起的不良反应往往难以预测，因此老年人用药种类应尽量少而精。

3. 遵医嘱用药　不可自行滥用药物，不要随意更改用药剂量与时间，长期用药者需在家中储备少量药物，不可待药物全部用完后再开新药，以免治疗中断。

4. 注意观察药物的不良反应　药物进入人体后，除了产生治疗作用外，还会出现与治疗无关的作用，称为药物的不良反应。药物不良反应可分为两类：一类是有明显症状，另一类则是需化验才能判定的。了解药物的不良反应，是为保证治疗时用药安全的基本条件。因此，认知症老人在居家护理中有必要了解所服药物的不良反应。

预防方法：在服药前必须了解所服药物的性质、作用，用药剂量、时间，服药期间其他药物、食物或活动是否应注意，是否会发生不良反应及药物如何储存等，了解与服药相关的知识是疾病治疗成功的必要条件。对部分不良反应，应告知老人及家属，使老人或家属预知并有心理准备，知道如何应对。出现严重不良反应时，立即与医务人员联系，以便及时得到帮助，避免发生意外。

5. 药与食物的关系　多数老年人体内蛋白质比例降低，加之疾病、消瘦、贫血等原因均影响药物的发挥疗效，应当重视食物的营养选择与搭配。例如，控制饮酒以避免影响老年人 B 族维生素的摄入，患有糖尿病的老年人应注意饮食调节，以确保降血糖药物的疗效。

6. 人文关怀　关心老年人，特别是关爱患有慢性病的认知症老人，对有效发挥药物疗效至关重要。需防误服或漏服药物，这是因为认知症病人记忆力严重减退及意识模糊，常常在服药后否认已经服药，或不及时服药，不提醒就忘记服药；给病人服药时，确认病人已将药物服下后再离开，必要时做到送药到口。例如：认知障碍的老人容易漏服药，可以准备数个小瓶，标注清楚一周七天早、中、晚的服药时间，将一周需用的药物提前分发好，便于老人服用。也可建立服用药品的日程表或备忘卡，或留家庭作业以便照顾；还应向老年人广泛宣传必要的用药常识，例如服药时最好用白开水、肠溶片和缓释片不可掰碎服用等。认知症老人应有专人为其管理用药。

7. 常用药物储存与保管　根据药品说明的要求储存和保管药物。大部分药物保存原则是保持在常温、干燥、避光的环境。有的药物如胰岛素则要求冷藏保存，但不能冻结。

药物保管应注意：药瓶、盒上应注明药物名称、剂量、用法和有效期。备用药及常用药、外用药与内服药均应分开放置，标记清楚；药品存放处应取放方便，且老人不易拿到；急救药品应随身携带；定期检查，及时补充，对过期、变质药品应及时拿走并妥善处理。

二、考验家属的给药技巧

让认知症老人顺利把嘴张开配合吃药，成了照顾者每天必须面对的难题：不论如何绞尽脑汁，连哄带骗、威逼利诱，常常是照顾者说破了嘴，老人就是不依，让照顾者为之无奈和气恼。有时认知症老人心里不服，极不情愿将药物放进口中，却只是含在口里，假装吃药，待家人不注意时就把药物吐了出来。

部分认知症老人由于病情进展迅速，影响到吞咽功能，吞服药物特别困难，常常需要家人陪伴一旁，不断示范如何吞药，温开水喝掉大半壶，老人就是吞不下去。家人又想办法，把药片磨成药粉，加水，便于吞服，但认知症老人又嫌药苦不愿服用，那怎么办呢？这就得发挥照顾者的聪明才智，巧妙说服老人按时将药服下。

三、药物治疗的注意事项

部分认知症老人患有多种慢性疾病，同时服用多种药物，容易出现药物不良反应。另外，我们也需谨记认知症老人的认知能力是有缺损的，药物处方必须简单可行，我们在喂服处方药物时应注意。

1. 制订治疗目标，确认有需要时才使用药物治疗。大部分认知症老人的行为或心理症状，尤其是轻度及中度的症状，均可优先考虑使用非药物疗法，如认知行为心理治疗、环境调整、芳香疗法、亮光治疗、音乐治疗等。

2. 详细评估认知症患者的病史、现在的身体状况、既往对药物的反应及和正在服用的药物等。

3. 开始治疗时选择低剂量，再根据患者需要及病情逐渐缓慢递增。如患者情况许可，应尽可能以单一药物治疗为准，这不仅能降低药物间产生的不良反应，还可提高患者的服药顺应性。

4. 因高龄老人服用药物后药效可能需要较长时间才出现，因此调节药物剂量时须有耐性，待时间足够以确认药效，避免不必要地提高剂量，以免增加出现不良反应的机会。

5. 药物处方必须简单，如有可能每天安排服药一次或两次。此外，医嘱应辅以简明书面指示，如有需要提供口服药盒，改善认知症患者的服药依从顺应性。

6. 处方中尽量避免阻断甲型交感神经、具有抗胆碱不良反应、强力抑制肝脏酵素、造成嗜睡或半衰期甚长的药物。

7. 选择耐受性较佳的药物，而且不应以另一种药物来舒缓治疗引起的不良反应。

8. 处方药物也需注意种族、环境和文化对药物反应的影响，如 Lin 等（2008）指出，环境及基因对药效与不良反应有重要影响，如亚裔人士往往比白种人需较低剂量的抗精神病药物就可达到治疗效果，便是一个典型的例子。总的来说，认知症老人需要一个针对个人情况而制定的个性化的药物治疗方案。

第二节　非药物疗法照护

非药物疗法，一般是指通过非药物的手段，对疾病进行干涉和治疗的方式。在应对认知症时，我们所说的非药物治疗，是指通过各种各样的生活活动和心理诱导干预，达到减轻认知症症状表现的目的。特别是对于痴呆的行为和精神症状（BPSD），很多时候会有很大的改善效果。

对于认知症老人来说，最相近的领域是康复训练。康复领域中的活动训练主要是指作业疗法中的治疗和援助手段。

一、认知症照护中的活动

认知症老人照护中，我们并没有正式去区分活动的含义。但从作业疗法的角度来说，我们一般分为"工作、社会角色活动""休闲、玩耍活动"等。

1. 工作、社会角色的相关活动　"工作、社会角色相关活动"不管是直接还是间接，它都是指从事支撑生活所必要的生产劳动。但是，在认知症照护中的相关活动主要不是指职业活动，更多的是指在日常生活中的家务活动，家庭种植等园艺活动。此外，"读书、写字、打算盘"等简单的学习活动也是我们常常采用的方式。

2. 玩耍、休闲相关活动　认知症照护中，我们使用最多的活动是玩耍与休闲相关的活动，有各种游戏、简单的体育运动或者运动游戏等。此外，音乐、绘画、陶艺、书法、手工等各种艺术活动也属于创造、表现类的活动。诗歌、散文等智能性活动也会时常出现在我们的活动中。我们需要对这些活动的道具和过程进行改进，让老人用很小的身体动作就能完成活动。

3. 活动种类

（1）游戏　围棋、象棋、扑克牌、麻将等。

（2）身体运动　放松体操、音乐体操、气球、排球、简易保龄球、丢环、散步等。

（3）工作、家务活动　园艺、做饭、做点心等。

（4）音乐活动　观赏、合唱、演奏、卡拉 OK、跳舞等。

（5）兴趣活动　书法、绘画等。

（6）手工活动　折纸、裁缝、编织、穿珠子等。

（7）文化活动　唐诗宋词、散文等。

我们要选择老年人从前熟悉的活动、以前生活中所常有的行为、小时候的游戏等来进行活动。因为这些活动，我们并不需要刻意学习，身体就能自然而然地做出反应。

二、认知症介护中的活动的作用

老年人即使患了认知症，我们还是要对他们进行身心功能的训练，以预防认知症的进一步恶化。普通的康复功能训练对于无法用言语进行交流沟通的认知症老人来说，很难理解训练的含义和意义，从而无法配合。因此，活动训练对于认知症老人就有很大的意义。为了保持长期患病生活的质量，活动成为了不可缺少的部分。

1. 预防的重要性　认知症的 15% ~20% 是脑血管性认知症，这是由于脑梗死、脑出血、蛛网膜下腔出血等问题而产生的。这些脑部疾病属于生活习惯引发的疾病，由于肥胖、抽烟、喝酒、暴饮暴食等习惯引起高血压、糖尿病、高血脂等身体状况，从而使得全身动脉血管发生硬化，成为认知症产生与恶化的原因。因此，防止脑血管方面的疾病，改善生活习惯，预防原因疾病就能大大减少相关认知症的发病。

阿尔茨海默病的发病机制还没有完全破解，但是，我们已经知道预防生活习惯病能减少阿尔茨海默病的发生。

认知症发病后的照护虽然很重要，但是，发病前的各种预防也是同等重要。我们不能避免年龄增长带来的认知症低下状况，但在日常生活中，我们可以预防相关疾病。

2. 改善生活习惯就是预防认知症的发生 认知症的原因疾病并不是某一天突然出现，而且也是随着年龄的增长而恶化。为了减少认知症的发病风险，我们需要改善自己的生活，需要采取健康的生活方式。人们往往容易从饮食方面去考虑生活习惯的改善，但是，适度的运动和大脑的激发也是非常重要的。

关于大脑激发，人们总认为要做很复杂的事情。其实不然，我们没有必要挑战很难的事情，只要我们对外界保持好奇心，就能提高大脑的活力。做自己喜欢的事情，只要是活动手脚，就是很好的预防活动。

3. 预防认知症恶化需要通过愉快的活动 活动身体可以通过读书写字、说话聊天、玩游戏、运动等方式进行，也可以进行新的挑战给予大脑刺激，但是，其中最重要的是要根据自己的喜好，选择让自己感到愉快的活动来实现这些目的。

第三节 常用的非药物照护方法

非药物照护方法并不仅仅只是指做活动这件事情，为了愉快进行有效的活动，我们需要针对活动本身之外的很多部分进行营造。

一、照护环境的营造

认知症环境援助在认知症服务中是一个很重要的环节，我们常常专注人力资源的援助，但是，伴随认知症老人的是居住环境，我们需要通过居住环境改善去援助认知症老人的日常生活。照护环境的营造有如下意义。

1. 识别能力的降低容易引起不安与混乱 识别能力的低下是认知症的一种核心症状，除了记忆障碍之外，他们对时间、场所、人物以及现在自己所处环境认知的基本能力下降。因此，他们无法判断现在是什么季节，哪个时间段，自己的房间在哪里等等，我们可以通过指示、道具、声音、光亮、气味等来引导他们进行识别。

2. 环境改变 认知症老人对环境改变的适应能力非常差。例如入住机构、设施间的搬家、转院等环境变化，常常会诱发 BPSD 的出现。所以，我们希望最好是在他们熟悉或习惯的环境里能够持续的生活。但是，现实中，很多老年人入住机构时都要经历环境改变的过程。因此，我们在机构运营中要特别注意，要将环境改变的程度抑制到最低水平，在居家服务中则要重视环境的改善。

针对认知症老人的环境援助并不是随意，或者突发奇想性的进行。这需要专业性的视角，例如，"因为什么?""有什么样的目的""怎样进行"等，而且很多时候，需要团队间建立共同认识才能实施。

3. 认知症老年人环境援助指针（PEAP 结构)

（1）对认知障碍的援助 为最大程度地援助被照护者的认知（时间、地点等），从时间、物质、社会性等方面提供援助。

（2）环境信息的活用 用标记、图形、颜色等有效地援助老年人的认知。

（3）对时间、空间认知的援助　为了让认知症老人能稳定地经营每天的生活，我们对时间、空间以及所发生的事情进行有效的援助。

（4）让空间、场所变得简单易懂　让认知症老人能够很清楚地了解到"自己现在在什么地方"。

（5）确保视线　生活场所很容易进入视线的家居摆设方式以及活动路线，以实现患者的安定情绪。

4. 对功能性能力的援助

（1）通过自我照顾来提高患者自理能力的援助　对于排泄、入浴、洗脸刷牙、脱穿衣服等动作，我们要整理和准备好环境，以援助患者尽量自己完成，以提高他们的自理能力。

（2）独立进食的援助　吃饭是一个非常重要的日常行为，认知症老人会出现进食困难的局面，但是，我们还是要通过对环境的改善提高他们对吃饭的意欲。

（3）对洗衣、做饭、购物等行为的援助　洗衣、做饭、购物等是日常生活中的必要行为，我们要尽量援助患者独立实施。

5. 环境刺激的质量与调整　环境包括"环境质量"和"环境刺激"两个方面。我们要提供能给予患者良好刺激的高质量刺激，调整给他们带来精神压力的不愉快刺激。

（1）高质量的刺激　①提供有意义的优质声音：我们要在生活中加入对患者来说，有意义的、优质的声音。例如温和的音乐、轻快的话语、做饭的声音、轻声的脚步等。②通过良好的视觉刺激使得患者来适应环境，例如整洁、温馨的环境布置，鲜花装饰、明亮的色彩等。③通过香气来丰富患者的感性：我们通过采用嗅觉刺激，促进患者感性的激发，例如熏香、鲜花香气、煮饭香气、菜的香味等。④提供柔软材料的物件：机构常常会采用比较硬质的物品。我们最好采取家庭中常用的一些柔软手感的物品。例如软一点的椅子坐面、软硬适中的地板材质、柔软的毛巾、手感好的餐具等。

（2）刺激的调整　①调整妨碍生活的噪声：尖锐的说话声、情绪激烈的对话声、拖拉椅子的声音、马路上的嘈杂声等的改善。②提供恰当的视觉刺激：整洁、干净的居住环境，鲜明色彩的壁画，窗外的风景，插花，小动物摆饰，电视等。③调节不愉快气味问题：厕所清洁、居室卫生、通风换气、及时处理大小便等。④地板材质能规避很多风险

6. 援助安全、安心的生活环境　我们需要最大限度减少老年人生活中的环境危险因素，最大限度地提高老年人、照护人员以及家属的安心

（1）确保一个患者比较熟悉的环境　放置年轻时候的照片等能够让患者觉得亲切。

（2）用直观感觉就可以完成和操作的生活环境　一些单纯的动作就可以完成的操作，例如推门、水龙头的扭转、开关的按钮等，我们不需要装配太新式、太复杂的东西。

（3）防止跌倒、摔跤　患者走路时的分心、慌张、不小心、没注意都是引起跌倒的原因。我们不仅仅要注意室内不要有段差，实现无障碍化。我们还需要注意，某些东西

鲜明化对老人的刺激，很多时候会引起他们的不知所措，容易慌张。

（4）危险物品的管理　剪刀、小刀、装满水的桶、洗涤剂等物品一旦使用出现问题就很容易造成重大事故。因此，很多时候我们也需要放在有锁的地方进行保管。不过，一般来说认知症老人都不会特意乱来，很多时候都是由于不小心造成的。因此，在需要的时候，在我们的监护下，我们也会鼓励患者使用这些"危险品"。"柔软的管理"也是一种重要的思维。

二、照护活动的运用

认知症发病后，为了延缓病情的发展我们可以将各种非药物治疗活动作为一种训练手段，来维持身心的基本功能及应用功能、社会适应能力等。这些功能对于日常生活的运营都是非常重要的。

日常生活中所必需的功能，一般分为3类，包括基本功能、应用功能、社会适应能力（表6-1）。

表6-1　日常生活中的必需机能

基本功能	
身体运动功能	肌肉力量、关节可活动范围、平衡感、心肺功能等
感觉、知觉功能	通过内外刺激掌握自身内外状况的能力
高层次大脑功能	记忆、学习知识的相关功能，认知和判断状况的认知功能，实施行动的功能
心理功能	意欲、注意、注意力、情绪的稳定等
应用功能	
日常生活活动	吃饭、睡觉、移动等
生活关联活动	家务、外出、利用交通工具等
心理功能	面对现实的能力、解决问题的能力、学习能力等
交流功能	传达自己需求，接受他人信息、相互沟通的能力
接人待物功能	对应外界的能力
社会适应能力	
实施作业功能	准备工作、正确度、解决问题等
生活管理功能	管理时间、健康管理、物品的管理等
心理功能	休闲活动等

认知症能力低下的患者很难理解像运动疗法那样复杂的程序，很难理解疗法的目的，特别是很难反复重复需要有理解能力才能实施的各种动作。所以，像"活动"这种本身就带有目的性的事情能够让患者很愉快的参加，并且通过这些活动的实施能够让患者自然而然的在其中活用所必要的各种机能，达到训练的目的。

认知症发展到一定程度时，普通的生活运营也变得非常困难，在各种混乱中，患者还残存的能力也不能得到充分地发挥，从而引起其他功能的进一步恶化。而对BPSD的一些对症治疗或者照护方法不当时，患者身体和精神两方面的负担都会大幅度增加，很有可能会影响到患者作为一个人的有尊严的生活，严重影响到患者的生活质量。这时，我们不仅仅是进行照护，更重要的是我们还需要援助患者能保持自己的尊严进行生活。非药物治疗活动能预防疾病进一步恶化，还能发挥功能训练维持和改善生活所必须身心功能的作用，间接提高患者的生活质量。此外，如果患者能愉快地参加，不仅能自己娱乐，还能与周围的人一起快乐，能将日常生活经营得更有活力。

（一）活动疗法计划

在认知症照护中的活动疗法计划中，很多内容是与康复训练的作业疗法相重合的。也可以说，治疗训练成分比较多的计划是属于康复训练，而将活动的目的放在提高生活质量本身上，在日常生活过程当中去实施的活动计划，是属于认知症活动疗法。将游戏活动用于康复训练与将游戏用于休闲娱乐是有所不同的。

1. 活动计划的意义　慢慢地忘却"我"的存在，是阿尔茨海默病患者的世界；而经历了器质性脑功能损害过程的脑血管性认知症的患者却异乎寻常地要死守着"我"的存在。在患病初期，治疗和康复训练是很重要的，但随着年龄的增长，认知功能低下的认知症，不应该成为通常人们所说的治疗和康复的训练对象。

（1）他们"正拥有的能力"和"能做到的事情"　认知症老人的理解和对应能力慢慢地不断下降。对于他们，我们必须分清楚，哪些是疾病发展过程中所特有的，疾病本身的核心障碍，哪些又是由核心障碍所引发的二次性障碍。我们不能向他们索求"恢复失去的功能""做到不能做的事情"，我们要致力于如何发挥他们"正拥有的能力"和"能做到的事情"的作用。

（2）不是要"治疗""治好"，而是要"与认知症共存"　在认知症照护中，我们不要太追求挽回失去的功能或者做到不能做的事情，而是要让患者将他们拥有的能力，能发挥的能力充分发挥出来。接纳生活中的"无能"，让"无能"更加轻一点，更加不影响生活质量一点。与其说是"治疗""治好"，不如采取"与认知症共同生活"的态度，这种观点非常重要。

所以，在进行活动疗法时，我们要充分考虑到如何让生活变得更加愉快，如何让患者在游戏中感受到心灵的快乐，这比过去比较实施前后认知功能变化更有意义。

2. 规划活动计划的基本思路

（1）认知症照护活动计划的条件　活动计划与康复训练计划有很多相重叠的部分，所以，我们在进行活动计划的规划时，可以参考康复训练计划制定的技巧。

（2）利用这种疗法的对象必须是无法自己一人实施者　我们需要知道他的身心功能以及生活活动状态处于什么状态（评估）。

（3）将活动使用在什么方面，我们需要选择出合适的要素（选择手段）。

（4）必须明确为了什么目的实施（设定目的）。

（5）为此，我们需要计划一个什么样的活动（做规划）。

（6）根据对象，进行怎样的调整（合适）。

（7）将实施内容及记过进行记录（记录）。

（8）确认效果（效果判断）。

（9）这些活动由拥有专业知识和技能的人员实施（专业性）。

虽然，我们没有必要像康复训练那样制定非常严格和细致的计划，但是，从"与认知症共同生活"视点上来看的话，愉快而又高兴的活动是丰富日常生活的一个良好手段，同时，还能激发脑部神经，维持身心的健康，是非常有意义的事情。因此，我们需要从这个角度制定整个活动过程。

3. 制定活动程序的流程

（1）分析患者的状况，分析机构的状况（把握对象）　首先对参加训练的人员进行了解，他们需要什么，能做到什么，不能做到什么，他们的年龄、生活史、身体功能、认知功能的状态。我们对每个人的个人信息进行收集和分析，分析性别、移动状况，注意力状况等，相类似的人大概有多少等。

（2）选择对象，制定目标　我们首先要决定我们的机构针对什么样的人，实施怎样的活动训练。根据对象和目的群体，我们尽可能让大多数人一起愉快的活动的形式，或者像学习班一样的小规模的活动形式等，我们首先要确认活动规模以及人数。根据人数和活动内容选择实施的场地和参加的员工人数。

（3）规划活动　根据对象和目的选择合适的活动。当我们所选择的活动不适合参加者的时候，我们需要立刻改变内容，例如将皮球改成气球、简化规则等。我们根据当天参加者的状况可以临时改变活动内容，改变活动负荷及难易度，柔软地对应。

（4）实施活动　我们按照计划去准备和实施活动时，需要事先决定好场地、进展时间、所需准备、员工人数、风险对应等。但是，我们不能固守计划，只能把计划内容作一个参考，随时根据场景，改变内容和计划。

（5）每次记录结果，实施评价　实施活动后，每次都需要有一个简短的评价，针对活动内容、运营的方式、参加者的反应等进行评价和记录，以便为下次活动做参考。

（6）根据上次的结果对下次活动进行再评估，实施适度地调整。

（7）数次活动后，一个阶段训练就结束了。

需要注意的是，我们不能制定一个太过于严格的计划，要能每次都随机应变地根据参加者的状况进行调整。在评价不好的时候，进行再评估，有时还需要再次对实施对象和目标进行确认。

（二）活动训练照护与活动训练计划

活动训练时，训练计划有非常重要的作用。但是，我们又不能被计划所限制。

对于认知症老人来说，机构是他们的生活场所，也是他们的社交场所，与医院等治疗场所有所不同，是日常生活。因此，为他们所提供的活动训练尽量要在日常生活中进行，或者要尽量采取日常生活中的一些活动来实施训练。

我们不能认为集体活动或者专门活动才是活动训练。我们不能忘记，机构不是训练场，不是治疗室，而是日常生活的场所，在每一天的生活过程中的所有活动，都可以看作活动训练。我们需要充分利用好生活这个场所，在生活中融入活动。

（三）活动训练的种类

活动训练计划的大前提是，在身心感到愉快的过程中，实现大脑和身心的激发。根据活动的目的，或者说所站角度的不同，可以分很多种类。

1. 根据种类不同的分类 我们常常使用的活动训练有的是游戏、有的是兴趣班、有的是家务、有的是劳动，有各种各样的形式。

（1）游戏 围棋班、象棋班、麻将班等持续性活动，扑克大赛等单次活动。

（2）身体运动 柔软体操、气球游戏、音乐广播操、散步、简易保龄球等。

（3）职能活动 园艺班、点心班、做饭班等持续性小组活动。

（4）音乐活动 合唱班、演奏班、舞蹈班等。

（5）兴趣活动 书法、绘画等持续性活动。

（6）手工活动 缝纫、编织等手工活动。

（7）文艺活动 诗词班，作文班等持续性活动。

（8）节日活动 年会、元宵节、春游、劳动节、儿童节、建党节、国庆等。

这些活动，有些是持续性活动班，有的是单次的活动。音乐与绘画属于自我表现型活动，兴趣班、文艺活动是属于智力型活动，游戏很多是属于身体运动。

2. 根据规模区分的活动类别

（1）个人活动 个人活动多指根据个人的兴趣爱好实施的活动计划。其特点为，除了卡拉 OK 等需要设备的活动之外，一般都可以在自己房间或者客厅里，老年人随时都可以实施的活动。个人活动更可以贴近生活，只要在生活场所，他本人能够很愉快地进行，就可以实施。

（2）集体活动 集体活动也分大、小规模的活动。从 4～5 个人的小组到 20 多个人的班级，有各种形式。规模小的活动比较适合学习班等在教室里实施的活动，因为参加人数少，参加者之间的交流时间比较多，交流距离比较近，能够较好地保持人与人的持续性交流，慢慢小组活动会变成熟人的聚会，很容易产生接近生活场所的氛围。

大规模的活动，大家可以一起参加，会容易有节日的气氛。而且，个人不容易被人注视，能够比较轻松地挑战新的事物。但是，我们也需要注意有些老年人很难融入这种大规模的气氛中去，对于这一部分人，我们需要实施特殊照顾。

3. 根据目的不同而分类的活动计划 这也是我们考虑计划种类时非常重要的一个分类。当我们面对的是认知症老人的时候，有的活动计划是让他们有愉快的体验，让他们高高兴兴，维持生活节奏。有的是为了维持和改善基本的身心功能，而有的是让他们回忆自己的人生，得到安慰。这类活动计划主要有以下几种。

（1）以快乐体验为目的的活动计划 障碍程度各不相同的参加者，他们的兴趣、参加动机、生活经验都是不一样的，我们无法期待所有的人能通过同一个活动计划都能得到真正的满足。所以，只要大家各自能够从中找到自己满足的部分就可以了。

这种活动主要是节日开放型活动，我们不要求所有的人都能够享受到快乐，参加了，就是很好的事情。

（2）享受愉快，并能维持好生活节奏的活动规划 能享受到活动的愉快，并维持生活节奏的活动主要有时间固定的节目，比如，每周周一下午的书法班、每周周四下午的绘画班等能在固定时间里开展的俱乐部活动。此外，像园艺这样有定期作业的规划也是非常有效的。

维持生活节奏的活动，就像吃饭睡觉一样，是机构生活中的一个重要活动计划。如果总是像节日一样的活动的话，人们会觉得每天都像过节，这并不是一个正常生活的节奏。我们需要安排有紧松结合的各种项目活动，每种活动都有各自的职责，让机构疗养生活作为一种日常生活来平静的运营。

（3）愉快地维持和改善身心健康的活动规划 所有的活动，无论以怎样的形式，它能对身心健康的维持和改善有效。但是，由于认知症老人的身心功能降低得很厉害，所以，我们不能制定像康复训练那样的专业训练程序，我们需要注意要让他们在愉快的环境中，很高兴地实施活动，制定这样的活动过程以期待能达到维持和改善大脑及身体功能的效果。

（4）回忆人生的活动项目 机构的疗养生活，某种意义上来说，也是人生最后的总结阶段。不仅仅需要能愉快度过，有时候也会要回头去看待一下自己走过的历程，说出自己非常后悔的、非常悲哀的事情，这些对于人们来说也是有必要的。我们回想起以前的人生，并用言语表达出来，这也是一种感情净化。跨越人生的喜怒哀乐，认可现在的自我，通过回想法实现人生的再统合，对自己进行再评价。这能有效地减轻丧失体验中的不安，挽回自己的自尊心。但需要在专业人士的指导下进行。

4. 从结构上去区分的活动计划种类 认知症照护中的活动计划都是由一个一个项目组成的。每个项目的结构如前所述，这些项目结合起来就可以形成每周活动计划、每月活动计划以及每年活动计划。

（1）单个活动项目 单个活动项目是指，为了发挥机构或各部门、各职种的基本功能，我们实施的各种独立活动项目。各种单个项目有不同的目的和操作种类。各种不同的项目，包括节日活动都是一些趣味性的活动，能让生活更加生动，更加丰富，能有效的保持生活感。

（2）每周活动项目 人的生活节奏有两种，一种是每天的生活节奏，从晚上睡觉到白天活动，另一种是一周的生活节奏，每周固定的日子，能有固定的活动。一周活动项目决定了人们一周的生活是以怎样的节奏进行的。其内容的特点是每周的活动会在下一周重复，生活能有预测性，可以计划，能预防现实判别能力的丧失。

（3）每月活动计划 以每周活动项目为基础，我们再制定每月活动项目。一方面，能让老人有预测性，另一方面，也为机构做准备工作提供一个时间计划。要什么时候开始，做怎样的准备，以便机构运营方能管理好日常工作。

（4）每年活动计划 每年活动计划一般是以机构所有人为对象，每年将进行怎样活动的一个总的计划。与每月活动计划一样，以日历的形式制定下来比较好。

5. 活动项目的实施方法

（1）实施的基础知识 活动项目的一个重要宗旨是"快乐的开始活动"。为了要随时临机应变，我们需要有"制定计划，再放弃计划"的柔软性。让"参与的老年人们来帮助我们"，要有"与其努力不要失败，还不如想办法怎么让败笔重生"的精神。活动的基本原则是"愉快的开始""愉快的结束"。

活动计划需要"快乐的开始制定计划，有抛弃计划的勇气；不要为难自己，有困难，就寻求所有人的帮助，包括患者"；重要的不是不失败，而是怎么利用好失败；原则是大家一起愉快的结束；每次都是崭新的心情；第一年快乐实施，第二年带有目的，第三年回顾；慢慢形成技术；技术形成之后，我们再反过来，抛弃技术的固有形式，更换视点的进行思考。当我们开始拥有了技术以后，需要用放松的心态实施各种活动。

（2）实施时的注意事项　进行活动时，指导员与其辅助人员的行为对现场的气氛有着很大影响。

实施时的注意要点如下：①传达指示时，一次只传达一个内容。②传达指示时的言语要大声、慢慢、清楚地说出来，同时伴随着动作的辅助。③传达指示时要用大家都容易理解的表达方式，像对着某个人说话那样去说。④不要有多余的动作和言语。⑤对参加人员表现的评价不要表现到脸上。⑥邀请和强求是不一样的，保证大家有不参加的自由，用我们一起来快乐的姿态要求参与者共同参与。⑦在现场，不要批评其他患者、工作人员、活动内容。⑧混乱或事故时，冷静的态度和言语是最有效的救护车。⑨参加人数比较多的时候，要有专门人员观察整体的状况。⑩结束以后，一定要回顾过程，并做好记录。

活动场所是否是很愉快且有意义的状态，患者是否出现病态退行现象或者被动依赖性，很大程度是被指导者和参与者的言语举止所左右。所以，指导者及辅助人员需要充分注意各种留意点。

（3）指导者的作用　作为活动运营的指导者，他需要充分理解该活动的目的是什么，并对现在发生的各种事情负有责任感。需要对各种注意事项充分留意，能够简单明了的向大家解释，让大家没有疑惑地参加活动，并指导这个过程能顺利进行。此外，根据参加者的状况，指导者能够给予合适的课题，有时候会进行明确指示，有时候只是稍微邀请，有时候让患者自由实施，这些灵活的对应是非常重要的。

可以说，根据场景和对象的不同，瞬间了解到大家之间的关系，并能够随机应变地处理状况是指导者的作用。

（4）辅助人员的作用　引导参与者的员工，是协助指导者运营活动，并提供一部分帮助的存在。他们是参与者辅助自我的一个存在，与参与者站在同一视线上参加活动。辅助人们参加活动是辅助人员的主要任务。

（四）利用游戏进行功能训练

在实际的照护活动实施中，我们主要通过以下游戏进行相关的各种功能训练。

照护活动中的游戏，大家很可能会认为有什么特殊的形式与娱乐方式。但是，实际上都是一些非常普通的"玩耍"。"玩耍"是游戏的基础，在这个基础来实施各种活动。

1. 游戏活动的基础知识

（1）游戏的本质是"玩耍"　玩耍对于人来说是不可欠缺的事情。

孩子们通过玩耍来学习各种技能。对于身心的成长来说，玩耍是不可缺少的活动。对于年富力强的成年人来说，玩耍有很重要的放松作用。老年以后，人们体力和意欲下降的时候，玩耍能发挥激发生活的重要作用。我们需要充分考虑到大脑、身体、心智的衰弱状况，这些状况左右着游戏活动的效果。我们需要很好地了解"应该为老年人准备怎样的游戏"。

（2）"玩耍"的效果 "玩耍"分两种，一种是"日常生活中玩耍"，另一种是"非日常生活玩耍"（表6-2）。

日常生活中的玩耍是一种小小的愉快，是有趣的事情，对肉体的负担也不大。当我们不满足于日常玩耍，需要有变化的时候，可以编入非日常玩耍。这样，兴奋度、满足度都能提高。老年人也能涌出对生活的意欲。

快乐是各种各样的，日常玩耍也有很多种类。有的能活动身体，让心情得到发泄的愉快，有的是一点一点的努力最后实现目的的满足感的快乐；还有开怀大笑的愉快，对人有用的愉快等。而使用手脚进行活动能锻炼肢体，有身体康复的效果，动脑游戏则能延缓认知症的发展。

表6-2 游戏活动的内容

非日常游戏	日常游戏
有大型活动的要素	日常生活中，一点点时间、一点点空间、一点点钱就能进行的游戏
旅游、各种节日活动，过年、节目表演、运动会等等	散步、手工、音乐欣赏、园艺、绘画等等

2. 游戏计划与实施方式

（1）找到喜欢的"玩耍" 我们每个人都有自己的个性，喜欢或不喜欢的感觉都不一样。照护者需要知道每个人的喜好，他对什么感兴趣，对什么会感到兴奋等。我们要多方位地了解老年人的喜好，知道得越多越好。因此，我们对每个老人进行生活历史调查时，了解他的爱好是非常重要的一件事情。

我们常常误认为对自己的伴侣或者父母是非常了解的。但是，很多时候，我们并不了解父母儿时或年轻时候的事情。那么作为外人的照护者更是不了解，所以，对生活史的细致调查是非常重要的。

进行生活调查时，我们要尽量询问具体的信息。我们得到的信息越多、越详细，以后制定玩耍计划的时候，就越能够制定出让他本人从心底里感到快乐的游戏。详细询问时需要注意的是，必须在充分建立信赖关系的基础上实施，否则就会让对方产生很强烈的被审问感。

（2）日常与非日常游戏内容的制定

①日常游戏的准备：为了有效地配置各种愉快的游戏内容，我们需要制定以年为单位的计划。首先，很重要的是，要制定一周计划。每天编入不同的愉快内容。例如，周一是围棋、拼图、猜谜语等用脑日，周二是书法、绘画、手工等用手日等。每天有不同的内容，每个人可以根据自己的爱好，在一周里选择自己喜欢参加的活动，此外，我们需要考虑准备丰富多彩的"游戏"，可以让老人不厌烦地玩耍。

②日常与非日常游戏搭配的训练内容：在日常游戏中搭配非日常游戏。例如，喜欢散步的人，可以根据他的体力和身体障碍程度规划一些旅游活动，在旅游地散步；喜欢

手工的人，可以为他们准备一些作品展；喜欢美食的人，可以规划一下去高级餐馆聚餐会；喜欢音乐、绘画的人，可以去参加一些欣赏会等，我们可以在年计划中，规划几次这样的非日常活动，让老年人拥有等待"特别的日子""翘首待望的日子"的机会。

当人有了目标以后，生活就容易出现活力，心情也能变得积极向上。非日常游戏中所得到愉快是日常游戏所不能比的，心情兴奋度、满足度很高，身心两方面都容易得到活性化。非日常游戏的频率不宜过高，刺激越大的游戏，给老年人带来的负担、疲劳越大，活动后所需身心恢复时间也越长，所以，我们需要掌握好非日常游戏实施的频率。

③年活动计划与节日聚餐的活用：非日常活动中，每年的传统节日是很重要的一个部分。虽然我们现在有很多西洋的节日，但是，现在的老年人在他们小的时候，传统节日是更加隆重地进行，他们对传统节日有更多的亲近感。

此外，传统节日的非日常活动的另一个有好处是，几乎所有的节日都有固定的食物。味觉、嗅觉是非常保守的，人们常常很喜欢儿时或者习惯的味道和气味。也就是说，当人们遇见自己习惯的味道和气味时，常常能够回想起原来的一些回忆，引发交谈。因此，在节日活动中，我们一定要采用节日餐。

三、认知照护

认知照护有很多种类的方法，其中，最具代表性的方法是 ROT（认知现实导向疗法，Reality Orientation Training），认知导向疗法与回想疗法是两种被比较体系化的训练方法。将这些训练方法融合在照护工作中的方式，称为认知照护。

ROT 是对认知症老人认知方面的问题从正面给予改善，通过认知改善训练活动，老人们不仅仅能改善认知功能，还能促进情感、精神症状的安定，其结果是对行为障碍带来改善的效果。

ROT 原本是针对长期住院患者实施的一种方式，通过为他们提供他们自己很感兴趣的事情的信息，治疗人员一个一个地与患者进行接触的一种方式。特别是护理认知症老年人的护士常常会实施这种方法。

ROT 根据实施的方式可以分为两大块：正式 ROT 及非正式 ROT。非正式 ROT 是融入到照护工作当中，也被称为"全天 24 小时" ROT。照护人员在所有照护行为中，每次都会告诉患者时间、地点、天气、季节、担当照护员的名字、其他入住者的名字等一系列信息。而正式 ROT 则是采用集中训练形式，参加者在固定的时间、到固定地点参加集体形式的认知信息的反复学习，是一种教室的学习法。

正式 ROT 与非正式 ROT 的效果相比较的话，在家庭内，非正式 ROT 以及变形式非正式 ROT 对改善认知障碍有良好的效果。但是，非正式 ROT 的难点在于，谁、什么时候、怎样进行了训练等相关操作很难控制和统筹，因此，其有效性很难得到实证性的评价。因此，一直以来非正式 ROT 的有效性，在针对认知症老人来说，还没有得到认证，我们基本上认为是与正式 ROT 相搭配才产生了广泛的训练效果。

1. ROT 的准备与基本思想　对认知症老人实施 ROT 的准备有很多种，例如，训练时，我们可以利用挂钟、日历、地图、广告等，也可以通过直接观察天气和节气，或者照护人员将认知相关的一些事情慢慢地写在黑板上，我们需要不断促进参加者的积极参与。此外，实施 ROT 时，我们需要营造一个很社交性的、友好的氛围，对参与者的发言用我们的言语或者态度去表扬并接纳。

对认知症老年人的对应，原则上是对他们所做的任何混乱状况或者失败都要以肯定、接受的态度进行。这一点是非常重要的，而且，这里所说的"肯定、接纳"的态度有时候会被照护人员理解为对患者进行"温和、耐心、好好地"解释和纠正，这其实也是在督促认知症老人要去理解和接受，这种对应方式，越是重症患者，越会得到相反的效果。这里所说的"肯定、接纳"是指患者即使是错误的，我们也需要先全盘的接受，特别是针对重度患者。因为，随着病情的发展，他们的错误反应会越来越多，如果有纠正的想法，就会一天到晚地去纠正他们了。

2. ROT 实施的频率　有关训练次数，不管是集体训练，一天一次或者一天两次，还是个人训练一天一次，效果都差距不大。也有观点指出，训练效果与认知症的重症程度关系不大。因此，对于认知症老年患者，我们要进行怎样频率的训练，是需要根据我们对患者实施的照护计划来考虑的，同时还要考虑运营上的问题，因此，一般来说，一周一次的实施频率在运营上是比较现实的。

3. ROT 的实际操作　一般操作方法是每周一次，固定时间，实施时间为 1 小时，场地在活动区的某个角落就可以了。参加人数，最好是 7~8 个人，最多不要超过 12 个人。8 个人的话，一名照护人员就可以对应了，超过 8 个人，就需要使用助手。训练性质上，主要以语言交流为中心，参加者由照护人员带到训练场所，或者坐轮椅推到实施地，这样比较容易开展。

训练的主要内容是为参与者提供与认知功能相关的信息，流程如下。

（1）热身运动（踩节奏、用手指示身体部位的体操等）。

（2）参加人数的确认，唱号接力，记住自己的号码。

（3）自我介绍，相互姓名的确认，点名及回应。

（4）时间、地点相关的认知训练（告诉正确答案）。

（5）展望型记忆练习（响铃了就拍手等）。

（6）模拟电话应答，加强认知能力（将正确答案一边写在黑板上，一边确认）。

最开始是一些活泼的活动，唱唱歌、做做热身活动，照护人员的自我介绍，做做编号接力游戏等，在训练的导入部分，我们需要提高参加者的活性，参加者的活性提高非常影响之后的核心训练部分的运营。

训练菜单不一定需要丰富多彩的内容。在病状较轻的时候，我们还可以采用其他方法，例如社会事件、场所、人物的回想等，与个人相关联的回忆可以利用在训练里。某种意义上来说，这种方式与回想法有相互重叠的部分，这种辅助性回想法的导入，在训练上是比较常见，也比较自然。有时候，一个人的回想能引起其他人的回想和回应，以产生交流。此外，作为铭记活性化的一个训练，我们常常会采用展望记忆（对未来预定事件的记忆），当铃声响起的时候，我们做一个原来约定好的动作（例如拍手、踩脚等）。但是，当症状处于重度阶段时，这些形式的实施都是极为困难的事情了。

一般来说，训练的菜单越丰富，效果越好。但是，对于高龄认知症老人来说，却不是这样的情况。特别是认知症状进展比较严重的后期，训练内容每次都发生变化的话，他们需要有很大的能力适应这些变化，很多时候，他们根本无法适应。哪怕是这些单调的日期或场所的确认，对于有认知症状的老年人来说，都是比较困难的，我们还不如精炼一些内容，反复进行复述或训练。

4. ROT 与"无错误学习"　在对认知症老年人实施认知相关的 ROT 训练时，尽量不要让老人进行错误的复述，不要让他们"犯错"。从记忆障碍康复训练的角度来看，ROT 是一种领域特殊的训练。

"反复试错学习法"是指，当我们健康人在记忆某种情报时，常常凭着自己的记忆力回想起应该记忆的内容，当想出来的答案不对的时候，为了订正这个答案，我们必须回想起正确的答案来代替这个错误。

但是，对于认知症老人来说，这个纠正过程本身就马上会被遗忘，而且，因为他们无法判断为什么自己会错，由于印象保存现象的影响，他们会反复固定自己的错误判断。

因此，我们在较早的阶段就提出一些让他们能得到正确答案的提示，让他们很容易得到正确答案。对于高龄认知症老人，我们还是推荐"无错误学习法"。及早给予他们提示，让他们轻松地得到正确答案，再反复复述就可以了。

不管是"纠错学习"，还是"无错误学习"，高龄认知症老人的训练基本原则是，不要强制患者的反应。即使患者回答的是一目了然的错误，我们也要去肯定他们，我们需要保持鼓励、包容、接纳的氛围，这是实施有效训练的一个关键要点。

ROT 的一个重要的目的是，延缓认知症状及记忆障碍的进展，以维持日常生活的持续。但在认知症整个发展过程中，我们如何介入才能得到良好效果是今后的一个课题，我们需要配合音乐、绘画、运动、创作等方式，以激发患者残存能力为目标，更进一步发挥 ROT 的作用。

四、音乐照护

我们在生活的各种场景里都会接触到音乐，在人生的各种场面，会遇见让我们心动的歌曲。音乐包含了人们生活中的各种要素，唱歌、演奏、欣赏、创造等各种音乐活动在我们的生活、工作、休闲、娱乐、表现自我、交流沟通中广泛使用。

1. 音乐的基本知识

（1）音乐的特性　在超越语言的音乐空间里，我们的想象力自由地行走，随着我们的情感，随心地歌唱是右脑发挥了很大的作用。当我们随着节奏，打拍子、动手演奏乐器时，左脑的作用是不容忽视的。所以，音乐活动是同时牵涉到左、右脑功能的活动，节奏诱发身体运动，是一种能够将自己的心情投影出来的交流方式，与人们一起进行音乐活动还需要我们的社会性。音乐、音乐空间和环境的创造、欣赏音乐等行为是需要我们有物理环境、精神功能面、感觉运动功能面、心理社会功能面等多方面的统合能力，由此才能得到相应的效果。

（2）音乐疗法的历史　人类自古以来，就有玩耍、舞蹈、绘画等各种各样的活动，而音乐作为一种健康和养生的方法一直为人们所利用。18世纪后期，音乐作为道德疗法在疾病治疗中得到使用。世界大战后，伤残士兵社会康复的需求非常大，音乐作为一种治疗方法，成为了一门独立学科。

（3）音乐疗法的定义　一般将使用音乐的治疗方法统称为"音乐疗法"。音乐疗法的使用范围非常广，内容也是五彩缤纷的。我们利用音乐的各种特性进行疾病的辅助治疗、康复治疗、活动治疗、休闲疗法等，这些活动都是音乐治疗实施的内容。音乐疗法是"利用音乐的生理、心理、社会性作用，为了实现身心障碍的恢复、改善和维持身体功能、提高生活质量、改变行动内容等而有意图、有计划地使用音乐"。

2. 对于认知症老人的音乐效果　使用音乐的疗养方法是以欣赏或演奏音乐为中心，在音乐环境里度过，或与他人一起享受音乐等方式进行疗养的方法。认知症老人由于其认知能力的低下，无法像普通人一样与人交流沟通，所以，我们可以利用音乐这种方式与他们进行沟通。此外，音乐疗法还有平和情绪，获得愉悦、转移注意力等作用。很多时候，针对于认知症老人来说，我们更多的是将音乐作为"活动"的一种手段，以获得愉悦、活动身体为主要目的。

3. 音乐活动的实施

（1）实施要点

①把握生活背景：由于每个人的喜好、生活史不同，音乐对于人们来说是一个有个人意义的存在，而且还是带有情绪性的东西。有时，会因为一首歌或一首曲子的话题，就引起人们对人生的回想，在进行回想疗法时我们也会使用音乐这种手段。

②不同年代的差异：现在我们正处于时代飞跃的一个时期，老年人生活经历的时代背景的差异非常大，有的体验过战争，有的体验过饥饿，有的人经历过革命，有的经历的是斗争，每个人所处的生活和社会环境都有很大差异。所以，我们需要充分理解每个时代的特点和内容，并根据他们的经历去选择曲目。受教育程度的不同，对中国文化造诣的深浅等也是我们需要考虑的方面。

在选择歌唱曲目的时候，我们需要注意根据年龄调整歌曲的音阶，如果音阶跨度太大，老年人就很难将一首歌从低音唱到高音，整体唱全。因此，根据不同的人，我们在选择歌曲时需要注意寻找一些音阶跨越不是很大的歌曲。

③节奏的重要性：我们即使不懂五线谱，不会乐器，也可以通过节奏来欣赏声音或音乐。不知道歌词和旋律，但因为有节奏的存在，我们光听听就能感到快乐，就可以参加到活动里面去。例如，可以使用大、小鼓，铃铛，响板，响葫芦等乐器让很多人一起参加演奏活动。老人们即使不知道主旋律也可以模仿周围人的行为去打节奏，这样很容易与他人形成共享的局面。

（2）音乐活动的实施方式

①活动的形式：音乐活动一般以小组形式实施。从2~3人的小组，到10人以上的大组，有各种各样的形式。根据参与者的认知症严重程度进行分组，重症患者的小组人数比较少。

多人小组实施能够通过多人共享体验得到喜悦感和成就感，能够提高社会性。而少人数或个人实施时，则能够根据患者的反应去诱导患者表达自己以及引发患者的自发性，更容易得到满足感和成就感。

②实施活动时的注意事项：活动从选曲开始，我们要选择认知症老人比较熟悉，而且能安心歌唱的曲目。

具体实施方法的要点如下：

选择有时代代表性的一首歌曲，一起唱唱试试。

从这个歌曲的话题中展开交谈，引发出下一首歌曲。

以一首曲子为启发展开音乐活动，例如跳舞、演奏、和声等。

持续性进行的音乐活动时，上次内容的复习也是很重要的。此外，照护人员还需要把每个人每次的状况记录下来以便下次做参考和对照。在一些大型的活动当中，如果有条件的话，可以将表演用录像的方式记录下来，定期的对活动进行记录也是观察活动变化的一个手段。

活动实施的指导者是随时受到参加者关注的一个存在，他的表情、态度、氛围都对活动的整个气氛有着很大影响。所以，在平时的工作中，指导者就需要提高对音乐的造诣，

（3）活动推进的顺序　对于认知症老人实施的音乐活动疗法可根据以下顺序推进。但这只是一个基本顺序，我们可以进行很多变通处理。

为了让认知症老人能够轻松地加入，我们采用比较缓慢的节奏。

①场白：首先问候大家，然后确认今天的日期、季节，最好是每次都采用同样一首开场白歌曲作为活动的起点。唱歌时，指导员要充分观察好参加者的声音、表情、脸色、节奏感等，以便推进整个活动的进行。

②热身体操：为了能够良好的发声，我们需要做一些准备运动（拉松背肌、伸上肢、耸肩、扩胸等运动），通过这些运动我们可以活动开声带周围的肌肉。指导者需要充分观察好参加者的身体活动状态，表情变化等。

③发声练习：尽量张大嘴，发出"啊"的声音，练习长吐气；进行音阶练习，"哆来咪发嗖拉西"四拍子、三拍子、二拍子的练习。

④合唱：今天主要的歌唱内容，大家一起合唱。

⑤节奏练习：用打节奏的乐器练习歌曲的节奏，指导者要观察参加者是否都很愉快的参加。

⑥合奏：将练习好的节奏演奏配上歌唱，一起演奏，两者结合好了就完成了一曲演奏。对于那些参加力度比较弱的人，指导者要适当的与他们互动、交流。

⑦点播时间：每次都可以根据参加者的要求，大家一起演唱点播的歌曲。最好是事先准备一个点播歌曲的曲目，在曲目中点播。

⑧结束：准备一首结束曲，每次快到结束的时候，就引导参加者唱这只结束曲。唱完以后，大家就自然觉得今天的活动结束了。

小组活动的标准时间是 60~90 分钟，10 人以下小组的时候，可以适当的将活动内容精简，时间也可以短缩到 30 分钟。

（4）使用的乐器　在这个活动过程中，我们会使用很多种乐器，我们需要让每位参与者都能很简单地加入到活动中去。如果没有现成的乐器，我们可以指导参与者拍打膝盖、拍手、摇晃身体等，将身体变成乐器参与到活动中。在使用乐器时，我们要充分确认好参与者的手、手腕、手指的互动状态，使用姿态不正确的时候，很可能会带来一些伤害。

老年人通过小组活动，使用乐器等工具与大家一起配合实施，能得到很多个人活动中得不到的新体验，能更加增添音乐的魅力。此外，认知症老人在使用节奏乐器时，轻度患者很轻松地能伴随节奏进行歌唱，重症患者也能够受到节奏的影响而跟上歌唱的速度。但是，在实际实施时，我们需要注意引导重度患者。轻度患者能够理解歌曲中的停顿和休息，但是，重度患者很难在节奏乐器休息时不发出声音，也就是他们很难理解"停顿"这个事情，很难"等待"，所以我们需要让歌曲一直保持着一种节奏，让他们能愉快地边唱边打节奏。

使用节奏乐器的好处：①通过手部活动刺激大脑，并能强化上半身的肌肉力量，而踏足等足部运动能防止下半身的衰弱。②能够促进手、手指、肘关节等各个部位的柔软性。我们可以使用作业疗法或理学疗法中的一些手法（使用手腕上下摆动打出节奏，大幅度运动上肢拍节奏等）去锻炼肌肉。③可以去挑战和尝试新的节奏，动脑记忆。这样能够提高患者的思考、理解、集中精力等能力，很多时候还能激发他们的创造力。④节奏能够促进小组参与人员的合作状态，并很容易产生共鸣，能体会到成就感。⑤边动作、边唱歌，两件事情同时进行的时候能够锻炼患者的节奏感和配合功能。节奏感对防止跌倒有很大的帮助。

（5）实施时的要点和注意事项　①当小组中进行角色分配时，需要注意每个部分的和声。②每个部分需要了解和理解自己部分的作用。③当其他部分的人音调不准的时候，不要去否定，我们只需要知道形成和声需要怎样的音就行了。④敲小鼓时，要用整个手指尖去敲打。⑤摇铃铛时，要像敲打东西一样去摆动铃铛。⑥我们可以通过患者使用乐器的状态（打击大小、摇摆力度等）观察到患者身体状态的变化。⑦对于参加者的变化要及时给予反馈，多表扬鼓励。⑧乐器演奏可以分为两部分角色，一方主动，一方回应的方式。分成角色，可以让患者有对话的感受。⑨不会唱歌的人，光演奏乐器也可以。

（6）环境的选择与营造　我们需要尽量根据参与者的身体条件选择符合他们视觉、听觉功能的室内环境，房顶的高度，房间的宽敞度，是否明亮，墙壁的凹凸，是否有窗户，周围的噪声程度如何，座位的摆设，一些小辅助用具的安置均需考虑。

通过音乐治疗，我们可以实现患者生活的激发性，改善他们的运动、认知能力，防止交流沟通能力的降低，对延缓病情的进展有较好的效果。熟悉的音乐也会为他们带来一种安心的氛围，对自主神经有很好的调节作用。

五、怀旧照护

怀旧疗法也常常被称为"回想疗法"。20世纪60年代之前，人们将老年人的回想视为一种"从现实的逃避"，对此持否定态度。但是，美国精神科医生巴特勒

（Butler. R. N.）则提倡回想"是将过去未解决的课题可以重新面对的一种积极行为"。这之后，回想法在老年人的保健、医疗和照护方面开始了探索，不少专业人士开始积极使用这个方法。通过串接时间·人物·地域的回想法以及重视生活历史等方式开展人们对自己人生的回顾和评价，探索其中的意义来实现人格的统合。

随着年龄的增长，人们变得容易与他人谈起自己的历史，各种各样高兴或悲伤的事情，自己走过的路，在对家人或者其他人讲述的过程中，人们常常会将变得微弱的记忆之线又重新连接起来，这也可以说是一种认可自我、认可自己人生的一种确认行为。此外，通过与自己之外的人分享这个历史，能够得到与他人成为联盟的一种连带感。在认知症照护中，照护者能了解到老人的历史，就像是得到了一笔巨大的财富。

1. 回想疗法的基础知识

（1）"回想"的意义　每个人都会有回首过去的时候，而对于老年人来说，这种回忆不仅仅是怀念过去，很多时候，还是一种对自己自身存在的确认。通过对过去事情的回想，将过去的自己与现在的自己连接起来，并走向未来，这是一种觉悟性的行为过程。

心理学家艾力克森将人的八个发达阶段的最后一个阶段老年期的发达课题定义为"自我统合"。在这个统合过程中，"回想起自己过去的经验，再次进行探讨"的"回想"这种行为是非常有意义的行为。

（2）利用"回想"实施的疗法为回想法　在老年人照护·医疗·服务过程中，"回想法"成为了对人服务方法的一种。这种方式是，"对有漫长生活历史的老年人进行充分的调研以后，制定一个目标，拥有正确知识的听众，基于适当的一个框架下，促使老人对过去进行回忆，使其产生一定的心理·社会效果"。回想法至今已在独居老人、机构入住者、日照中心、认知症老人机构、抑郁症患者、临终关怀患者之间进行着实施，并取得一定效果。

回想法主要分成个人与小组两种形式。个人形式主要是一对一地进行沟通，专业人员作为一个听众倾听患者的讲述。一般来说，是按照患者讲述的节奏，穿插一些实现准备好了的问题，进行面试，生活回顾为主要的内容。小组回想法以 6～8 位患者为单位，由 2～3 名专业人士进行辅导，辅导人员分主辅导员与辅助辅导员，相互配合进行实施。

（3）回想法的效果

①对参加者的效果：对于参加者来说，可以分为两个方面。一个是对个人以及个人内在的效果，另一个是社会性、对人关系、对外部世界的效果。

回想法的效果是多种多样的，很难期待每个人都得到同样的效果，对于老年人，我们希望针对每个人能有不同的效果和目标。

回想法对个人以及个人内在的效果包括：促进对人生的再认识，并针对过去所存在的一些问题进行解决、实现体系化和再统合；对自我认知的形成起到帮助作用；对自我的连续性产生信心；为自己带来愉快；减缓面临衰弱和死亡的不安感；提高自尊的情感。

对于社会性、人际关系、外界世界的效果则表现在：促进人际关系的发展；激发生活，带来更多的愉快；唤起原有的社会习惯和社会性技术；承担新的角色；促进对新环境的适应等。

②对认知症老人的效果：对认知症老人的回想法的效果，根据疾病发展程度不同，其效果也有很大差异，主要包括：

- ·情感功能的恢复。
- ·提高意欲。
- ·增加说话的次数。
- ·增加表情等非言语性表达的丰富性。
- ·提高集中力。
- ·减轻行为障碍。
- ·促进社会交流。
- ·增加患者对外部的兴趣。
- ·形成与他人之间相互支持，能够共鸣的关系等。

特别是在情感方面的效果主要表现在它能够成为患者找回他自身特点的一个契机。对于与人交流欲望随着病情发展越来越弱的老年人来说，回想法能够加深与他人的关系，是帮助他们建立有共鸣交流关系的一种手段。

此外，对于工作人员和家属，回想法也有很好的效果。通过回想法，照护人员能够了解到在日常生活中根本无法了解到的，老人生活史、价值观、人生观等内容，能够激发照护者对老年人的敬意，进而能够减轻日常照护中照护人员的心理压力，也能够带来照护质量的提高。

2. 回想法的实施过程

（1）事先调查、评估

①选定参加者：在选择参与者时，我们非常要注意的是，选定的患者对回忆过去没有什么抵触感。在参加之前，我们都要征得他们参与的同意。

小组回想法的一个最关键问题是参与者的选择。我们要充分考虑到性别、年龄、地区、经验等方面的状况，进行选定。

认知症老人选定时，我们需要充分考虑到每位患者的病情进展状况，很多重症患者也有参加，但是，回想法是一个使用"语言"来进行交流的方式，失语症等有语言交流障碍的患者很难适应这个疗法。

②事先的信息收集、评估：在开始回想法之前，我们需要通过家人或他们自己，详细地调查好每位参与者从出生到现在的一系列生活中的各种事件，特别是那些人生转折点的事情，他们是否愿意与他人分享，或者还是有一些不愿意提及的事情。此外，我们还要通过我们对他们日常生活中的氛围、态度、表情等进行良好的观察，找到他们在服装、言词、顾忌和与他人关系中的一些特征。

对于认知症老人，我们还需要了解到他们在记忆、注意力、空间认知力等各个方面有多大程度的障碍，特别需要注意的是，他们拥有哪些现存能力。即使有一些障碍，但是通过道具和指导依然能够发挥作用的时候，我们一定要准备好道具，灵活运用我们的手法使得他们的现存能力得到良好的发挥。此外，我们还需要确认他们在徘徊、妄想时的应对方法。例如，徘徊症状的患者很难长时间坐着，所以，我们就可以把他们安排在离出口较近的地方，方便他们随时出入，或者安排引导人员。

（2）目标的设定　实施回想法时，一个很重要任务是制定目标。目标包括个人目标、整体目标以及援护者的目标、机构的目标等。首先，我们需要根据前项评估建立目标，为了实现这些目标，再探讨实施框架。

（3）实施框架

①场所：回想法实施地点一般选择安静，有充足光亮，温暖的地方，同时还需要充分保护好每个人的隐私。认知症老人实施回想法时，最好选择离他们生活场所不是很远的地方，而且每次在同样的地方进行，以避免他们的场所认知加剧混乱状况。

②时间

频率：一般来说，每周一次。特别是小组形式实施时，间隔时间太长的话，参与人之间的集体凝聚力会难以形成，参与者之间也难熟悉起来，人们之间的感情培育会很缓慢。而个人回想法的实施则完全可以根据每个人的情况进行制定，有的患者很难坚持一个小时的实施，我们就可以缩短时间，增加次数。

次数与时间：通常一个疗程进行 6～8 次。特别是小组回想法，需要 8 次左右的时间，指导者才能很好的掌握这个小组的运作状态，而参与者相互熟悉，能够相互开展交流的次数也是 8 次。

每次的时间：一般来说，一次的时间为 40～60 分钟。我们要充分考虑到参与者的体力和精神力，选择适当的实施时间。当我们倾听一位老年人在描述他的人生的时候，我们不仅仅要专注他所说的内容，还需要去品味他的语调，跟他共度沉默时光。所以，我们预备的时间要比较充足才好。

实施时间带：回想法实施最好是融入到患者的生活中，成为生活的一个部分。一般来说可以选择上午或下午比较早一点的时间，但需要回避他们症状比较严重的时刻。例如，傍晚综合症的老年患者，傍晚时他们的情绪本来就很容易波动，如果这个时候进行有可能带来情绪波动的回想疗法，他们的心情会变得更加不安。

建立信赖关系的时间：在实施回想法之前，参与者与指导者之间的人际关系的建立是至关重要的一个环节，指导者必须与参与者建立一个良好的信任关系，让参与者觉得跟这个人讲述自己的过去，是能够安心的事情。只有建立好这种信赖关系，才可以良好地实施回想疗法。

（4）实施内容的结构　实施流程会因为实施目的而有所不同，一般来说都会有以下几个步骤。

①布置和准备会场：可以任意选定。有的可以要桌子，有的只需要椅子，根据参加者的状况选定。准备好每个人的名字卡，可以别在身上，也可以是放桌子上。还需要准备好饮料，一般来说，茶水等老人平常饮用的饮料就好了。此外，还要准备好写着今天活动内容和活动规则的纸、录像机或者录音机、做笔记的纸张等。

②迎接、引导参加者入场集合：有的老年人需要到房间里去诱导他们来会场，安排他们就座。因为每位老年人的节奏不一样，所以，所有人员的聚齐会需要花一些时间，我们要充分的预备好这些时间，不要匆忙的催促活动开始。对于等待中的参与者，我们

也要有照护人员给予照料。

③开场白、确认日期、地点以及活动的一些规则：等参与者到齐以后，指导者进行开场白的讲话，以天气等当天相关的事情为话题，进行轻松的谈话之后，介绍当天的活动内容，确认好活动的一些规则，进入正式的回想活动。

④自我介绍，导入由言语开始的回想：参与者进行自我介绍，然后，针对自己的故乡等主题进行回想的展开。持续实施过程中，开展次数多起来以后，慢慢参与者就会成为会场的主角，相互熟悉起来的主要活跃人员容易占领这个场面。这时，辅助指导者就需要关注那些没有太能参与进来的参加者。必要的时候，可以将正在进行的内容简约地传达给没有太明白的人，让他们也能继续参与进去。

⑤展示一些小道具，促进回想的展开：根据当时的节气，准备一些小道具。例如很久以前的玩具、过节时候的一些装饰品、以前学校的用品等，通过这些小道具的作用，参与者能够回想起从前的情景，有时候能深有感触地展开很多回忆的话题。

⑥参加的感想：根据时间的推进，指导者要充分注意到时间的节点。时间过长，参与者回到日常生活时就容易非常疲倦，恢复起来需要花费很大的精力，有时候还会影响到他们的生活节奏，所以，在适当的时间点上引导参与者发表各自的感想，并对他们发表的内容表示鼓励。

⑦结束语：简短的结束语，对大家表示感谢，并对下一次予以期待。

⑧茶话会：活动结束以后，我们需要给参与者提供一个休息和缓冲的时间，以便他们返回到日常的生活当中去。我们可以准备一点小小的点心或者糖果等小食品，让参与者放松以后，再回到各自的房间里。

⑨工作人员会议：将参与者送回各自房间以后，工作人员要进行一个简短的会议，针对活动的进行状况、参与者的反应、辅助参与者所观察到的问题等，对当天的活动进行一次总结，并就下一次的活动提出注意事项和新的目标等。

（5）中心话题·材料　激发回想行为的一些中心话题可以分成两类，一类是按时间推移进行的"时间系列话题"，另一类是"非时间系列话题"。时间系列话题是按照一个人从幼儿时期、少年时期、青年时期、壮年时期，到现在的一个系列进行回想的。非时间系列话题主要包括一些季节、节日、生活动力，世界和平等抽象性的话题。我们可以根据之前的一些调查结果，根据活动的目标来选择所需的话题。

此外，在回想疗法实施初期，我们要选用一些有积极内容的回想方向实施。那些比较负面、悲哀的话题，我们需要放到后面，经过数次的活动实施，大家都熟悉起来了以后，再慢慢导入。

根据回想的内容，我们可以事先准备1、2个道具，可以是书籍，也可以是当时的报纸、以前的生活用品，刺激五官的花草、食物等，一些带香气、有气味的东西能更好给予参与者刺激。

（6）回想法实施过程中的要点

①援助者的作用：援助者作为倾听方，可以由各种各样的职种人员担任，医生、护士、心理师、照护人员、社工、康复师等，大家组成一个团队来参与的话，就能有更宽

广的视野来看待参与者的方方面面。有时候，家属或义工也可以参加。

援助者在活动开始之前，需要就当天参加人员的情况进行充分的交流，并确认各自的职责、准备好各种用品和道具。确认好各自在实施时，所在位置；需要帮助时，以怎样的信号来表示，什么情况下需要加入到参与者之中去等。

②记录：实施对人援助时，我们需要在以后确认是否达到了目标、整个程序是否按原计划进行、内容是否妥当等。这时，记录就是一件很重要的事情了。在回想法实施时，为了更好地掌握整体状况，掌握好每位参与者的情况，我们常常采用录音或录像的方式进行记录。没有这些设备时，我们也需要用笔记录下来。以便我们在今后的讨论或研究中作为资料参考。

③评价：回想法的评价可以分成"量的评价"与"质的评价"。"量的评价"主要由认知功能评级、情绪·行动障碍等评价尺度（主要是提问法）构成。"质的评价"则是通过活动过程中，参与者的发言、与他们交流的状况等，从参加者的表情和态度上来透视他内心活动进行评价的一种方式。此外，从评价效果的视角上来说，我们还需要关注指导者的实施情况以及环境整备的状况。

通过这一系列的评价，我们再来讨论是否达到了事先预想的效果和目的，在日常生活或日常照护中我们可以下怎样的工夫（如，与认知症老人交流时的方式、跟认知症老人说话时的注意等），通过回想法，我们也需要找到一些援助老年人日常正常生活时的要点，或对家人进行帮助时的关键点等信息。

7. 实施时的留意点

（1）倾听者的条件　回想法需要由两方面组成，即倾述者与倾听者。倾听者需要倾听倾述者的回想，并在该过程中，随着倾述者讲述的内容，随时回应他的心情，并陪伴他的感受，是一位相伴而行的存在。援助人员必须拥有正确的知识和丰富的经验，作为一名良好的倾听者在回想疗法的过程中起到关键性的作用。

在家人照护者倾听老人回想倾述时，我们需要充分进行各种注意。回想能有很大的魅力，让家人了解到老人从未表现过的丰富多彩的一面，而对他更加尊重。但是，回想内容也有很多是很危险的东西，一些过去的纠结、矛盾、怨恨，会让双方都非常不舒服，而心里产生芥蒂。所以，在家人也参与回想疗法时，我们需要很小心、仔细地进行，一点一点将家族的历史重新确认，再进行回想。家人作为倾听者的时候，需要家人很努力地成为一名优秀的倾听者。

（2）回想法的可能性与极限　无论谁都有一些不堪回首也不愿意提及的事情。但是，在回想疗法过程中，回想的力量能让倾述者在不经意之间触动到这个部分。我们要充分留意其可能性与极限性。在回想法开始之前，我们要进行充分的调查和询问，不要强迫他们参加。

此外，对参加者讲述的内容我们也要作为隐私信息进行保护。回想疗法中的话题是每个人的人生，有很多他个人的隐私，所以，所有参加人员都需要对这些内容进行保密。特别是涉及其他家庭成员或朋友等，有周边人际关系的人或相关事情出现在回想倾述中时，我们都需要小心地去处理和保护。

　　我们还要牢牢记住，认知症老人的回想是在有记忆障碍的状态下进行的，也就是说"认知症老人作为倾述者，他当时能理解回想的意义，但是，随着病情的进展，慢慢地他开始无法理解回想的意义"。因此，他所讲述的内容，我们应该怎么去理解、去传达、去表达，是需要我们进行充分探讨以后才能决定的。

六、光照照护

　　我们的身体根据年月日的变化而周期性调整自己的节奏。而我们体内体温和睡眠觉醒则是由以一天为周期的昼夜节律来控制的。将我们的身体调整为与地球自转相同步的调整因素称为同步因子。这些因素包括规律的食物摄取、适当的睡眠、社会性的接触等。其中被认为最强大的同步因子是太阳光。太阳光通过视网膜的光感器使得大脑内的体内时钟发生震动，从而调整体内体温、自律神经功能以及激素分泌等。

　　健康人的体温变化规律一般是下午到傍晚的体温最高，然后慢慢下降，进入准备睡眠的状态。体温最低的时间段在早上 4 ~ 6 时，一天体温的波动幅度约为 1℃。当体温振幅在 1℃ 以下时，免疫力会下降 30%，新陈代谢则降低 12%；而体温振幅在 1℃ 以上的时候，白细胞会非常活跃的活动，免疫力能提高 5 ~ 6 倍。

　　光刺激是调整昼夜节律最有效的因子。有实验证明，白天受光量少，褪黑激素分泌不足的老年人，给予他们白天 4 小时的 2500Hz 光照射的话，褪黑激素的分泌量能够恢复到正常老年人的状态。也就是说，在白天没有照射到足够太阳光时，通过受光照射，褪黑激素分泌的感度变得敏锐了。

　　阿尔茨海默型认知症老人中有不少人有昼夜颠倒、夜间谵妄、徘徊等症状，这些症状不仅仅侵蚀患者的身体，对周围的家人及养老机构也带来很大负担。有很多研究表明，这个症状的背后是生物钟与昼夜节奏的混乱。而与普通失眠一样，改善患者睡眠状态的基本原则是增加白天的活动量，加强患者与社会和其他人的接触。但是，认知症老人很多时候，不能自由地支配自己的身体，很难做到这些。

　　认知症老人的昼夜颠倒，一般都是白天打瞌睡，晚上眼睛发亮的精神抖擞。有时候是吃完晚饭就睡着了，半夜里清醒起来。因为患者与周围的生活节奏相差很大，就会给照护者带来极大的疲劳和压力。

　　为了改善这些状况，我们需要尽量减少患者白天的嗜眠状态，提高夜间睡眠质量。改善这些状态的最佳选择是接受清晨太阳光的照射，自然的太阳光有充足的亮度，阳光能够刺激交感神经，激发身心状态，从而减轻高龄认知症老人白天的瞌睡状况。当我们无法陪同老人外出晒太阳时，我们可以清晨就拉开窗帘，让阳光照进来。如果因为硬件条件有限，无法能够接受充足的阳光照射时，我们也可以采用人工光疗法来进行光疗。

　　人工光光疗法利用强光刺激大脑，调节生物体的节律，不仅仅能改善睡眠状况，还能够调整激素分泌及代谢的规律，让身体朝着好的方向发展。人工光的照射亮度和时间有各种见地，不同的医疗机构有不同的处方，一般来说，2500 勒克斯以上就能有效果。自然光是最好的治疗手段。但是，人工光疗也是其便利的特点：①能够随意决定照射时间；②能够调节光亮度，太耀眼的太阳光，会使有些人非常不舒服；③可以在室内使用，有些人不愿意外出的时候也可以使用。

利用太阳光的时候，特别是以增进健康为目的的时候，我们常常用"沐浴朝阳"的表达方式，但即使多云天气，白天也有 10000 勒克斯强度的光亮，雨天也能达到 5000 勒克斯，作为光疗法的亮度是足够的。所以，也没有必要一定要晒太阳，当然，如果能沐浴到 10000 勒克斯以上的早上的太阳的话，这是最佳的光疗法了。

人工光疗法的方法是，一般选择上午 9～11 时，以一定强度（2500～5000Hz）的光源照射 2 个小时，一般持续 4 周左右。

此外，因为光疗光源的亮度要比一般室内照明亮度高很多，所以，设备选择要充分注意。①低辉度；②适当的色调；③自然光性。

据研究表明，光疗法对认知症老人的睡眠障碍与行动障碍，有良好的效果，也能对维持睡眠－觉醒的规律以及行动规律的安定化起到作用。

但是，对重症患者的效果现在还是没有得到很好的确认，对轻度患者的疗效非常显著。对认知症本身治疗的效果基本无法确认，但在记忆障碍的改善以及行动相关的项目上得到了很好的效果。

高亮度光疗法有时会出现极为罕见的不良反应，如头痛、出汗、发热、想吐等。但一般来说还是很少出现的，所以，光照照护是一种比较安全的治疗方法，能够安全使用。

七、园艺照护

人类在地球上诞生以来，人们一直采取植物、猎取动物用来维持生活，并通过培育植物发展了人类社会，建立了文明。这种在绿色植物环境进化的过程已经像 DNA 一样刻录在我们身体的最深部分，在绿色植物的环境里，我们很容易感受到回归自然的感觉，很容易产生安心、安全的心态，能够得到身心的安宁。

（一）园艺的基础知识

将生物作为一种媒介来实施照护的方式称为生物照护。在生物照护中，植物作为媒体进行照护的方式称为植物照护。

植物照护中，有利用植物的气味或成分进行照护的芳香疗法、利用药草的草药疗法、利用花的颜色和形状进行照料的方式称为鲜花疗法。而其中最主要的一种方式，是通过园艺来进行照护工作的园艺照护法。园艺疗法是一种培育行为，是一种能激发人们主动性的照护方式，是人与大自然的一个交流。它不仅仅非常贴近人们的生活，而且能够体会培育植物、怜爱植物的情感，还会有收获的喜悦。作为大多数人都很熟悉的活动，非常容易在日常生活中实施。

园艺照护是指以植物或培育植物为中心，通过植物以及培育植物的环境建设，实施与植物相关联的各种活动来维持和提高人们的身心功能，实现提高生活质量的目的。

园艺疗法的历史很悠久，欧洲从古埃及时代，医生就针对精神疾病患者开出了在庭院散步的处方。近代以来，园艺、农耕活动主要在精神障碍或福利设施里展开。当初的目的是为了让患者过上自给自足的生活，但在这个过程中我们逐渐发现园艺疗法有治疗效果，园艺、农耕也作为一种治疗方法被开始使用。

园艺疗法的定义目前没有一个固定的说法，一般来说，是以培养植物为中心，通过一系列与植物相关联的活动，人们能够维持及提高身心机能的健康，以实现生活质量提高的目的。

（二）园艺互动的效果

园艺互动并不是说谁都能得到相同的效果。但是，通过园艺活动，我们的确发现，认知症老人在 BPSD 的减轻上有较好的效果，并且在沟通交流能力、情绪稳定方面也有很好的成效。主要效果有如下几点。

（1）昼夜颠倒症状减轻。

（2）徘徊的频率和时间减少。

（3）保持生活节奏。

（4）通过身体的活动，实现了身心的激发。

（5）沟通能力的提高。

（6）满足感与成就感的获得，由于发散了精神压力，情绪也容易得到稳定。

（7）维持记忆力。

（8）抑郁倾向减轻，不安、烦躁、紧张情绪缓和。

（9）通过五官的刺激，情感表达和感性发挥得到了很好发展。

（三）室外园艺照护的实施方法

医疗、养老现场的园艺照护需要在充分了解每位参与者的身心状况的前提下，设定一定的目标，制定活动计划，在计划的指导下有步骤地实施。

在导入园艺照护时，从收获果实开始进入疗法也是一种人们常常选择的做法。通过愉快的收获体验，让参加者对活动产生兴趣，对引发他们的关心、意欲有较好的效果。同时，我们还可以将收获的果实与他们一起进行烹调，将品尝的快乐加入到活动中去，让他们对下一次活动充满期待，为生活带来一些希望。

1. 事先调查　在进行园艺照护之前，我们需要对参加者进行良好的调查。不仅仅要了解每位参加者的病史、障碍状况、身体状况、精神状态，我们还需要了解参加者的身世和背景，当我们了解了参加者的人生历史后，我们才能更好地激发他们的潜在能力，并提高这些能力。我们要了解什么是他们喜欢的、什么是他们自豪的、什么是他们不想碰的事情，也需要了解到他的职业史，家庭关系等。对于认知症老人，我们要将他们的异食、收集癖等认知症方面的症状也了解清楚，并记录下来。

2. 目标目的的设定　对于每位参加者，我们都将针对个人设定各自的照护计划，在计划里明确他们实施这个活动的目的及目标。可以从一个小小的事情开始，一个阶段一个阶段地上升。我们可以将他们每一个目标定得不是很高，然后慢慢阶段性地增加内容。

3. 活动的规划与实施　在室外的活动，只要将环境完善好，准备好适当的工具的话，几乎所有的活动都能展开。但是，园艺照护是一个长期的活动，也很受气候、季节的影响。这时，我们还需要在室内准备一个可以活动的形式，用花盆或者可移动花台，借助植物做一些游戏活动等。

认知症老人要格外注意他们的行为，最好选择不要使用刀刃的活动。对于一些重症患者，我们还需要根据他的兴趣以及表现出来的关注点去变更活动的内容和方向。

活动小组人数一般在 10~15 人，一名照护人员照看 5~7 名参加者，如果认知症老人状况不是很好的时候，还需要增加照护人员。在户外活动时，特别要注意的是参加者的厕所引导以及一些意外事件的处理，所以，一次人数不能过多。

时间一般控制在每次 40 分钟~1 小时。个人活动或小组活动都最好不要超过这个时间。实施频率一般为一周一次户外活动。如果一次时间不长的话，我们可以增加次数。户外活动能为老人带来开放感，感觉心情舒畅。

环境整理是一件很重要的工作，我们要让环境使用起来方便，不要有地面落差，不要给老人的腰腿带来负担，最好采用中央花坛的形式抬高作业面，让老人站立或坐着轮椅就可以接触到土壤面，鱼池也可以做抬高式，一方面方便老人欣赏，另一方面减少老人摔倒掉进池塘的风险。

4. 记录及评估　每次活动，我们都要尽量仔细地观察好参加者的表情、态度、行动、对话内容、心理状态、活动进行度。如果有与以前不同的变化，我们需要记录下来。特别是他们的发言和对话内容，我们要在以后的活动中去考量他的变化，再运用到活动中去。此外，利用照片、录像等视觉资料进行记录也是一种很好的方式。

我们一般 3 个月一次，进行定期的评估。以观察记录为中心，评判活动的效果及达标程度，并进行记录。评估不仅仅针对参加者进行，我们还要考量活动内容、援助方式等。此外，评估内容还包括照护人员的评价以及工作的反省。

5. 具体的实施流程　在实施园艺照护时，并不是一开始就让老人们去种花种草。最开始，我们需要从四季花草的话题、二十四节气了解开始，让老人们意识到季节的变化，关心室外的世界，可以先规划他们去室外坐坐、散散步、拔拔草、捡捡落叶、观察植物的变化，然后再慢慢的导入。指导者一定要意识到要老人启动自己的五官去感受身边的东西

（1）与参加者一起进行策划　从策划活动内容开始，我们尽量就让老人参与，"种什么呢？""养什么花儿？""种在哪儿呢？"我们与他们一起踏着他们的记忆之路去找寻一些经验，发掘他们的兴趣，激发老人的主动性，让他们自己去行动。

当天的计划也不一定非要按计划进行，我们需要策划比较多一点的选择内容，让老人在各种各样的劳动中，可以找到自己想做的事情。就是他今天什么都不想做，哪怕就坐在旁边的椅子上看着大家活动，也是一个不错的选择。

（2）一起准备　除非认知症老人有很严重的身体障碍之外，我们尽量跟老人们一起准备道具，即使比较花时间，但是，在调动他们的积极性和自主性上，是有很重要意义的。

（3）补充计划　有时候天气变化是我们难以预测的，因此，我们在策划时，最好再制定一个室内活动的补充计划，如果天气不佳，我们还可以在室内进行活动，这样能保持照护的连续性和完整性，也不会让老人们失望。

（4）与其他活动连动　当我们有了收获的时候，大家非常期待的是能够吃到这些果实。我们可以一同导入"烹调照护"，让老人们不仅仅满足了"吃"这个基本欲望，而且还能够感受到"我们是一个战壕里的战友"这样的连带意识与共鸣。

此外，在进行园艺照护时，我们常常都会埋头于自己的工作，大家默默地分散在各个角落专注于自己手上的活儿，一起说话、交流的机会比较少。这时，我们也可以结合"音乐照护"，在园艺劳动结束以后，大家一起唱歌，选择当下季节的歌，或者是与正在进行的劳动有关的歌曲，让大家体会到一体感。

（5）留意点

①防范危险：植物中，有一些会有毒性，有些比较容易引起过敏，有些有强烈的香气，使用的土壤里面也有很多细菌和病虫害，我们还会使用一些杀虫剂和肥料，这些对老人来说，都是很大的风险。特别是认知症老人，我们要防止他们异食、误食，比较尖锐的园艺工具也要好好监督他们安全使用。

此外，在劳动中，老年人会有跌倒的危险；有些认知症老人会徘徊；而有的引发了他回家的欲望，就会离开场地；脱水、中暑；劳累、腰腿痛身体症状也很常见。因此，我们要充分注意给他们补充水分，注意不要暴晒；要注意防虫、防过敏；冬天注意保温等。一些时候，有些老人还会因为自己种植的花草的枯死引起抑郁和悲哀，所以，我们需要对这些老人的植物进行良好的培育，一旦发现问题，可以偷偷地换掉。我们需要想各种各样的办法，让他们能安全、愉快的进行园艺活动。

园艺活动虽然不是完全安全的活动，但是如果我们事先作好了充分的准备和防范的话，基本上是不会有什么危险的。

②植物选择　选择植物时，我们需要考虑地域性、文化性以及环境的条件。最好选择比较便宜，老人又都熟悉，而且比较好培育的植物。

还可以选择一些季节性比较强，节日能够使用的植物，这样我们在回想照护中也能使用上。

蔬菜的话，我们可以选择埋在土里的萝卜、土豆等，收获时我们需要从土里面刨出来；辣椒、茄子、西红柿能看着它们成长起来，一些藤类蔬菜，例如豇豆、苦瓜等，可以用手直接摘下来等。我们要根据参加者的身体状况做出选择。

③工具和场地的选择：工具需要选择对老人身体负担小，而且安全的东西。市场上一般的铲子、锄头都是把柄比较细的东西，握力比较弱的老人很难很好的使用，我们可以在外面包一层防滑材料，让老人使用起来方便一些。

为了方便轮椅使用者也能比较轻松地参加园艺照护，我们需要考虑花坛的高度，两段式花坛可以方便轮椅使用者与自立老人同时使用。地面的无段差式以及花坛边扶手等，都是我们需要实施的无障碍化设计。

在室外劳动时，我们还需要准备一些可以随便休息的椅子，大家可以聚集在一起的桌子等等，特别是如果场地比较宽敞的话，我们就要多准备一些散在的椅子，方便老人就近休息。此外，厕所的配置，水池的安放，操作台，工具仓库等等，我们需要尽可能的考虑周全，方便作业。

（四）居家园艺照护

认知症老人与家人一起能自由愉快地进行园艺照护的活动，包括做饭时的材料准备工作、摘花、打点院子等，这都是一些比较简单而又行之有效的活动。此外，还可以去菜园子里摘菜，在凉台的花坛里种花，种些简单的葱、蒜类。最简单的活动还是在家庭里参与烹调的预备工作，择择菜、削削皮、剥剥豆子等，尽量选择不要使用太锋利工具的作业给他们。我们还可以带他们到户外去欣赏花草，触摸草地，最好是力所能及地进行一些活动。例如，拔杂草，能很好的激发他们的分辨能力，还能锻炼他们手指的力度和灵活度，达到大脑和身体的同时锻炼的效果，我们可以带着小凳子，让他们坐着从事这项活动。但需要注意，不要让他们忘记时间地投入，我们要控制好作业时间，以防止他们的过度疲劳。

园艺照护可以作为生活的一个环节，融入到老人日常生活的节奏中去，成为生活的一个部分，丰富他们的生活，为他们带来满足感和愉快感，能大大的提高老人的生活质量。

八、感官照护

感官照护通过视觉、触觉等各种感官器官为身体带来各种刺激，来激发大脑情感感受能力，提高认知症老人的生活质量。最具有代表性的感官照护是"化妆照护"。整理颜容或化妆是一件超越民族、贫富、年龄和性别的行为，是一种人们对美的追求的表现。就像我们外出见人一样，整理颜容有很重要的社会功能，它不仅仅是保护皮肤的行为，更重要的是，一种尊严的体现。被他人看见，所以需要整理好自己，这也是对自己的尊重。

利用整容化妆的这种功能，我们对认知症老人展开相关的照护。这也是因为人们无论在怎样的状态下，都有希望自己能够美丽的期待，希望能得到人们的认可和接纳。

（一）化妆的基本知识

1. 化妆的意义　化妆是自古以来就存在的一种容颜整理方式，有漫长的历史。古埃及就有化妆的习惯，但当时的化妆目的是医疗保护皮肤和驱邪。古埃及及地中海地区，由于阳光十分充足，人们为了保护眼睛不被强烈的太阳光侵蚀，就在眼睛周围化妆，用果皮当消毒剂和保护剂或使用石头粉涂抹在眼睛周围来保护眼睛。此外，为了防止病魔和邪魔的侵入，人们利用化妆的方式改变自己的颜容，让魔鬼们找不到自己。此外，化妆还是一种"富贵与权利的象征"，很多时候，只有富贵的人们才拥有化妆的特权。也就是人们为了自身身心的健康以及自我表现而进行化妆这种行为。

化妆，在现代也拥有着很多种意义。

（1）变化　将自己平常的颜容进行修饰。改变自己颜容的印象，能够表现出自己的另一个侧面。

（2）装饰　通过对自己颜容的装饰，能达到一定的对人效果。能强调自己的特点，增加自己的魅力，也就是通过搭粉、涂口红，改变自己的肤色，管理和控制自己被人看到的形象。例如，普通简妆与外出正妆就会有些不同。现代化妆是以脸部为中心来装饰自己的一种行为，也是一种向外部强调"自我特征"的一种重要方式。

2. 化妆的动机　化妆是一种对外部的主张，是让人们认可自己的一种手段。它还拥有对自己的意义，这也是为了调和与外部的关系而进行的一种努力，是一种与外部的循环关系，最终要实现提高自己价值的目的。

（1）操作他人对自己的印象，提高自己的价值。给对方留下好的印象。

（2）弥补自己的缺陷，遮盖住自己的缺点（肤色、斑点、皱纹等）。

（3）保护皮肤。

3. 化妆的效果

（1）化妆的心理效果　对化妆者自身来说，会有情感的变化。化妆能提高人的自信和满足感，也给自己的心情加上适当的紧张感，让自己的心情朝着愉快的方向发展。也可以说是让自己的精神状态保持一个自己期待的效果。但是，如果化妆没有得到外部认可，则会产生消极的心态。此外，当人们所实施的化妆不适合场面，或者碰到不化妆也很有魅力，或者比自己化妆化得更好的人的时候，自信和满足感会很受打击。因此，对人评价非常影响化妆者自身的情感。

（2）对认知症老人的社会心理效果　对认知症老人实施化妆时，由于他们注视镜子的时间延长，他人对他们身体接触的机会也增多，因为他们的情绪激发能得到很好的改善，例如，说话的音调升高，说话的时间、微笑的时间增多，问题行为则出现减少的趋势等。

（3）回想的效果　在机构里，那些比较不活泼或不爱参加活动的老人，如果她们年轻时候经常化妆，我们实施单独化妆照护就能对她们起到很大的回想作用，能让她们很安静地回想起年轻时候的时光，并向我们描述。

（4）乐观情绪的激发　人们对花了妆以后的容貌以及周围人对之的反应，会产生出优越感等积极情感，也可能会产生嫉妒等否定情绪。也就是说，通过化妆能激发人们的身心，产生活力，并引发出人们乐观的情绪，进而产生想进一步进行活动的欲望。特别是抑郁症或精神失调患者，能通过化妆照护延缓疾病的进展，激发他们已经平板化了的感情。

（二）化妆照护实施方法

1. 化妆照护流程　在日常生活中，我们一般都是自己一个人在镜子前面化妆，这本来是一个很私密的行为，带有很强的隐私性。一对一实施化妆照护能让患者不用在意周围的目光，比较容易参加这个活动。特别是对改善抑郁症的症状，阻止认知症老人感情麻木症状的发展等有明确目的的时候，一对一的化妆照护非常有效。这种化妆照护是一种生活习惯的延长，也可以由一般照护人员实施。

小组实施则更偏重化妆知识和化妆技巧的学习。例如，邀请专业的化妆老师，一边讲授化妆知识一边与老人进行活动、交流，作为一种社会性刺激，能促进老人的自立性，加强老人与外部沟通的欲望和能力，促进老人的社会性交流。

实施形式可以是自己化妆，也可以是他人帮助化妆。一般来说，他人辅助化妆2、3

次以后，最好是老人自己化妆。虽然很多人都喜欢要别人帮自己化妆，但是，最好还是不要完全由他人化妆，哪怕有一小部分，老人自己能化妆的部位、感兴趣的部位，都可以诱导老人自己做做。一方面能提高老人的自立能力，强化他的残存能力；另一方面，自我化妆的变化，也能为老人带来满足感和自信心。

实施时间一般为，一个人 10 ~ 15 分钟，一边聊天，一边化妆。认知症老人要根据本人的情况，适当缩短实施时间。实施频率为一周一次，以 10 次为一个照护周期。

2. 实践要点

（1）对肌肤的注意　人们的容貌是一种交流手段，他人常常从容貌上能获取很多关于本人的信息。随着年龄的变化，人们常常会认为"老了，就这样了""太麻烦了""不想照镜子了"等，容易忽视了对容貌的保护、远离化妆等手段。老年人一般来说，总是在意自己的脸色、斑点，随着年龄的增长，肤色逐渐也越来越没有光泽，变得比较灰暗。我们对这些方面给予充分注意，实施化妆照护的话，就能让老人找回对自己的感觉，感到愉快，并想继续保持这个状态，出现化妆的意欲。

（2）化妆过程中的注意点　化妆照护时，我们需要在整个过程中，营造出一种"化妆是一件快乐的事情""化妆了的自己真漂亮"等气氛。我们需要对老人进行五官的刺激，我们可以准备多种颜色、带香气的化妆品刺激老人的视觉和嗅觉。此外，与照护者的皮肤接触、周围人的赞扬等等，也是从触觉、听觉等方面对老人产生刺激。持续保持这种五官刺激的话，老人的心情能保护稳定，身体状况也会保持良好状态。

在化妆照护中，我们需要充分尊重老人的意见，选择什么种类的化妆品、选择怎样的颜色，这些都需要充分尊重老人的意见，即使选择的色彩不适合她自己，但我们最开始的时候必须尊重她本人的意志，慢慢地在她喜欢的色彩里，加上其他色彩作为调节，引导她去发现自己合适的颜色。我们每次都会跟老人确认化妆照护的效果，最好是利用照片的方式记录下来化妆前后的状态。经过几次的化妆照护，慢慢就能找出最适合本人的色彩和化妆方式。对比化妆前后的照片，也能让她本人感到满足，从而产生很积极的效果。

化完妆的老人很容易得到家人和周围人的赞赏，"真漂亮""你真合适这个颜色"等都会为老人带来愉快的心情，能促进他们的积极性，强化他们对自身的兴趣。

我们在生活中都是非常期待与他人的交流，化妆也是一个与他人交流的手段和契机。不是说"化妆"这个行为很重要，而是因为通过化妆这样一个行为，我们能为老年人做些什么，我们需要充分意识到"老年人需要什么""怎样做才能提高他们的生活质量"等视角，良好地使用好化妆这样一个手段。

九、职能照护

我们在日常生活中，每个人都扮演着自己的角色，发挥着自己的作用。职能照护是指利用"有目的性的活动"来治疗或协助有认知症障碍的患者，使得他们能获得最大的生活能力。我们通过评估、面谈，了解患者的基本情况，对个人的生理、心理、社会性的各方面功能进行评估，并针对个人的状况制定一系列活动，让患者从练习的过程中，改善各种生活技能、心态，以健全他们的生活。

主要领域有工作活动、休闲娱乐、日常生活活动等几个方面。在此，我们主要介绍一下利用生活中的"做饭"方式进行职能照护的方法。

1. 烹调的基本知识 我们作为一种动物，需要生存和繁衍子孙，而这个过程是需要补充营养、摄取能量的。因此，为了能摄取食物，我们需要通过各种手段来加工原材料。在调制的过程中，我们要对食物进行加工，要让它能吃、容易吃、好吃，并便于保存。为了这些目的，我们采用煮、蒸、炒、炸等各种加工方法。这些对食材进行各种加工的过程就叫做烹调。

烹调的前提是有人"吃"，所以，烹调与食用是分不开的。我们针对认知症老人展开烹调照护时，也需要把"吃"这个行为考虑进去。

烹调是由一系列的工程段组成的。

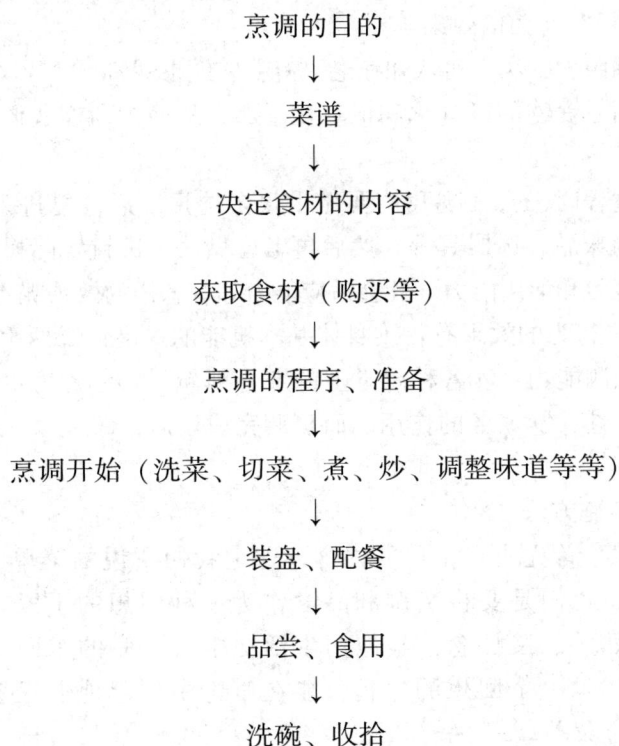

烹调的目的
↓
菜谱
↓
决定食材的内容
↓
获取食材（购买等）
↓
烹调的程序、准备
↓
烹调开始（洗菜、切菜、煮、炒、调整味道等等）
↓
装盘、配餐
↓
品尝、食用
↓
洗碗、收拾

在这个过程中，我们首先需要思考"为什么要做这餐饭"，因为有客人？就夫妻两个人？上中学的孩子？当我们确定目的以后，就会考虑菜谱，准备好材料。去买？还是去地里摘？我们会做出选择，之后去行动。然后，考虑怎么做，需要选择什么样的烹调器具，然后才开始进入准备。

烹调也是一个很迅速的行为，我们要在短时间内根据烹调方式和内容，将材料准备成方便相应烹调法的状态，然后进行烹调，再用各种调味材料调味，装入器皿，放到饭桌上。

因此，在这个烹调过程中，我们要进行很多次判断与选择，购买原料的时候要去计算钱，要去与人打交道；烹调开始以后，双手、双眼、双耳、鼻子都要一起来配合烹调工作。这些动作需要肌肉力量，需要身体协调，以及各种大脑的感觉器官等都需要工作起来，相互配合才能进行良好的烹调。这需要有集中注意力、集中精力的能力，要用视觉去确认、用嗅觉去闻、用味觉去尝等，整个身体的感觉都将被调动起来。烹调是使用人们身心机能最多的一个活动，而且与生活本身有着很紧密的联系。

"吃"是人们的一个基本欲望，是维持生命运作不可缺少的行为。人们只有满足了这个最基本的欲望之后，才能去追求其他更高的欲望。"吃"也与其他更深欲望有紧密的联系，它不仅仅是一个补充营养的过程，它还是一个愉快的享受、与他人进行交流的手段，还是确认人际关系的方式等。烹调活动能实现很多目的时候，我们还会为了平静情绪而吃东西，为了满足嘴上的快感去吃东西，而"吃"有时候还会损害我们的健康。

烹调是以这种"吃"为前提的一种行为，所以，我们要充分考虑到这些特性，来进行食物准备工作。

2. "烹调""食用"行为的效果

将烹调作为一种照护方法，对认知症老人有哪些效果呢？

烹调的原本作用是食物的可食化和保存化。那么从照护角度我们怎么看待这一系列的流程呢？

我们看待整个过程时，会发现我们要做出很多选择以后才能进入真正的烹调阶段。我们要选食材、选调味品、选器具等，然后再考虑做法，进行实际操作。那么它对于维持和改善人们基本能力和活用能力、社会适应能力等有怎样的效果呢？

"烹调""食用"行为的效果有：①身体基本机能的提高；②两手动作、眼手的协调性；③准备能力、预测能力；④各种感觉上的综合判断；⑤注意力；⑥计划性；⑦解决问题的能力；⑧创意性；⑨家务的作用。而烹调完成以后，跟大家一起食用也会有很好的效果。

3. 烹调照护的实施方法

（1）烹调的程序　首先决定菜单的内容。这里我们所说的菜单，并不是单单为了食用而准备的内容，我们是要将烹调和品尝作为一种回想的手段，所选择的菜单需要能让患者感到很熟悉、又怀念，是他们生活史中有关联的东西。我们在与他们一起决定菜谱的过程就是一个回想的过程，能在讨论中勾起他们很多回忆，一定不能由照护者单方面决定菜单。

在讨论如何获得菜谱材料的时候，也会勾起有些患者对往事的回忆，让他们滔滔不绝。如果可能的话，尽量让患者一起参与购买行为，这种有目的性的外出，能让他们更多地接触社会，增加与他人交流的机会。购买时，我们可以让他们参与选择品种，考虑预算等行为中去。如果有机构菜园，就可以将园艺照护加入进去，去菜园收割自己种的菜。

烹调作为日常生活的一个部分，是人们每天都在做的工作。除了节日等特殊日子之外，一般大家都需要很快、很熟练地完成这个工作，整个过程是一系列的连续作业，需要我们肢体与五官良好地配合才能完成。此外，还需要使用一些危险物品，例如使用刀具、明火等，这也是一个比较有紧张感的工作。当我们完成烹调工作时，能得到很好的满足感。

当我们把自己做好的菜肴装在盘里，整理得很漂亮再端上桌，让周围人吃得很高兴的时候，我们能感到自己的有用感和归属感。所以，烹调结束以后，大家围在一起，一边交谈、一边吃饭，度过一段愉快的时间，这也是烹调照护的一个重要目的。

当人们的各种功能不断降低的过程中，"吃"是留到最后都存在的一个基本欲求，但是根据每个人个性的不同，它所表现的方式也是各色各样的。正因为食欲的这种基本特性，它也会引起拒食、异食、厌食等各种障碍。

（2）实施人数 烹调过程有很多道工序，可以一个人完成，也可以分工合作。对于认知症老人实施烹调照护时，为了使这个活动也实现与人交流、沟通的目的，我们常常采用小组活动。这时，一个小组的人数一般在5~6人比较合适。

（3）风险管理 烹调照护时，我们使用水、火、刀具以及各种厨具，加热了的汤和锅子等，一不小心就能造成事故。我们需要充分小心地去进行这些行为，照护人员对这几个部分要多加关注。我们要在照护现场事先准备好急救箱，一旦出现小小的刀伤或烫伤，我们都要就地及时处理。

4. 实际应用

（1）各种节日的活动 中国各种传统节日都与饮食有着密切的联系，过年时候的饺子、过生日时候的长寿面、中秋节的月饼等。在这些节日活动中，我们可以选择不少烹调照护，与老人们一起包饺子、做元宵、炸年糕、擀面条等。与老人一起策划这些活动也是激发他们生活的一个重要手段。

（2）拿手菜 每位老人都有着漫长的生活历史，在这个生活历程中，他们有着各种各样的经历和经验，其中很重要的一点是，每个人或多或少都有他自己值得自豪的能力、值得怀念的美好，拿手菜就是一个典型的代表。老人们能通过他自己的拿手菜展示自己的能力。

第七章　认知症老人精神及行为症状照护

认知症老人的行为出现变化，一般都是受到诸多因素的影响，他们主要的症状不仅仅是精神方面的症状，还包括其他方面。而这些症状与环境和状况的变化、人际关系、突发事件、身体状况都有很紧密的关系。

我们只有充分了解相互之间的关系，才能采取有效的对应方式。但是，认知症老人由于其病情的原因，使他们无法准确地表达自己身体的情况，特别认知症后期的老人，甚至无法理解自身发生了什么样的变化。我们不仅仅要了解老人精神方面的症状，还要充分理解他们的心情和想表达的意愿。因此，我们必须充分注意到他们的态度、动作、表情的变化等，通过观察他们的行为举止去了解他们的内心状态，在此基础上，针对我们能预测到的各种原因进行事前对应。有时候，我们最终不得不选择药物治疗这种手段，但是在这之前，我们要尽量尝试通过环境改善和照护对应来解决问题。

第一节　认知症老人常见的精神及行为症状（BPSD）

认知症各种各样的行动特征是与疾病的重症程度相关联的。病情越重，行为变化出现的频率就越高。例如粗痞话、暴力等攻击性行为在病情恶化的后期出现的频率会增加；徘徊等目的不明的行为则常常在认知功能障碍严重的时候多发；被盗等妄想症状随着记忆障碍的恶化，出现的频率也逐步上升，有时候部分老人能把日常生活中发生的所有事情都忘得一干二净。

但是，也有些症状是从发病初期一直延续到病情恶化的后期，例如不安、抑郁等。但是，其症状内容却根据病情的不同而有很大的变化。在疾病初期，老人会因为自己的疾病给家人带来麻烦而苦恼，变得抑郁；而病情的后期则没有这种自责感和情绪低落的状况，反而是因为意欲、自发性等方面的低下，对生活没有热情。所以，我们在考虑老人行为问题原因的时候，需要充分把握疾病发展的程度。

1. 老人行为变化牵涉多个原因　老人行为发生变化时，常常是多个原因相互作用而产生的结果。是由心理、社会因素（认知症老人生活的环境以及状况、日常发生的事情、人际关系等）与身体因素（疾病、身体营养状态、水分摄取量等）相互影响而产生的结果，所以我们在看待老人的各种行为时，需要考虑到这些因素的相互作用。

认知症老人对自身的身体状况基本无法良好的把握，不能正确地传达给我们，但是，他们的感受却以各种精神症状的形式表现出来，两者相互影响，有时候会让两方面都恶化。

　　目前我们认为认知症症状是无法治愈的，特别是在记忆障碍和认知功能障碍方面，但是，身体状况以及环境问题却可以得到很好的改善。因此，我们针对这些方面做出的努力能有很大的意义。虽然我们不能解决主要原因，但是，通过对次要原因的解决，能大大减轻老人状况的恶化，从而达到提高他们生活质量的目的。

　　2. 了解老人生活史的重要性　　我们要了解老人行动信号仅靠观察还是不够的，还需了解老人的生活经历。他们是在怎样的环境下生活过来的，从小家庭环境，学习环境，干过些什么样的工作等，我们只有了解了老人前半生的生活史，才能更好地理解他们；只有了解他们的生活史，才能更好地理解"他"这个性格或者说人格的内涵。人的性格不一样，他感受事物的方式不同，想法也就各异了。即使在同样状况下遭遇同样的事情，不同的人反应是不一样的，采取的行动也不一样。对有的人来说是小事，对另一个人就可能是人生中的一件大事。

　　例如，以前很独立的一个人，很不喜欢接受别人照顾，当他出现一点点功能障碍，简单的事情做不好时，他的自尊心就会受到很大的打击，他无法接受这样"无能"的自己，觉得自己成为了别人的包袱。当我们稍微指出他的问题时，他就会反应激烈，对周围人出现攻击的现象，有时候还会出现暴力行为。

　　所以，我们接触老人的方式是一定需要在了解其性格的基础上来决定的。虽然，随着认知症病情的发展，老人原本人格的部分会越来越淡薄，但是，并不会完全消失，所以，理解并尊重老人本人的人格是认知症照护的基本原则。

　　3. 周围人需要包容老人的症状　　对于家属来说，因为他们一直跟老人生活，了解老人健康时候的状态。健康的时候，认知症老人养家糊口，承担着支撑家庭的责任，但现在却变成很多事情都无法自己一个人做，要依靠他人。家人很难接受这种状态，希望能把疾病的每一个表现都治疗好，结果慢慢的，家人也会出现精神疲劳的状况。

　　首先，我们需要全面接纳认知症引起的所有症状，认可"他们是病状，没有办法"的状态。但这并不意味着我们什么都不做，什么都放弃。只是因为我们只有全面接纳老人的状况才能让我们自己精神上能轻松一点，能更冷静地对应这些症状。我们在接纳的基础上，需要考虑"能不能有更好的照护方法？""有没有能减轻一点照护负担的方式？"等。在众多的症状中，我们可以针对他本人最痛苦的症状、照护人员感到最有负担的症状，首先进行各种对应。

　　行动障碍的背后存在着各种精神症状，我们进行对应的时候，需要针对精神症状进行对应，而不是根据行动障碍的种类来处理。

　　在日常的照护工作中，BPSD 是比较困扰我们工作的一种状况，常常会耗费我们巨大的精力和时间。该如何正确地看待和处理老人的这些状况，并进行积极的预防，是需要我们通过讨论会和照护计划去实现的。我们在认知症老人照护过程中主要常见的 BPSD 如下。

一、重复行为

　　重复行为是基于简单、固定、单一的思路，进行同样的、连续性的、强迫性的行为。

重复行为作为额颞型认知症初期症状的一种典型精神症状非常常见。重复行为随着认知症病情的恶化，一些复杂的重复行为会变得单纯、简单。此外，随着他们柔软性的降低，重复同一个行为也会慢慢变得越来越困难，重复行为很容易被打断，这时，他们常常会出现激动、暴躁等情绪。

认知症老人很容易出现一些在固定地方就座等重复行为及强迫性行为。此外，在居家生活的老人当中，有些人会有固定的重复周游路线，每天周游十几公里，半途到商店随便拿东西吃，随手拿走别人的物品；或者有固定的重复饮食行为，对少数的食品固执地一直吃个不停，女性做饭的内容也变得千篇一律，口味不断变重。言语上也会出现重复现象，不管你询问他什么，他都回答自己的姓名、年龄，或者同样一个有故事的内容。在行为动作方面，老人很多时候会出现重复用手拍打膝盖，或敲打什么东西的行为。很多时候，我们无法理解他这些行为的动机和目的，总是轻易地阻止他的行为，这样反而容易让状况恶化。

二、游走行为

所谓游走行为，我们也称为"徘徊"，是指漫无目的地一直行走的行为。虽然他们看起来是毫无目的，但实际上，他们自己是带有某种明确的目的在行走。可是，自己却无法解释清楚自己的目的，还有时候，走着走着就忘记了当初的目的。为了有效地应对游走行为，我们需要推测一下他们游走的目的。一般游走的主要原因有以下几点。

1. 识别障碍（场所、时间）　　识别也可以说是分辨的意思，能分清楚自己身处何处，能分清楚场景、时间、地点、人物等。今天是几月几号，上午还是下午，自己在哪里，这里叫什么地方，在室内还是在室外，眼前的人是谁，认不认识，和自己有什么关系等。识别是与记忆有紧密关系的功能，当记忆出现障碍时，识别功能也就无法发挥作用了。自己经历的事情无法正确记忆的话，他就无法判断以上那些事情。

徘徊的一个重要原因是场所识别障碍。自己现在住的地方是不是自己的家？还是父母的家？或者自己以前的家？当老人认为以前住的家才是自己的真正的家的话，他就会四处徘徊寻找"回家"的路。当认知障碍严重的时候，在室内，也会因为找不到厕所而四处游走。

2. 记忆障碍　　记忆障碍使得老人忘记东西放在哪里而四处寻找，认知症初期，老人常常会忘记东西放在哪里而四处游走的寻找，有时候，找着找着，他又忘记他在干什么了。

（1）认知功能障碍（思考、判断力的障碍）　　思考和判断能力出现障碍时，他们无法理解周边的状况，不知道该如何对应局面。有时候，他们是有目的地采取行动，但是，执行功能出现障碍，他们不知道该如何着手行为而产生困恼，不知道接下来该干什么，而四处不停地走动。

（2）情感原因（心情、情绪的障碍）　　情绪高昂也会成为徘徊的原因。某些事情或周围状况的变化成为一种刺激，使老人的情绪激动起来，而四处游走。有时候，极为平常的日常生活中的一些事情也能成为刺激，让周围人无法理解。

（3）不安，紧张感　不安、紧张感也是徘徊的原因。有的失败连老人自己都无法理解为什么，这加重了老人的不安，同时，他也无法理解他自身的情况，这时，不安则更进一步加深。例如，身体状况出现一些不舒服，但老人无法理解那些症状，不能准确地表达，而症状不断持续的时候，他会变得混乱、不安，自己一个人又不知道怎么办，因此，他会为了寻找与自己在一起的人，而四处游走。

三、错认行为

人物错认是指人物认定功能发生障碍，将外人当家人，或者将家人当陌生人的一种误认症状。这是出现频率比较高的一种认知症症状。根据有关调查，95%的老人都会出不同的周边症状（BPSD），其中36%会出现人物误认现象。这些人物误认容易被认为是视觉上的错觉，但是，识别障碍会引起人物误认或相貌不识别，而幻觉、妄想也会有人物误认的现象，如何区别这些类型，现在还没有一个很好的指征。

人物错认综合征包括替身综合征、幻觉的同居者、镜子综合征、电视综合征。

1. 替身综合征　这是一种妄想，确信自己周围的人被一个替身替换了，认知症老人的替身综合征有以下几个特点。

（1）认知症老人所表现的替身妄想有时候会出现特征不是特别强烈的症状，因为其本身的记忆障碍，有很多会出现不一致的地方。所以，有的是很含糊的替身妄想，有的是很典型的替身妄想症状，认知症老人的症状表现丰富多彩。

（2）认知症老人的人物误认症状一般会在记忆、判断功能障碍发生之后出现，所以只有在记忆、判断障碍比较重度的时候，才会表现出人物认知障碍。

（3）替换妄想对象一般只针对身边熟悉的人，对其他人的人物误认情况很少。

（4）人物误认症状与其他的妄想或BPSD一起出现的情况很多，例如与嫉妒妄想、虚无妄想、不安、焦躁、攻击性等症状同时出现。

（5）伴随着记忆障碍的人物识别障碍，除了妄想期，一般是没有改善的可能。但替身妄想症状则会出现浮动的情况。

（6）人物误认一般容易在傍晚出现，很多时候，我们容易与黄昏综合征混淆。如果症状出现了显著变动，我们就需要考虑与谵妄区分开来。

2. 幻想的同居者　"幻想的同居者"是指老人确信别人住在自己家里的一个症状，他们会不断向人倾诉说："谁谁谁在自己房里""有好多孩子在这里"等，很多时候，我们很难区分这些状况是因为大脑损伤引起的幻觉，还是妄想性误认症。"幻想同居者"的情况下，老人常常没有看见具体的人物，但感觉到了谁在自己家里。一般来说，当老人说看见了具体人物的幻觉时，我们常常会认为与谵妄有关，但"幻想同居者"我们也会认为与谵妄有关联。

3. 镜子综合征　镜子综合征是指无法识别镜子中的影像就是自己，认为对面是其他人，而与其对话、交流、握手、触摸、给东西等。这些症状通常在认知功能障碍非常严重的高度认知症老人身上才容易出现。他们无法通过镜子对自己进行梳妆打扮，他们常常会将镜子里的人看成是自己亲密的家人。

4. 电视综合征 TV 症状是指将电视里的场面看成现实眼前的场景，会与电视上出现的人物对话、对着电视发怒等。此外，还有一些少见的症状，认为熟人乔装打扮成其他人，其他人肉体和心灵与另外的人交换了的相互交换变身综合征，或者自己里面存在着 2 个人的自我分身综合征等。

四、跟脚行为

跟脚行为是指老人非常固执地跟在照护人员或其他人的身后，不离开。有时我们也把它归纳为徘徊的一种，这种症状的发生频率，在认知症初期和中期高达 60%，是很常见的一种症状。这是很耗费照护人员时间的一种 BPSD，给照护现场带来很大负担。跟脚行为的原因有很多，有的是跟着照护人员想知道她在干什么，有的是一种不安的表现，有的是害怕一个人孤独等。

当跟脚行为发生时，我们只要确认以下几点，以明确它的特征。

1. 发生跟脚行为的时间段以及环境。

2. 检查生命体征，量血压、测体温等，确认是否有外伤，身体状况如何，有没有哪里不舒服。

3. 是否有不安因素，或者跟脚的理由和目的是什么。

4. 如果理由和目的明确的时候，我们是否能为他解决。

五、激越行为

由于判断力、自控能力的降低，老人会出现攻击性和冲动性。轻度及中度认知症老人，很多时候他们很清楚地知道自己的各种失败，但是，他们又无法理解为什么会失败。这时，他们通常会生自己的气，觉得自己没用，如果这时再受到外界指责的话，他们就会很容易将矛头指向外部。如果这种情况反复出现，自尊心强的人就可能出现攻击性。这时，我们不要去责怪他们的失败，要想办法以不经意的方式，协助他们完成动作，或者反复告诉他们不要着急，慢慢地来做。当然，如果是我们一开始就知道他们无法完成这项工作的话，就尽量不让他们去做，不要让他们去品味自己的无能感和劣等感。

比起阿尔茨海默型认知症，颞额型认知症及脑血管型认知症老人更容易出现攻击和冲动症状。重度阿尔茨海默认知症老人在记忆障碍严重、无法理解言语、无法认知周围状况时，才会出现这个现象。

当攻击行为或冲动状态多发时，我们需要分析一下发生时的状况有没有什么共同点，有时候，一点点小的契机就能引发他们的症状发作。如果我们能了解到原因，就很容易对应了。

特别是暴力行为，照护者不注意的介入或行为，很多时候也会成为诱因。因此，我们在实施照护行为时，需要一边口头说明，一边从老人的正面，动作缓慢地与他们接触，最好要放慢我们连续动作的速度。此外，照护人员使用命令的口气，用否定老人的态度与他们讲理由，或者禁止他们做什么，催促他们迅速行动等损坏老人自尊心场景出现时，也容易引发暴力和冲突。照护方的沟通方式与态度出现问题的时候，非常容易出现这些情况，因此，我们需要带着尊敬的态度与他们接触，创造一个让他们能感受到有尊严、对人有用、能建立信心的生活环境。

此外，环境的整理也非常重要，噪声、突然的爆声等是让老人容易感到不安的环境因素，也是这个症状的诱因之一，平时的照护工作中，我们需要对环境也进行良好的整理。有时候，利用轻缓的音乐，香薰环境的镇静作用，也能对暴力和冲动行为有所改善。

当激越行为的矛头对象指向老人自身的时候，还可能出现自伤或自杀倾向，这是我们充分要注意的事情。

1. 激越性行为的主要原因

（1）无法接受自己认知功能障碍的愤怒。

（2）基于妄想内容的怒火。

（3）对身体接触（包括照护）的抵触。

（4）周围人不小心的失礼对应引起的愤怒。

特别是第四点，是我们照护人员可以早期对应的地方。

2. 出现激越行为时需判断情况

（1）愤怒的原因是什么？是我们可以理解的内容吗？

（2）我们有没有针对老人的认知功能、身体功能进行适当的对应？

（3）我们有没有在做一些老人没有理解好的照护或诊疗行为？

（4）我们有没有对老人采取了很强烈的否定态度（指出他们错误，制止他们的行为），而伤害了他们情感。

（5）我们有没有强求老人，要求他们忍耐、加油等？

（6）服用的药物有没有发生变化，是否是在药物改变之后出现的激越行为。

六、攻击行为

攻击性行为分两种，一种是身体攻击行为，例如打人、掐人、踢人、咬人等行为；另一种是语言暴力，包括骂人、吵人、吼人等。病情发展到失去社会性的认知症很容易出现这种状态，特别是男性老人很容易出现身体攻击性暴力行为。而言语暴力与抑郁状态以及身体问题相关，此外，被害妄想、嫉妒妄想等妄想症状，人物误认、焦躁、易怒也能发展为攻击性行为。疼痛等身体症状、沟通不足、信赖关系构建问题也可能成为攻击性的原因，在照护实施过程中，这些攻击性往往容易表现出来。

大脑功能障碍也与攻击行为有关，据研究表明，额颞叶以侧颞叶的功能低下与攻击性及暴力行为有一定的关系，特别是额颞叶性认知症老人出现攻击性症状的频率很高。此外，脑内扁桃核的功能亢进与攻击性也有关联，癫痫发作等促进扁桃核的功能亢进时，大脑对外部刺激的情绪反应不会衰减，而是会持续和增加，继而发展为愤怒或攻击行为。

当攻击行为的对象为老人自身的时候，就很容易发展为自伤行为或自杀企图，所以我们需要充分注意。

症状的出现频率与严重性对照护难度有很大影响。我们需要掌握容易出现症状时的状况。

1. 症状出现的时间段、状况、针对什么事？针对什么人？当时我们实施了怎样的照护？

2. 照护人员有没有否定老人的病状或行为？有没有伤害他们的情感？

3. 有没有自伤行为？

七、猜疑行为

猜疑行为中最具有代表性的症状是被盗妄想。老人确信"自己的东西被谁盗窃了"。阿尔茨海默型认知症老人中一半左右都会出现某种程度的被盗妄想，而他们的妄想对象往往是身边最亲近的家人或照护人员，怀疑是不是这些人把自己的东西都偷走了。

妄想是指在现实中根本不存在的事情，被老人强烈地确信为真实的事实，是一种思考过程的异常，而且是无法去纠正的一种判断。当他们确信自己的钱物被身边人盗窃了时，无论我们怎么解释，怎么说明，都无法改变他们的判断。

妄想是身体或精神的疾病，当大脑被损坏时所发生的一种精神症状。有很多种疾病都能引起妄想，除了精神疾病之外，甲状腺等内分泌代谢相关疾病、代谢性疾病、维生素缺乏等，各种末梢神经或大脑疾病都会出现妄想。此外，一些药物的影响，也会出现妄想。15%~68%的阿尔茨海默病型老人和27%~60%的脑血管型认知症老人都有妄想症状。

认知症被盗妄想与精神疾病的妄想不太一样，精神病的妄想比较有系统和情节，而认知症老人的妄想常常是变来变去，而且都是与以前发生过的事情有某种联系。此外，怀疑对象常常是身边亲近的人。有时候，原来一直很平和的老人，突然会因为一点点小事而产生被害情感或嫉妒心，由于疾病的原因，他们无法正确的判断事物，于是，他们常常会粗暴地将矛头对准身边亲近的人，进行攻击。最开始，大家都会努力解释，老人也会努力听一些，但是慢慢的，就发展为不可修正的顽固妄想了。

这些猜疑或妄想，某种意义上来说也是认知症老人对自己日趋衰退的能力所采取的一种自我防卫式的感情表达方式。当他们由于记忆障碍、判断力障碍等问题在日常生活中不断地出现各种失败时，周围人常常会指出他们的错误，要求他们改正，有时候还批评他们，为了对应这些状况，他们采取的防御措施慢慢由猜疑发展成被害妄想。嫉妒妄想也是源于感到被亲密人抛弃的不安。

认知症老人的猜疑或被害妄想主要是针对身边关系比较亲密的家人，妄想内容也多为与日常生活有密切关系的事情。当周围的人越解释或否定他们的猜疑时，他们反而更加固执于自己的猜疑，时间一长，他们在自己心中的"猜疑"则变成了一种很确信的"事实"。

当猜疑成为妄想以后，我们就很难有很好的对应方式了，我们可以在他们猜疑的阶段就做出适当处理，让猜疑不要发展成为妄想。当他们的情绪很高昂的时候，我们常常会努力转移他们的注意力，转换话题或者指东道西，有些时候会让他们更加觉得可疑，猜疑更深了。所以，我们也需要注意对应方式的选择，尽量让猜疑不发展成为妄想。

1. 猜疑行为的原因各种各样，主要有以下几种。

（1）身体因素　视力、听力等五官感觉的下降，谵妄等。

（2）心理－环境因素　生活环境处于很容易误解为"被盗"的状态（房间很乱、来往的人很多等）。

（3）精神因素　并发了精神疾病、情绪障碍等疾病，认知功能的低下。

（4）药物影响　有些药物的不良反应能诱发妄想的出现。此外，酒精、毒品等也会引起妄想。

妄想症状的老人还容易出现幻觉和焦躁等现象，这将增加照护的难度，很多原本在家庭中照护的老人会因为这些原因，需要寻找机构入住。

2. 当猜疑、妄想出现时，我们可以立刻评估以下几点。

（1）刚入住机构的老人出现猜疑时，是否有陌生感，被排斥感？

（2）视力是否有恶化，使用的眼镜是否合适？

（3）听力有没有下降？助听器有没有问题？

（4）生活环境是否很容易产生误解（房间很乱，有很多小抽屉或者柜子，是不是很难找到东西的环境）？

（5）有没有可能是谵妄（突然出现激烈的被盗妄想等）？

（6）认知症发病之前，有没有患过精神类的疾病等。

八、幻觉行为

幻觉是一种知觉障碍，定义为"没有对象的知觉""感觉器官没有外来的刺激却产生了看知觉"。与错觉不一样的是，"错觉是对外来的刺激产生了错误的知觉或认知"，有无知觉对象是幻觉与错觉的区别。而妄想则是"没有任何合理根据而做出很确信判断的病态"。

30% ~ 40% 的认知症老人有幻觉或妄想。感觉领域的幻觉主要有幻视、幻听、幻触、幻嗅以及体感幻觉。精神疾病老人多发幻听，但认知症老人则是幻视的频率最高，一般来说，认知症老人的幻听比较少，有也是比较简单的内容。

幻觉或错觉，即使没有大脑疾病，有时候也会发生。我们自己应该也经历过，例如好像听见了什么声音，好像看见了谁的身影，以为是虫子，仔细一看原来是个小垃圾等等，这些现象并不会对我们的生活产生什么影响。但认知症患者大脑出现异常、幻觉或错觉的频率会越来越高，分不清真的到底是什么，幻觉和错觉成为一种困扰其生活的症状。

认知症老人的幻觉最多的表现是幻视，也就是说看见了根本不存在的东西。幻视的原因多种多样，有时候睡觉、发热等一般普通状况也能诱发幻视，我们普通人有 1/3 的人经历过幻视。

1. 幻视的主要原因

（1）中枢神经系统因素　路易小体型认知症等认知症；中脑幻觉症、脑梗死、癫痫、偏头痛、精神分裂症等精神疾病。

（2）身体因素　视力障碍、谵妄等。

（3）药物因素　内服药的影响（抗帕金森病药类，抗胆碱类药物），酒精、催眠药、毒品等也有诱发幻视的可能。

认知症根据其种类的不同，幻视出现的频率也有所不同。最具有代表性的是路易小体型认知症，其幻视症状出现的比例高达60%～80%，阿尔茨海默型认知症大约为20%，额颞型认知症与脑血管性认知症幻视的比例更低。一般来说，额颞型认知症幻觉总体症状出现的比例约为10%～13%，脑血管型认知症幻觉症状的出现比例为6%左右。

2. 具有代表性的幻觉与错觉

（1）陌生人、小孩、蛇、虫　认知症老人幻视中最多的场景是家里突然有不认识的人出现。有时候，他们会很鲜明地描述，有个孩子或者是有个长得很可怕的人在家里出现了；有时候是听见儿子跟魔鬼商量怎么来把自己赶走等。还有不少老人描述他们看见了虫子或蛇。有时候，他们可能是将墙壁上的裂纹或者垃圾错看成蛇、虫子等；还有的老人幻觉到虫子在自己身上爬来爬去；当他们幻视到房间里有虫子或者蛇的时候，有些人会上前去用脚踩，或者敲打墙壁，让人看起来觉得非常奇怪。

（2）去世的人　路易小体型认知症老人会非常鲜明的描述一些很恐怖的幻觉，有的是已经去世的父母，有的是一个头颅挂在树上看着这边等。而我们询问他们时，他们明明知道自己的父母已经去世，而树上也没有什么可以错觉的东西，但是，他们却说的确看见了。有时候，我们也会觉得奇怪，如果真是那么恐怖的东西，他们应该会吓得大喊大叫，但是他们却非常的冷静。

3. 幻觉发生时应确认的情况

（1）幻视发生时间，是不是总是在入睡时段或者起床时段？

（2）他们身处的环境是不是在灰暗、孤独的地方，这些地方很容易诱发不安和恐怖？

（3）睡眠状况是否良好，是不是处于长期失眠状态下？

（4）是不是在服用多种药品，最近内服药有没有发生变化？

（5）有没有异常饮酒？

（6）长期服用的催眠药或镇静药有没有按时服用，有没有突然中断？

（7）有没有发热等身体上的变化？

（8）是不是突然发作，除了幻觉之外，还有没有焦躁、兴奋等精神上的症状？会不会怀疑有谵妄？

（9）认知症的类型是不是路易小体型？

（10）认知症以外还有没有癫痫、精神分裂症等其他疾病？

九、饮食异常行为

饮食异常行为包括：①贪食行为：一次吃大量的东西。②频繁饮食：一直不停的吃东西。③偷东西吃：偷别人的东西吃。④吃异物：不是食用的东西也去吃。⑤少量饮食：吃的东西很少，有时候吃，有时候不吃。⑥拒绝饮食：不吃东西。

这些饮食上的异常行为多发在认知症的中后期，原因还不是很清楚。但是，我们一般认为是由于大脑功能受到很大损害，直至末梢神经都产生了各种障碍。阿尔茨海默型认知症会有其独特的饮食行为异常症状。例如，初期会由于记忆和判断力的障碍而出现做饭时的行为混乱以及味觉和嗅觉的变化，喜好的变化；慢慢地他们开始不记得自己是否吃过饭，每天要去吃好多顿饭，或者拒绝吃饭等。到中期，他们的食欲会突然亢进，出现大量进食行为，进食时的行为也变得没有规矩，弄得到处都是，或用手来抓食物等。等到了晚期，进食这个行为的认知也受到障碍，他们会抓到什么吃什么，或者完全绝食。

1. 过度饮食　一般通过食物摄取能提高血液中的葡萄糖浓度，当浓度上升时，就会刺激大脑丘脑下部的满腹中枢，让我们感到吃饱了而停止进食。控制进食的生理调节功能是在大脑，当大脑受到损伤时，这个调节功能也随之出现问题，失去满腹感，而出现过度进食状态。

认知症老人的饮食行为异常状况出现的频率现在还不明确，据日本20年前的调查表明，认知症老人过度进食的发生率约为10%，食异物的发生率只有1%。轻度认知症老人的过度进食发生率为3%，中度认知症则有10%，重度老人的过度进食率高达16%。此外，阿尔茨海默型认知症的过度进食发生率为6%，而脑血管性认知症则达到19%，这表明，不同程度和不同种类的认知症老人的过度进食的发生率会有很大变化。

一般来说，认知症老人的过度进食是在发病后5~6年之后出现，也就是说这是认知症有一定发展以后出现的症状。但与性别、年龄、自立度等因素的关系不大。

认知症老人过度进食的发生，常常是从饮食喜好的变化开始的，以前不喜欢吃肉或者油腻食物的人，突然喜欢吃这些东西；与家人一起吃饭时，想把家人碗里的东西也拿过去吃。此外，刚刚吃完饭，就忘记了，又要求提供饭菜。当家人拒绝他们的要求时，有些人会去翻箱倒柜的找东西吃，有些人会偷一些东西来吃。

2. 异物食用　是指食欲内容的异常。一般无法作为食物食用的物品，例如泥土、沙子、石头、草、粪便等，也能引起老人食欲的一种食欲错觉。幼儿以及发育迟缓的儿童常常有这种情况的发生，但是，作为一位老年人，当家人看见他吃粪便等东西的时候，常常会受到巨大打击，从而引起很多家庭照护的问题。在机构，也常常因为异物食用而出现各种事故，所以，这是我们需要注意的一个症状。

异食一般出现在中度到重度的认知症老人的身上，其发病机制现在还不明确。异食也不一定与过度进食相关联，很多时候，会出现在过度进食症状之前。在家里或外面徘徊的时候，老人开始收集掉在地上的东西，出现物品收集症状，慢慢地他会开始把捡到的东西放到嘴里。此外，重度认知症老人有时候会出现将尿布里的粪便用手拿出来，放到口袋或抽屉里等弄便行为，在这个行为的延长线上，出现吃粪便的举动。

额颞型认知症的老人中间，有些人会将看见的东西都放到嘴里舔一舔，或者咬一下，还会去咬门的把手、桌子的角等。这种行为叫做口唇倾向，与异食相关。这种口唇倾向被认为是由于侧颞叶脑神经细胞被损害后出现一个有特征的症状，也能引发为异食。

3. 食欲低下与拒食　认知症老人很多时候会出现食欲低下的状况，一般来说都是因为身体健康状态的恶化引起的。当医生判断身体状况没有问题的时候，多半是因为精神上的原因引起拒绝进食，叫拒食。

引起食欲低下的疾病很多，日常生活中的常见疾病大多都会引起食欲低下。当老人的食物摄取量突然比平时少很多的时候，我们就需要考虑是否有什么急性疾病发生。有时候会出现表情沉闷、活动性降低、发热等指征，有时候会有呕吐或恶心的表现。此外，食欲低下的同时水分摄取量也会减少，容易发生脱水现象，带来生命危险。一般人体内的水分量约为身体的60%，而老年人则降低到40%～50%，食欲低下就很容易引起水分摄取不足而脱水。

十、收集癖

收集癖是指老人没有任何意义地收集一些东西，或者是不能丢东西的一种症状。发病率为机构入住者的10%左右。各种类型的认知症都会有收集癖症状的出现，其中，阿尔茨海默型认知症老人占的比例最高，多发性脑梗死认知症其次，而额颞型认知症老人的收集癖具有很强烈的强迫性。一般来说，随着认知症病情的恶化，他们对收集物的选择性和储存管理会越来越差，

他们会收集一些空瓶子、易拉罐、石头、布头等，一般看起来没有什么价值，在日常生活中又没有什么用处的东西，这些东西常常会摆满整个屋子。

1. 收集癖的主要原因

（1）身体原因　前颞前野腹内侧部及带状回的病变。

（2）精神因素　虽然很活跃，但是心神不定的样子；不安、恐惧，孤独感、寂寞感；藏东西行为与过食、徘徊一起出现的情况较多。

（3）环境因素　自己家比机构更容易出现收集癖，因为周围有比较多能收集的东西。

收集对于认知老人来说可以看成是一个强迫行为，所以，我们很难轻易强制性地阻止他们。但是，与强迫症老人不同的是，很多时候他们并不记得自己之前的行为，不知道自己是怎么、在哪儿把这些东西收集来的。而引发收集行为的一个诱因有时候是由于丢失了自己宝贵的东西或者失去了亲近的人，这也是为了减轻丧失感带来的寂寞和不安，他们采取的一种处理方式。

2. 出现收集癖时需确认的情况

（1）收集的东西是不是危险物品、脏东西？有没有拿别人的东西？有没有异食？

（2）他们收集的都是一些什么东西？是特定的物品吗？收集物有什么特点？

（3）他们收集行为是不是需要紧急处理的事情？是不是可以观察一段时间再说？

（4）他们收集这些东西的目的是什么？倾听一下他们的倾诉，我们可以探讨一下他们的生活史和职业史。

（5）是不是眼前有东西就想去收集？

（6）他们有没有将收集的东西整理收好，准备将来可以用到？

（7）他们是不是把收集的东西反复拿出来欣赏或者使用？

（8）他们有没有记得自己收集的东西或者保存的地方，如果丢掉了，他们会不会发现？

（9）如果我们丢掉他们的东西的话，他们的愤怒程度有多大？他们对收集这件事，有多大的热情？

（10）在收集行为背后，是不是有幻觉或者妄想？有没有强烈的执着感？

十一、脱衣行为

脱衣行为包括以脱衣为目的的行为和以脱衣后行为为目的的行为。以脱衣为目的的行为主要原因是皮肤出现了某种不舒适的症状，例如疼痛感、瘙痒感等，因为这些感觉不舒服，他们很容易脱衣服。一般老年人都容易伴有身体的疼痛感。调查表明，机构老人中，有20%的老人平时就会有某种疼痛感。也有的抗精神病药物的不良反应会引起臀部、足底等处的瘙痒感；安静时，以下肢为中心出现蚁行感或者火燎感的痒脚综合征也常常出现在老年人身上。此外，幻觉、妄想等诱发的逃脱欲望也使得老人要脱衣。当老人有兴奋或易怒等情绪时，体温容易升高，容易出汗，这些精神症状也会带来体热感或皮肤的不快感，除此以外尿失禁后的难受感，高温多湿的天气，新衣服摩擦等不适感都是通常想要脱掉衣服的原因。

以脱衣后的行为为目的的主要有排泄需求、性冲动的无法抑制等原因。

1. 当我们面对他们这些脱衣行为时，可以观察以下几点。

（1）是不是脱掉衣服，老人就能安静？

（2）脱衣行为的目的是什么？脱衣后，老人会采取怎样的行为？

（3）老人有没有表达皮肤的不适感，或者有没有行为表明有皮肤问题？

（4）有没有幻觉、妄想的表达？

（5）室内温度及湿度是否正常？

（6）在家平时穿戴些什么样的衣服？

2. 基于以上评价，我们可以考虑根据不同原因采取不同的应对方式。当发现他们有皮肤问题时，我们不能强制性制止他们脱衣，也不能换上难以脱下的衣物，这样只能加重他们的焦躁感，容易使得他们大吵大闹。当性冲动或易怒等精神症状为主要原因时，我们需要按照性冲动或易怒等精神症状的对应方式进行处理。

（1）确认是否有皮肤异常（包括感觉异常）。

（2）提供舒适的环境（温度、湿度）以及舒适的着装。

（3）有排泄欲求的时候，及时诱导他们去厕所。

（4）检讨一下是否进行了合适的尿片更换工作，换尿片的频率是否合理。

3. 当发生以下情况，我们采用了各种对应方法，实施了相应的对策后依然没有什么明显改善时，我们也可以考虑药物治疗。

（1）脱衣后发生行为障碍（随地大小便、性行为等）。

（2）对疼痛、瘙痒等症状采取了充分的措施以后依然没有改善。

（3）幻觉、妄想、兴奋、易怒等精神症状非常严重的时候。

我们要与医疗机构进行充分配合，在专业医生的指导下使用药物。同时，对药物不良反应应给予充分的注意，做好观察、记录工作。

十二、弄便行为

弄便是指排泄相关的不清洁行为。对照护工作来说，这不仅仅增加了工作负担，也增加了照护人员的心理负担。有报道表明，58% 机构入住者多多少少有此类行为。

尿失禁通常在认知症病情发展到一定程度时容易多发的一种症状，但大便失禁则是在认知症恶化到后期时，容易出现的症状。特别是它很容易与徘徊、收集癖攻击、拒食、多食、异食、性异常行为等 BPSD 症状以及谵妄状态同时出现。

弄便多指玩弄粪便的行为，很多时候是由于老人不知道如何处理粪便而不知所措，拿着粪便到处想办法处理时发生的一种状况。有时候，他们会把粪便放到口袋里，有时候会收到柜子里。粪便对于他们来说，是一种有着熟悉气味，但却不知道是什么的东西。他们常常会让自己全身或者满屋子里臭气熏天，有些人还会将手上的粪便擦得到处都是，越干净的地方，他们越要去擦，因为他们想擦干净手。

此外，有些时候，是因为他们愤怒，或者对照护有抵抗情绪而发生的一种负面情感或负面行为，很容易与徘徊、失眠一起出现，夜间弄便行为比较多。

十三、异常性行为

在认知症照护工作中，常常让人们感到困惑的是日常生活中的性异常行为。其中最常见的是性欲亢进。其原因很多在于侧颞叶或大脑边缘部分的障碍以及判断力缺失和控制能力降低引起。阿尔茨海默病老人中约 7% 有性异常行为。

性功能、心理背景也是一个重要因素。随着年龄的增长，男、女的性能力都出现低下，很多时候，就会出现触摸、观看、使用工具等代偿行为。有时候，还会受到周围环境的影响，有人指出随着认知功能的下降，老人自我评价降低，为了弥补与周围关系的丧失性，他们会利用残存的性能力作为沟通的手段，去表现。

认知症老人的性异常行为发生率与男女差异、认知症轻重程度相关，临床上主要可见以下几种类型。

1. 伴随着嫉妒妄想的性欲亢进　认知症老人从被抛弃妄想的不安中萌发出嫉妒妄想，进而出现性异常行为，在夫妻之间有时候会成为一种性虐待。

但是，性欲求亢进的对象是配偶之外的人，例如女儿、儿媳或者是照护人员、护士时，一般多为言语上的性虐待、视线上的行为、触摸行为等。对于这种认知症老人的性侵犯行为，我们要以严厉的态度，用言语清楚地给予警告。

2. 额颞叶型认知症的性异常行为　以皮克病为代表的额颞叶型认知症老人在发病初期，人格变化是最大特征。常常会出现反社会行为，有些人在商店里偷东西、在马路上撒尿，也有性异常行为的出现，在公交车上摸女性的身体、在大庭广众之下裸露下体等，他们完全不顾周围的视线，做出一些超越常理的事情。这常常会让了解他们的人大吃一惊，因为按他们以前的社会地位或人格来说，这根本就是无法想象的事情。

这些行为主要都是因为额颞叶萎缩带来了控制能力缺失而引起的问题。发病初期，老人的场景记忆能力还能相对保持良好，人们很难理解是因为疾病引起这些问题，周围人会很吃惊。有时候，还会被人报警，带到警察局，当成罪犯处置。这时，我们要注意的是，这些行为是由于老人丧失了正常的判断能力引起的无责任能力的行为，因此，我们有必要对他们进行保护，而不是把他们当作犯人对待。但是，对于他们这些行为，我们很难预防。虽然如此，周围人还是可以尽早地注意到老人的异常。这个时期的老人行为特点有，对周围表现出没有兴趣或与人面对面时，不正面相对，而是把脸偏向旁边等。他们这个阶段的片断记忆还能很好地保持，所以，我们需要耐心地与他们接触，注意他们的人格变化，防止他们的异常行为出现。

总之，认知症老人的性异常行为有很多是潜在的。而且，老年人有性的欲求或恋爱情感也是很正常的。什么是异常的 BPSD，我们有时也很难一下子判断出来，该不该抑制，也不好说。特别是男性老人对女性照护员有时会有性言语和举止，这也是照护人员的一个苦恼，管理者需要与照护员建立好良好的信任关系，将问题表面化，以减轻照护者的负担。

性异常行为也包括，"总在说性方面的事情""暴露性器官，让照护者去抚摸""触碰他人的身体""要求性交"等。很多类似的行为在照护现场发生时，照护人员都会感到困惑，精神上出现不少纠结。

十四、日落综合征

日落综合征是指从下午到日落的这段时间老人出现徘徊、冲动、攻击、叫喊、拒绝照护等焦躁情绪和行为，有时候还会有敲打东西、丢东西、抓自己的身体等奇怪的行为。为什么随着太阳的下沉，他们的认知功能会恶化，会焦躁不安呢？我们暂时还没有完全知道其真正的原因是什么，但是注意力障碍以及认知功能障碍与夜幕下沉很有关联，认知症老人常常会认为现在自己在的地方不是自己的家，要回家。同时，与夜间谵妄也有一定的关联，许多时候，夜间睡眠障碍与白昼过度睡眠会与黄昏综合征同时出现。

阿尔茨海默型认知症老人每 4 人中就有 1 人会出现这种症状。作为处理这种症状的方式，很重要的一点是需要调整好老人的睡眠节奏。比如，起床后 2 个小时之内，让老人接触到阳光，白天增加运动量，傍晚以后尽量不要摄取咖啡因类饮料，晚上不要过度饮水，午睡时间控制在半个小时左右，最好在中午 12～14 时午睡等，调整好老人一天生活的规律和节奏。

照护人员的具体对应方式，主要是分散他们的注意力，同时创造一个十分温馨的晚餐时间段，给他们沏个茶，拿点水果什么的。很多时候，一瞬间他们就能安静下来。

当老人出现日落综合征时，我们需要评估以下几点，以明确其特征，以便对应。

1. 是不是刚入住机构？
2. 室内是不是太昏暗？
3. 开灯的时间是不是太晚？
4. 睡眠是不是没有规律？
5. 人状况发生变化的时间，是不是只是傍晚？其他时间段是不是没有变化？

十五、睡眠障碍

一般来说天亮醒来起床，白天活动夜间休息是我们正常人的生活节奏。年纪大了以后，人们常常容易半夜觉醒，然后就很难入眠，早上起得早，午睡时间长，傍晚容易迷糊、不清醒，这种不清醒与睡眠节奏的混乱是很多老年人常见的状态。但是，这种睡眠与清醒的节奏变化很容易带来整个生活节奏的混乱。

失眠是指入睡困难、睡眠中的多次觉醒、觉醒后的无法入眠、清早很早时间段的起床等状况，老年人有30%左右的人会有这些睡眠相关的问题，而30%左右认知症老人也有睡眠障碍，这是由于认知症病情发展使得睡眠与觉醒的节奏被分断引起的。阿尔茨海默型认知症睡眠障碍的特点是夜间睡眠的不连续性以及快速眼动（REM）睡眠的低下。

睡眠觉醒障碍还与自主神经、内分泌系统、循环系统等各个脏器有关联，人体节奏的调整是在大脑特定部位进行的，与一天24小时的人体活动是同步的。若这些调节功能出现障碍，睡眠觉醒节奏也会发生混乱，有时就会出现昼夜颠倒的状况。

认知症老人生活节奏混乱的一个重要原因来自于日常生活中的心理问题。配偶或友人的去世、退休后社会地位的丧失等丧失体验，以及体力低下、疾病带来的不安等原因都能带来生活节奏的混乱。这些状况发展为抑郁症时，睡眠障碍变得更加严重，日常生活的活动性也更加低下，白天和晚上的活动性颠倒的时，就出现昼夜颠倒的症状。

疾病也能带来生活节奏的混乱，各种疾病的症状，例如呼吸困难、咳嗽、咳痰、腹痛等症状也会成为失眠的原因。前列腺肥大、尿路感染等排尿障碍以及皮肤瘙痒等症状同样会影响睡眠。此外，还有很多打乱人体运行节奏的药物，例如精神药、抗帕金森药、降压药、心血管病药等，激素或抗生素有时候也会打乱人体运行节奏。

老年人常见的脑梗死、脑出血等脑循环障碍的20%～50%都伴随睡眠障碍。最多的是半途觉醒，然后是清晨早醒、入睡困难，但其障碍机制我们还没有完全了解。阿尔茨海默型认知症老人的睡眠障碍比生理性老化产生的睡眠障碍要严重很多。

生活规律混乱的结果以睡眠问题的方式出现，如何对应是极其重要的。对一般老年人来说，精神活动与身体活动的减少产生了疲劳积蓄的不充分，容易带来睡眠障碍，因此，规律的生活习惯、适当的运动、没有太多压力的生活环境就变得很重要了。此外，我们还需要促进老年人参加社会活动以及各种趣味活动，通过这些活动积蓄足够的疲劳，实现良好的睡眠。对于认知症以及老年性抑郁等疾病引起的睡眠障碍，我们需要正确地区分和判断睡眠障碍的原因疾病。老年抑郁所引起的睡眠障碍，除了失眠之外，老人还有情绪低落、心情不安、过度担心、清晨心情郁闷等情况，日常生活容易出现混乱。认知症睡眠障碍者会出现认知症特有的生活混乱状况，同时还会出现黄昏综合征、昼夜颠倒等BPSD症状，对于这些不同类型的睡眠障碍，我们首先需要与精神科医生进行良好的磋商，根据磋商结果和建议再实施合适的对应方式。

认知症老人的生活节奏障碍如果是谵妄引起的，专业医生就会确定引起谵妄的原因身体疾病以及大脑功能障碍，并针对这些情况进行治疗。此外，对比较严重的BPSD，医生也会考虑使用一些精神镇静剂或睡眠导入剂，有时候会有很好的效果。

认知症老人对新环境适应能力一般都受到很大损害，所以刚进到机构时，对环境的不安和不满很容易引发他们焦躁等精神障碍的出现。因为，我们需要调整环境，让他们能够确保每天安心地生活，同时要花更多的时间陪伴他们适应环境。

最有效果的照护是尝试提高老人白天的觉醒度，白天尽量的将老人带到能晒得到太阳的地方，与招呼人员聊天说话，做一些运动，尽量为老人提供在室外的时间；晚上日落了以后吃晚饭，尽量地让房间的灯光不要太亮，最好使用黄色光的电灯泡，熄灯时，将照明降至不会太危险的暗度。照护人员可以反复地提醒老人"晚安"，诱导他们进入睡眠环境。

针对昼夜颠倒我们还可以对以下几个方面进行评价，以区分是否是夜间谵妄。

1. 没有识别障碍（单纯失眠还是夜间谵妄）。
2. 睡眠环境是否适当（噪声、温度、照明等）。
3. 生命体征的检查，排除身体有不适的状况，特别是有没有疼痛。
4. 有没有药物的影响？
5. 有没有徘徊、跌倒等危险行为的可能性？
6. 这之前的睡眠状况如何？

十六、抑郁情绪

认知症老人很容易出现抑郁心情及无精打采状态。

无精打采是指原来有精神、有兴趣爱好的人，突然对什么都不感兴趣了，天天把自己关在房子里，家务和做饭都不想干。没有特殊的原因和理由，老人就不去做平时应该做的一些工作，或者突然做不了那些工作，活动性大大降低的状态。抑郁心情是指老人总强调自己身体的不适，总是在苦恼、表情郁闷，心情也不舒畅，总是表达自己的悲哀感和自责感，什么都无法做，只是心情低落。

老年人精神状态问题主要是他们容易倾诉自己的无精打采或抑郁心情，很多时候，我们会认为是抑郁症的表现。但是，无精打采或抑郁心情多是由于老人在身体或社会性方面的各种能力衰弱的情况下，感到很大的精神压力，这种压力长期化，或者反复出现而引起的。疾病状态下，如果长期化，就很容易引起日常生活功能低下的状态，由此会带来精神功能的脆弱化，心情很容易消沉，做什么都失去信心，变得厌世、闭门不出。心理上社会方面的原因主要有配偶或友人的去世、社会地位的丧失、社会性孤立感的加重等各种丧失体验，这些体验都能诱发抑郁症的发病。

其他无精打采、抑郁心情的主要原因是大脑的功能障碍。有报道说，血压、脑血管障碍等脑循环障碍并发抑郁心情的频率高达60%以上，有时候，抑郁心情等心情异常也是大脑重度障碍的一个前兆。老年人的抑郁心情及活动性低下常常是阿尔茨海默型认知症的初期症状。由于初期的记忆力、洞察力、判断力等能力的显著降低，老人自己也会意识到这些问题，拼命想解决这些问题而出现不安、焦躁等情感，从而带来抑郁心情、意欲低下、心情低沉等状态。

认知症老人的抑郁症状出现频率大概有12%，但阿尔茨海默型认知症的抑郁症状出现频率则达到40%～50%，也有调查认为高达80%。无论如何，阿尔茨海默型认知症抑郁症状的出现率非常高，特别是发病初期的轻度阿尔茨海默型认知症老人的出现频率非常高。有不少老年人，由于出现了日常生活活动性低下的症状就被诊断为老年抑郁症，进行抑郁症的治疗，最后发现原来是老年认知症。

由于情景记忆的障碍，老人自己体验过的经历马上就忘记了，由此引起周围人对自己的责怪、批评，老人自己也非常自责，慢慢失去自信，变得不愿意与人交道，愿意闭门不出，活动性也越来越差，抑郁状态也就慢慢出现了。这种情况下，我们很难分辨是抑郁症还是认知症。一般，家人只会认为是老人是心情不好，没有活力，所以会去鼓励老人，要带他们去换心情，或者想方设法给他们做思想工作。有时候看见对什么都不努力的老人，还会去批评、指责。但是，抑郁症或认知症初期的老人本来就对出现问题的自己很自责，很焦躁、不安，很垂头丧气，家人再来鼓励或批评，会加重病情的严重性，最坏的结果是引发自杀行为。所以，这个阶段，家人需要理解病人的状况，知道这是由于疾病而引起的。但是，家人很难良好地处理好这样的局面，最好是尽早就医，接受专业医生的诊断和指导。

抑郁心情，即使是阿尔茨海默型认知症引起的，也可以用抗抑郁的药物进行治疗，抑郁心情能得到改善，但认知症本身的改善是无法期待的。

脑血管型认知症的发展过程中也很容易并发抑郁心情或抑郁症，与阿尔茨海默型认知症不同的是，这些症状的出现是由于大脑的循环障碍所引起的。研究表明，老年人抑郁症的93%都有潜在的脑梗死，脑循环障碍与老年抑郁有很大关联。

当认知症老人出现抑郁倾向时，我们可以针对以下几点进行评价，以便有效地进行对应。

1. 是刚入住机构？
2. 有没有脑梗死等循环系统，以及其他方面的身体疾病？
3. 有没有疼痛的症状？
4. 近老人周围有没有发生引起抑郁的事件、亲人的死亡等，有没有心理·环境要素？
5. 服药有没有过量？最近有没有改变服药的种类？
6. 有没有饮酒的问题？
7. 认知功能有没有降低？
8. 有没有失眠？
9. 有没有心神不定？有没有不安的倾述？
10. 最近对身体不适的倾述有没有增加？
11. 有没有"我患上了不治之症！""所有都是我不好！"等妄想？
12. 有没有失去自尊心的表现？如果有，我们是否要顾虑他的自杀念头？
13. 利用简单的抑郁评估表进行检测。

十七、拒绝照护行为

照护服务中，无论在怎样的场景，如果老人出现拒绝服务状况的话，对照护人员来说是个很大负担。出现拒绝行为的背后，主要有以下几个原因。

1. 由于老年人判断力的降低，无法理解照护人员动作的目的，对照护人员实施的行为无法预测结果，从而产生了很大的不安，而拒绝服务。这也是认知症病情发展以后，常常容易出现的一个症状，他们不理解照护行为会带给自己怎样的结果，不知道照护人员到底要干什么，所以他们的拒绝也是很正常的事情。

2. 认知症老人因为无法理解照护者的言语，无法把握周围的整体状态，但是，他们会对照护者的态度和紧张感非常敏锐。如果我们被迫赶时间，在短时间内需要完成老人的照护，这种焦急的心情和紧迫的紧张感也会传达给老人，助长他们的不安心理，反而让照护工作变得困难起来。

3. 拒绝照护的原因还有妄想，老人直观地确信某些事情的时候，无论你怎么解释说明都无法改变。

十八、谵妄

谵妄是在轻度意识障碍的基础上发生的。意识障碍一般分嗜睡、轻度迷糊、昏睡、昏迷等几个意识障碍阶段。谵妄不仅仅有意识障碍，通常还伴随着兴奋、幻觉等各种其他症状，而且随着时间的推移，状态还会发生变化，这是与普通的意识障碍有区别的地方。

1. 意识障碍　一般健康的人会有控制自己注意力的能力，我们能将自己的注意力集中到与自己有关系的事务上，并且能够维持这个注意力的集中，而且能够根据需要将自己的注意力转向其他地方。但是，出现意识障碍时，老人无法将精力集中在某个事物上，容易出现意识散漫，或者无法转移注意力的情况。

2. 认知症功能障碍　包括记忆障碍、认知障碍、思考障碍、知觉障碍。意识障碍中多少都会伴随着记忆障碍，谵妄症状也是如此。即便夜间有发作，第二天早上老人基本上都会忘记，即使有些记忆也都只是片段性的、很模糊的印象而已。认知症老人特别是即时记忆（数秒的记忆）和短期记忆（数秒或数十秒的记忆）的障碍非常严重，而很久以前的记忆，谵妄发生之前发生的事情等长期记忆能力却保持得很好。

谵妄发作时也会伴随认知障碍。我们正常人能知道今天是什么是日子，现在几点，自己在什么地方，周围都是一些什么人，这都是一些基本的认知能力，但是谵妄症状时，这些认知能力受到损害，无法认知时间、地点、人物等情况。

在思考方面也会出现障碍，思考变得很混乱，无法有序，与人交谈时，也没有头绪，不得要点。

知觉障碍主要表现在幻觉和错觉上。错觉是指看错事物，房间的窗帘或天井上的污垢看成有人存在；幻觉则是看见了实际上并不存在的事物。谵妄时常常容易看见小动物（儿童、狗、猫等），虫子等，因为看见了虫子，他们常常会用手指头有捉小虫子的行为，反复捉小虫子。

3. 精神运动性障碍　精神运动性障碍包括精神运动兴奋及精神运动减退两种状况。精神运动兴奋时，老人常常出现不安和坐立不安的状态，会话量及行动量都有所增加，处于一种很不安稳的状态。精神运动减退则是由于无精打采、意欲低下使得老人的活动性降低，整个人处于不活化的状态。谵妄状态时，精神的兴奋及减退的状态不规则的交替出现，让我们很难预测。

4. 感情障碍　谵妄中会出现各种情感障碍，例如，老人会非常害怕他们所看见的在房间角落里的侵入者，他们除了恐惧之外，还会有强烈的不安和焦躁感。

谵妄发作是非常激烈的，有时候是几个小时，有时候是几天。每天的变化，以及一天之内的症状变化都是很激烈的。晚上刚出现精神运动兴奋状态，天一亮，老人又陷入精神运动减退状态，发呆不语。而状态的变化也因人而异，个体差异很大。

谵妄有各种各样的原因。脑器质性疾病、身体疾病、药物、酒精等都可以引起谵妄。脑器质性疾病包括脑出血、脑梗死、脑部肿瘤、脑炎、心脏引起的脑循环障碍等。脑血管型认知症以及阿尔茨海默型认知症等认知症疾病很容易引起谵妄。

为了预防谵妄，我们从平时开始就需要排除各种原因。如果怀疑有什么身体不适或身体疾病的话，要及时对应，而原有疾病的恶化也是一个很重要的要因。在服药过程中，药物种类或量发生变化时，要非常小心地观察注意，发现先兆要及时处理与对应。此外，生活环境的变化也是诱因，当老人感到有心理压力和不安情绪时，我们要充分观察老人状态的变化。有些人，知道儿子生病住院，晚上就会出现谵妄症状。为了不引起谵妄症状的出现，我们平时需要在照顾过程中，充分注意不要让老人身边的环境发生太大的变化，我们要营造一个相对平和、宽松的生活环境。

谵妄的前驱状态伴随着事故危险性，并且对周围影响很大，谵妄状态是兴奋及不安稳状况。这种状况不是突然出现的，通常在发作的几个小时前，老人就会慢慢地出现坐立不安的情况，开始有焦躁感和不安感，说话也开始没有头绪，不知所言。有时候，突然，白天爱打瞌睡，夜间睡眠时，突然半途觉醒，也是出现谵妄的一种前兆，此时，我们就需要开始实施谵妄的对应了。

谵妄伴随着老人的意识混乱，同时还有强烈的不安、紧张感，特别是对幻觉和妄想抱有很恐惧的感觉。

十九、叫喊行为

大声叫喊是入住机构的认知症老人常见的一个症状，11%～31%的老人会出现这个症状，特别是中度以上的老人，或者是以前就有叫喊行为的人也很容易再发。一般来说，容易发生叫喊行为的时间段多为10～14时以及22～次日6时。

1. 叫喊行为的主要原因

（1）身体因素　由于疾病产生了身体的疼痛或瘙痒感；言语的构音障碍；耳背等感觉功能的低下；生活能力的降低。

（2）精神因素　重度认知功能低下；失眠；深度睡眠相关行动障碍（睡眠中的大声嚷嚷）；抑郁情绪、孤独；幻觉反应；过度的依赖性；病前性格、药物副作用等。

（3）环境因素　周围的噪声；过度照明；照护者的不恰当处理等。

2. 当发生大声叫嚷时应明确以下几点

（1）发生的时间段及环境状况（是否有噪声或光亮问题等）。

（2）测量生命体征，确认是否有外伤等身体状况，特别是需要确认有无疼痛感。

（3）嚷嚷的内容是否是清晰的言语，是否表达了意思，还是只是叫喊声。

（4）如果是言语，其内容我们是否可以理解，有没有自杀企图。

（5）如果叫喊内容可以理解，是否我们在现场能够为他去解决。

第二节　常见 BPSD 的照护方法

一、重复行为照护

老人在进行这些动作时，都是有他自己的目的的。当我们无法理解他的目的只是单纯制止的时候，不仅没有效果，还会让老人感到受到了不公正的谴责。但如果这些行为伴随着不安和焦躁、兴奋等状态时，我们也可以选择药物治疗。

额颞叶部损伤能引起老人反复动作的症状，但也是在疾病恶化以后才容易出现。我们很难单纯制止住他们的行为，我们可以试着将他们的注意力分散到其他地方，其结果是让他们停止正在反复进行的行为。

例如，以前在餐厅里工作的大厨，认知症发病后，他经常会坐着或者在床上反复重复洗锅、洗碗的动作。病情恶化后，他开始出现徘徊症状。这时，我们特意准备了真的锅碗放在他的身边，他又开始了反复洗锅碗的动作，但是，徘徊行为消失了，而且本人的表情也变得柔和，有笑容了。很多时候我们无法实现所有症状的消失，但是我们可以用一些比较安全的症状的出现来代替危险症状。

1. 这些重复行为有时候非常影响老人的生活质量，也容易与周围人发生很多矛盾，我们应该评估一下他当时的状况，以明确其行为的特征，分别对应。

（1）有没有周游行动（散步）。

（2）有没有反社会的行为（随便吃店子里的东西，随便拿走商品等）。

（3）有没有重复的饮食行为。

（4）当他们重复行为遭到障碍的时候，他们有没有出现激动、兴奋、暴力的现象。

2. 根据这些情况，我们可以做一些针对性措施。

（1）每天周游时我们需要注意他们外出的安全，一般来说，固定路线他们都不会迷路，但我们要充分注意他们的体力状况、水分摄取状况等。

（2）如果在周游散步途中，出现一些类似盗窃（他本人并不认为是盗窃）行为的时候，我们需要考虑改变他的周游习惯，试着用其他的重复行为去代替散步行为，例如写字、画画、唱歌等。

（3）重复吃一种食品的老人，如果有糖尿病、高血脂等疾病的时候，我们就需要充分监测他的身体状况。

（4）在机构，如果他们有固定的位置或固定的座位时，我们就需要注意，不要让其他老人使用那些地方或者座位。

对这种症状的药物治疗比较困难，最近有报道指出治疗抑郁症的药物会有一些效果，照护人员可向专业医生咨询。

二、游走行为照护

1. 四处游走（徘徊）的对应方式。

（1）场所分辨障碍或记忆障碍引起无法判断状况而进行游走时，我们不要反复给他们解释说"这就是你的家""你搬到这里啦"等。无论怎么解释，他们都无法理解，反而让他们觉得你是在否定他，而更想离开这个地方，徘徊得更加厉害。我们要充分理解他们"要回家"的心情，"现在天黑了，吃了饭再回家吧""我先给你家打个电话，告诉家里人你想回家"等，从正面去面对他们的心情。同时，还可以将他们的注意力转移到其他方面。有时候，也可以说"我陪你回家吧"，带他们到外面转一圈，老人也就放心了。但是，即使一时能转移他们的注意力，过一会儿，他们又会重复回家的倾诉，我们依然可以按上面的方法对应。

（2）由于记忆障碍，他们为了寻找自己的东西而到处徘徊。首先，我们不能否定他们想找东西的心情，可以一起帮他们找，在他们容易发现的地方，悄悄地放上他们要找的东西，让他们找到。或者说"我们找了这么久，休息一下吧""等下帮你一起找，我们先喝杯茶休息休息"，让他们休息。总之，我们要在理解他们找东西的急迫心情的基础上，去考虑各种对策。

（3）由于思考、判断力障碍以及执行功能障碍而引发徘徊时，我们要告诉他们"不要着急"，让他们知道，周围有人"一起帮他"，这是非常重要的，这能使得他们有安心感。但是，即使他们的徘徊暂时得到改善，但是，没过多久，他又会再次出现徘徊现象，我们即使知道他会失败，也不要强行阻止，最好是不动声色地帮助他。

（4）由于身体不适却又不知如何表达而产生徘徊时，我们需要确认他们的饮食、喝水、排泄状况，同时要仔细观察他们是否有身体的疼痛及异常。很多时候，他们会因为想排泄却找不到厕所而四处徘徊，有时因为口渴而四处找水，也会因为身体的疼痛等不适而四处徘徊。我们通过对记录的确认，对老人的观察及确认，找到以上相关原因并予以对应。

（5）由于某种刺激而引发激动，产生不安而徘徊时，我们要避免更大的环境变化，在一个老人能够安心的环境里，温和地与他们接触，与其用言语解释说明，还不如耐心地花时间等待，并调整环境，让他们能安心度过。也不要大声地跟他们说话，很重要的是，要提供一个他们熟悉的环境，和熟悉的人在身边的场景。

当他们徘徊到室外时，很容易走失，为了防止走失，我们可以使用 GPS 定位器等各种设备对他们进行跟踪监控。

2. 当发生徘徊症状时，我们需要评估一下他的状态以判断我们应该如何对应。

（1）发生的时间段、环境

（2）测量生命体征，观察是否有外伤，特别是有没有哪里疼痛

（3）徘徊是否有目的，我们是否了解这个目的

（4）如果有目的，我们是否能解决

（5）有没有因为运动过度引起脱水等。

3. 我们立刻可以采取的措施。

（1）如果他徘徊的目的我们能够去解决的话，我们马上去解决。

（2）考虑是否是因为环境不舒适（热、冷、光亮、声音等）。

（3）如果是疼痛，我们立刻可以针对疼痛采取措施。

（4）我们要去考虑更温和地消除不安的照护方法，尽量多一点时间与他相处，去倾听他的内息。

（5）跟他一起徘徊一下。

（6）给他放一点轻音乐，并用其他话题转移他们的注意力。

（7）给点吃的东西。

（8）尽量请家人或熟悉的人陪伴他。

（9）在衣物里缝上家里的地址。

（10）考虑使用 GPS。

当老人因为徘徊而增加了摔倒风险，或走失风险，或妨碍其他老人，或为机构正常运营带来问题的时候，我们可以考虑药物治疗。但使用药物会伴随着许多副作用，使用过量，会引起过度镇静、昼夜颠倒、摔跤、误咽等不良现象。我们不要期待用药物将症状彻底消除，只要能减轻一部分照护负担，不影响其他入住者的生活就可以了，所以药物的使用量也是我们需要密切注意的地方。

三、错认行为照护

人物误认常常伴随着焦躁、不安、攻击等 BPSD 症状的出现，家人或者照护人员很容易感到困惑，努力想去纠正老人的看法，并拼命地要说服他们。但是，妄想越被否定，老人的兴奋度和攻击性就越强。

1. 弄清楚人物误认的发作原因　人物误认综合征在老年人妄想症及老年抑郁症中也很常见，我们要将其与认知症老人的人物误认区分开来。因此，我们首先要明确认知症核心症状的情节记忆障碍以及判断力、适应力等认知功能障碍的存在。此外，如果老人突然出现人物误认障碍，而且症状出现起伏，同时并发兴奋和拒绝等 BPSD 的时候，我们可能要怀疑是否是谵妄。谵妄的对应原则是需要寻找到发病原因的身体与心理疾病。

2. 如何对应本人　人物误认源于妄想或幻觉的情况很多，对于误认，我们几乎是不可能去纠正的。如果谁非要想去更正或否定的话，就很容易招来老人强烈的不信任感，并引发老人的攻击行为或拒绝态度。因此，我们需要不去否定他的倾诉，很随意地顺从他的倾诉，"是吗，这样啊"的回应，不做太多过激的反应，平和地接受他们的看法。误认对象多为老人亲近的家属，我们需要与家属沟通，告诉他们老人的误认是由于疾病所造成的，希望能得到理解。

3. 对家人的援助　因为人物误认是认知症老人比较常见的症状之一，我们可以提前

对家人进行一些知识普及，让他们有思想准备，不致于症状出现时，心理受到打击。在家庭中实施照护时，家庭照护人员需要正确地理解认知症的病理才能适当地对应，因此，照护人员需要详细地对家庭照护人员进行认知症病理、人物误认要因等方面的教育。照护人员需要充分理解家人的困惑和困恼，告诉他们"反复说明及论证误认的错误"是没有意义的，需要的是理解病情。

有时候，因为有些人物误认，家属会出现对老人产生负面情感，而厌恶老人的场面，这时，就需要照护人员有临机应变的能力，来进行灵活的处理。有必要的时候，还可以让老人与家人进行短暂的分离，让家人有心理喘息的机会。例如：男性老人把配偶误认为以前的恋人等。

人物误认症状强烈的认知症老人中，有的人能通过精神科的药物疗法得到极大地改善，在很困惑的时候，我们也会积极推荐老人接受精神科的治疗

4. 药物治疗   妄想色彩浓厚的人物误认症状能通过抗精神病药物得到有效的改善。此外，还能良好地改善随之而来的焦躁、易怒、攻击性等 BPSD。因此，我们尽量在早期就积极推荐老人就医。

但是，老年人用药在用法和用量等方面要极为注意。原则上，尽可能地从低剂量开始，每天的用药次数也尽量要少。此外，原则上要避免多种抗精神病药物的合用。

四、跟脚行为照护

当发生跟脚行为时，我们应根据行为发生的特征进行评估，可以考虑以下处理方式。

1. 如果跟脚行为有理由和目的的时候，我们对这些问题进行解决。

2. 我们可以探讨一下他是否有不安因素。

3. 如果能处理不安因素，我们立刻处理。

4. 除了言语能够表达的部分之外，有没有其他内心的不安因素。

5. 也有可能是因为环境的问题，我们可以检查一下环境状况（热、冷、潮湿、嘈杂、过亮等）。

6. 即使是我们认为的舒适环境，但是舒适感觉的个人差异性很大，我们需要确认一下当下的环境是否是老人感到舒适的环境。

7. 对于老人身体疾病的疼痛、痛苦，我们是否进行了充分对应。

8. 我们是否采取了缓解老人不安的相处方式，多想办法使得他安心，多陪伴他们，用心倾听。

9. 放一些轻松、安宁的音乐，或者用什么话题吸引他们。

10. 如果可能，请家属多陪伴他们。

11. 邀请他们参加一些有趣的活动（作业疗法，游戏疗法等）。

12. 当情况严重的时候，我们可以考虑药物治疗。如：①跟脚行为引起摔倒的风险较大时；②身体状况需要他们安静的时候；③过度妨碍其他老人生活的时候。

但是，目前还没有针对跟脚很有效果的药物。照护人员负担加重还是一个主要的问题，如何良好地减轻照护者的负担和精神压力，也是我们需要考虑的事情。

五、激越行为照护

当我们理解了他愤怒的原因时，要尽可能中止或回避掉那些原因，有时候还需要冷处理一段时间，或者拉开一些距离。

1. 温和的声调与他们交流，先稳定他们的情绪。

2. 立刻重新解释、说明一下我们现在正在进行的行为，或者等一等，等待他们怒气平息。

3. 不要勉强地靠近他们，也不要强行靠近他们的心理距离。最好是让他们平时比较习惯的照护人员去对应他们。

4. 如果针对某个特定人物发生冲动和攻击行为时，我们需要减少老人与该人物的接触。

如果没有任何诱因也出现原因不明的冲动、攻击行为，而且发生频率慢慢增加的话，很多时候是由于性格变化带来的；如果周围人与老人接触过程中没有什么原因的话，有时候就很难对应，我们可以尝试改变他的生活环境，转院或者利用其他服务。护理人员负担很大的时候，我们也可以考虑选择药物治疗（抗精神病药、抗抑郁症的药物等）。

当这些药物很难起到作用的时候，我们就需要让他们就医，寻求专业医生的帮助。

六、攻击行为照护

原则上，发生攻击性行为时，我们要采取让他们感到安心的对待方式。通过这种反复的相处，建立起老人与照护者之间稳定的信赖关系，这种关系的建立是需要一定时间的，我们不能强行企图去说教或者接触他们，要避免这些攻击性行为演变成事故。

1. 用温和、平稳的口气与他们说话。

2. 不要强行说服他们，用共鸣的心态接触他们。

3. 让老人比较熟悉的人去对应他们，等待他们平稳下来。

4. 播放一些老人喜欢的音乐，让家人陪伴等，创造一个让他们感到安心的环境。

5. 当他们有以下状况时，我们可以考虑药物治疗。

（1）对周围有很大影响，有可能造成身体和心理上伤害时。

（2）非药物治疗没有任何起色时。

（3）他们拒绝非药物治疗或身体接触，并因此更加激烈地出现攻击性时。

（4）突发的症状，无法预测后果的时候。

（5）攻击性行为的原因为精神症状时（妄想、焦虑、暴躁等）。

（6）激烈的自伤行为或自杀企图。

因为他们都是老年人，所以我们需要计算好药量，从最小剂量开始，避免过度镇静或误咽，并充分观察药物不良反应的出现，及时对应。

七、猜疑行为照护

基于以上判断，我们立刻可以采取的措施有如下。

1. 老人习惯机构生活之前，我们尽量多花一些时间陪伴他们。

2. 不要立刻否定"被盗的事实"，与他们一起寻找被盗的物品，以示我们的同理。

3. 巧妙地把话题转移，分散他们的注意力，一般来说吃东西是一个比较好的吸引。

4. 使用与他们身体状况相符合的眼镜、助听器等。

5. 整理环境，创造一个即使丢了东西，也比较容易找出来的环境。

6. 有些东西即使找不到了，我们也可以马上想出其他的办法来代替那个东西，让老人不要太担心。

7. 以上方法也减缓不了妄想症状时，我们需要考虑用药物或者寻求医生的帮助，特别是以下情况。

（1）有可能是谵妄的时候。

（2）以前患过精神疾病，或者路易小体认知症老人，我们认为有必要使用抗精神病药物的时候。

（3）少量抗精神病药物没有效果的时候。

（4）极为兴奋、激动的时候等。

八、幻觉行为照护

1. 行为开始要肯定　否定会让老人更加混乱，先用平静的态度回答说"没关系""这样啊，我知道了"等，用言语与态度让老人安心。有时候，我们也可以跟他们一起去赶虫子、赶蛇，然后说"都赶走了，您可以安心睡觉了"。

2. 他们描述后，立刻观察和检查一下他们的身体状况　当老人出现幻觉时，他们也许心里埋藏着什么不安，我们要好好地听听他们的倾述，有时候还是因为他们身体不适而引起的。所以我们需要确认一下，他们有没有发热、有没有脱水、有没有便秘等。

3. 环境，减少错觉的可能性　墙上的一些污垢或裂缝，我们还是需要清洁或者修理一下的。晒在衣架上的衣服有时候看起来像个人，窗帘摇摆起来也看上去很像有什么东西一样。所以，当他们产生幻觉时，我们需要确认一下周围的环境，窗帘可以用窗帘箍子箍起来。

4. 房间变得更明亮起来　幻视一般都在光线很少的灰暗处发生，所以我们需要将照明加大，让房间里面更明亮起来。减少家具阴影部分，让房间里看起来一目了然。并排除一些诱发幻觉的因素。特别是路易小体型认知症老人的房间，最好是用统一色调，不要用花纹或者图案很多的东西，以免老人将这些图案看成小动物、小虫子。

5. 转移他们的注意力　转移他们的注意力，邀请他们一起喝茶或带着他们去外面去散步，转换一下他们的心情。

6. 让他们闭上眼睛或者从幻视的地方将视线移开　如果一直看着出现幻觉的地方，他们会越来越不安。有时候让他们闭上眼睛，跟他们说说话，或者让他们看别的东西、别的地方以后，再回过头来看的时候，幻觉可能会好一些。

7. 关注他们的心理环境，减少他们的不安和恐惧　有时候，他们会因为太害怕而逃离房间，跑到外面去。出现这种危险的时候，我们一定要采取强制措施保证他们的安全。

　　但是，如果他们的幻觉没有攻击性，或者没有给他们带来太多不安的时候，我们也没有必要一定要去消除他们的幻觉。当他们还有一定意识的时候，我们可以告诉他们，就是有一点幻视也没有关系，不会有什么危险，不用害怕，让他们去触摸幻视的内容和地方等，跟他们一起确认。所以，即使出现幻觉，如果他们自己也能够意识到，并感到不害怕的时候，他们就慢慢不会把幻视当成一回事情，并习惯起来。这样对生活的障碍也就减少了。

　　但如果幻觉伴随着攻击性，或者不安、恐惧的心情很强烈的时候，我们也需要考虑药物治疗，使用一些抗精神分裂类的药物。使用这些药物时，我们需要事先与家属沟通，充分说明药物的作用及副作用，征得家人的同意。

　　当我们觉得是谵妄，或者怀疑内服药有影响的时候，我们需要带他们去就医。当他们得到癫痫、精神分裂症诊断的时候，我们还需要让他们定时就医，接受专业医生的诊治。

九、饮食异常行为照护

　　1. 过度饮食　对于这些中枢神经受到损伤的认知症老人，我们往往无法通过提醒或批评的方式来对待，由于健忘而忘记已经吃过饭的老人，我们也无法用解释和说明来处理。很多时候，我们需要在某种程度上满足老人的要求，并采取各种各样的方式来对应。

　　2. 异物食用　对待异物食用（异食），我们并没有太多的有效对应方式，阿尔茨海默型认知症老人在病情进展到相当严重的时候才会出现这些症状，所以，我们无法对他们进行批评、劝说、指示等。而额颞型认知症老人在症状比较轻的时候，就会出现异食情况，我们也没有太多有效的办法。一般来说，我们要充分注意整理、整顿，对有毒物品、药物、消毒药剂、危险物件等要良好的进行管理，一旦发现老人异食该类物品时，要立刻与医疗部门联系。机构中异物食用最多的是消毒剂等药品，有必要的时候，还需要采取洗胃等医疗手段。

　　有口唇倾向的老人会将任何物品都放入口中，很多时候我们对物品的管理十分困难，有时，我们可以给老人一些干净的手套或毛巾，让他们放到口中咬着，以防他们将其他物品放入口中。

　　最重要的是要创造一个无法异食的环境，在认知症老人活动范围内能轻易拿到东西的地方，尽量不放东西，特别是不要放杀虫剂、漂白粉、消毒剂、香烟、药品等物品。

　　3. 食欲低下与拒食　认知症老人常常无法倾诉自己身体状况的不适，如果突然出现了严重的食欲低下状况时，我们需要立刻与医生联系，同时根据医生指示实施各种措施，例如，把饭换成稀饭，准备容易消化的餐食等。其中最重要的是补充水分，频繁地让老人喝水，或者为他们提供水分含量较高的食物。

　　食欲慢慢下降的老人，我们也需要确定他是否有身体方面的疾病，对他每日三餐的饮食状况要进行良好的监控，明确好老人最恰当的进食量大概是多少。我们需要保证老人每天能够摄取到 20～25cal/kg 体重的热量（1cal = 4.1865）。

　　有的认知症老人没有什么身体方面的原因也出现拒食现象，一般来说多为心理原因，阿尔茨海默病初期常常会伴随着抑郁症状，容易出现食欲下降。此外，与环境变化等要因也有很大关系，但是，我们通常很难发现到底是什么原因引起的拒食。

在机构出现拒食现象的老人，严重的时候，不得不送至医院进行输营养液等治疗。对初入机构的老人来说，被送入机构所带来环境变化的压力、心理的不安等原因，他们比较容易引起拒食，我们可以要求家人频繁地来探视老人，通过家人的安抚慢慢一点的实现进食。

有些极端的例子，伴随着严重老年抑郁症的老人有时候会通过拒食来自杀，这种情况下我们就需要使用抗抑郁的药物来减轻症状。只是，我们也很难分辨是否有严重的抑郁症，而严重的拒食会带来老人活动性的减低、失眠、对话不清等状态，我们有时候也可以询问他们是否想自杀等问题，让他们痛苦的感情语言化。这种情况下，我们首先不要积极地劝他们进食，更重要是充分的理解他们的情感，与他们共同体会痛苦的感情，然后与精神科医生商量，看是否需要使用抗抑郁的药物。

老年人的拒食与年轻人的厌食有很大区别，他们不会因为体型而去拒食，一般都是心理因素比较多，被家人抛弃的感觉，不安、恐惧的感受等都容易引起他们对饮食的拒绝。照护人员要尽量多花时间与老人接触，努力去听取他心中的不安和不满。

总之，认知症老人的拒食现象不仅仅是由于环境和心理的因素，最根本是有功能障碍这样一个原因。所以，我们遇到拒食的老人的时候，要优先针对大脑功能障碍及身体障碍进行处理，首先接受专业医生的诊疗，与医疗机构联手来处理这些问题。

十、收集癖的照护

对策1：我们需要理解，这些收集的物品对本人来说都是"非常重要的东西"。

我们可以问问他"您收了些什么呢?"，倾听他们的理由，如果他们有很明确的理由，我们可以在他的房间里开辟一个"重要物品"角落，让他们放在那里保管，并定期了解有什么新增加的物品。老人常常会将周围所有看得见的东西都认为是自己的东西，不断地拿回来。有时候，当我们知道他们收集什么特定物品时，可以将这个物品特意拿过来交给他，让他们将固定位置放满的时候，他们可能会很满足，不再到处收集了。

此外，我们还需要帮助他们整理环境，有些老人喜欢将收集的东西藏起来，藏到柜子里、抽屉里，不想让人看见。这时，我们就需要考虑减少一些能藏东西的地方，藏东西的地方减少了，藏不起来了，有些老人就能减少收集的频率，慢慢改变收集癖。所以，当我们事先了解到入住老人有收集癖时，我们就可以减少入住房间内的家具数量，事先做好准备。

如果我们强行整理收集物或扔掉，很可能会引起老人的大怒，让病情进一步恶化。我们需要配合本人的状况，一点一点的帮着收拾。

对策2：我们要分辨清楚哪些能处理掉，怎么样整理才会没有问题。

如果老人不太记得自己收集了什么东西，我们给他扔掉，也不太被发觉的话，趁他外出时，我们可以一点一点把东西丢掉。不少老人无法理解物品有"所有者"这个概念，常常拿回来以后，会说不知道这些东西为什么会在这里，但是在这里就是自己的，他们一般都不愿意交出来。当然，一些脏东西，有时候跟他们解释后，他们也会交给我们。可是，如果他发觉有人在丢他的东西的话，有时候会诱发被盗妄想，这是我们要注意的。

当我们要整理收集物时，最好是一点一点地整理，让他们在不自不觉中保持收集物不增加的状态，这也能保持一个比较正常的日常生活。

对策 3：增加他们与家人共度的时间。

一般来说收集癖的背后都有"寂寞"这个原因，我们可以尽量增加他们与家人共度时光的机会。督促家人多倾听他们的倾述，邀老人一起外出，换一换心情。跟他们一起散散步，观察一下他们收集物品是在什么样的状况下发生，问问他们收集的原因，跟他们一起摘花、拔草，做一些手工等，转换一下心情。

此外，如果他们收集的物品是危险物或肮脏的东西时，我们就需要及时的处理；如果是拿了别人的东西，我们也要及时返还给对方；危险物品不要放在外面，让老人看见。

如果他们在收集危险物品的话，我们也不能完全阻止他们的收集行为，但是，我们可以想办法，让他们去收集别的安全物品，如毛巾、抹布之类的。

根据他们收集的目的，我们可以探讨一下其他可代替行为，例如，喜欢收集一些杂物的人，我们可以在桌上摆满杂物让他去分类整理等。

对于那些不太记得自己收集了物品的老人，我们可以悄悄地趁他们不注意给收拾掉，对有记忆的老人，与他们解释并征得他们的同意以后给处理掉等。

当我们需要进行药物治疗时，则有以下注意事项：

1. 他们行动是基于妄想或幻觉，我们尝试了各种照护方式也没有什么效果的时候，可以考虑用少量抗精神病药物。

2. 固执持续性收集行为，当我们的照护没有效的时候，也可以使用一些 SSRI 或抗精神病药物。

3. 严重的拿走其他人的东西、持续性的收集危险物品的时候，也可以使用一些 SSRI 或抗精神病药物。

4. 收集物品时，伴随着激动、兴奋、易怒等精神症状的话，可使用一些镇静剂或少量抗精神病药物。

以上药物没有很好效果时，则需要寻求专业医生的帮助。

十一、脱衣行为照护

基于以上评价，我们可以考虑根据不同原因采取不同的对应方式。当发现他们有皮肤问题的时候，我们不能强制性地制止他们脱衣，也不能换上难以脱下的衣物。这样只能加重他们的焦躁感，容易使得他们大吵大闹。

1. 当性冲动或易怒等精神症状为主要原因时，我们需要按照性冲动或易怒等精神症状的对应方式进行处理。

（1）确认是否有皮肤异常（包括感觉异常）。

（2）提供舒适的环境（温度、湿度）以及舒适的着装。

（3）有排泄欲求的时候，及时诱导他们去厕所。

（4）检讨一下是否进行了合适的尿片更换工作，换尿片的频率是否合理。

2. 当发生以下情况，我们采用了各种对应方法，实施了相应的对策后依然没有什么明显改善时，我们也可以考虑药物治疗。

（1）脱衣后发生行为障碍（随地大小便，性行为等）。

（2）对疼痛、瘙痒等症状采取了充分的措施以后依然没有改善。

（3）幻觉、妄想、兴奋、易怒等精神症状非常严重的时候。

我们要与医疗机构进行充分配合，在专科医生的指导下使用药物。同时，对药物副作用应给予充分注意，做好观察、记录工作。

十二、弄便行为照护

1. 弄便是可以改善或者说有改善可能性比较大的一种症状，需要在早期阶段及时发现原因，这极为重要。我们要根据不同情况下的不同特征实施照护，这样很大程度上能够起到预防作用，也能够及时对应。

（1）当老人出现肠炎，或者使用泻药而发生腹泻，以及便秘状态都是弄便的一个很大原因。便秘时，粪块堵在直肠的时间过久，从肛门里漏出粪便的便失禁叫做溢流性便失禁。老人不知道为什么会出现这种现象，他们会去摸，去查看，当我们使用泻药的时候，也会容易引起大便失禁。所以，为了尽量减少泻药的使用，我们平时就需要十分注意老人的排便状况，建立一个良好的排便习惯。

（2）重度认知症时，老人无法完成排便动作，我们需要诱导老人来到厕所，以一起寻找厕所的方式进行介入，达到保持老人自尊心的目的。同时，我们还需要充分观察，以便掌握老人排便间隔和便意征兆，以便及时诱导他们进行排泄。

（3）不要轻易使用尿不湿。在尿不湿内排泄，会让老人感到有异物堆积在臀部，因为异物感和不快感，老人会去弄便。我们要尽量促使他们在厕所里排泄，有时候，老人会被留在便器里的粪便吓一跳，然后他们会有去触摸、去抓起来的冲动，所以，当他们排泄结束之后，我们要迅速的帮他们把便器内排泄物冲洗干净。

（4）当老人白天没有弄便行为，但到晚上，有时候就会出现弄便，会出现将粪便涂抹到衣物或墙上的现象出现时、我们需要怀疑他是否有谵妄症状，出现了意识障碍。

2. 对于弄便我们一般需要确认以下几点。

（1）发生的时间带和地点。

（2）确认排便状况，是否有便秘或腹泻。

（3）对本人的情感进行评估，有没有慌乱、有没有生气、有没有怕丑、有没有困惑等。

（4）有没有发热、腹痛等身体疾病的征兆。

（5）抽屉里、柜子里有没有藏着粪便。

（6）有没有失眠、精神不安（兴奋、叫嚷、暴力等）症状。

3. 基于以上确认，我们可以立刻采取以下措施。

（1）我们需要分析一下，如果是他自己想处理的话，他是出于什么目的，是出于怎样的状况。

（2）如果老人精神非常不安定，我们要冷静对待，不要增强他的不安情绪。

（3）排便有异常的时候，我们需要再次探讨一下他的饮食内容或运动状况。

（4）将厕所的标识改正得更加醒目。

（5）固定去厕所的时间，增加厕所诱导的次数。

（6）不要错过老人排便的征兆，及时进行诱导，多观察。

（7）如果弄便次数过于频繁，有吃粪便的可能性的时候，我们要考虑采取让他不能随便接触到粪便的方法。

4. 如果情况严重，我们还需要考虑使用药物治疗。

（1）排便异常一直持续的话，我们就需要使用一些助消化的药物或者泻药。

（2）如果是由于身体疾病引起的话，我们要对此进行治疗。

（3）如果老人是基于强烈执着而产生的弄便，我们通过照护也无法改善时，少量抗精神病药物也比较有用。

（4）失眠或精神性不安无法改善时，也可以考虑使用药物，对失眠和精神症状进行治疗。

无论因为什么情况使用药物，我们都需要非常仔细地观察与确认，发现异常情况时，及时与医疗人员沟通、联系。

十三、性异常行为照护

老人性异常行为的根本是希望得到温暖、柔情，他们感到了寂寞，但无法用言语表达出来而产生了这些举止。因此，对于这些性方面的言行，我们不能仅作为一种性侵犯，也需要作为一种老人发出来的"信息"接受。

首先，我们要"善意地接受"，理解眼前的老人，同时深刻思考一下我们平时与他们的接触与照护方式。

认知症重症期时，老人自己的存在越来越不确定，他们基本欲求越来越难以得到满足，他们会陷入深深的孤独感、不安感，还会有强烈的排斥感。我们不能总被他们的性异常行为所吸引，我们需要更进一步思考这些行为背后的意义，针对每个案例进行解决。

我们可以针对不同情况进行一些具体处理。

1. 对特定人有性异常行为时，我们可以让对象者尽量不要进入老人视线内，换房间等。

2. 让老人担任一定职位，以提高他本人对自我的评价。

3. 增加一些非性色彩的交流，充分进行沟通。

4. 让原本的恋爱、性对象多来与他们相处（配偶或恋人）。

5. 但如果情况比较严重的话，我们就需要考虑使用药物治疗。

（1）伴随着暴力或言语。

（2）根本原因在意妄想等其他精神症状。

（3）对周围有很恶劣的影响，甚至让对象者的生活出现问题等。

十四、黄昏综合征照护

基于以上内容，我们可以采取一些措施。

1. 对新入住机构的老人，在他们习惯机构生活之前，我们多花一些时间陪伴他们。

2. 举行一些愉快的活动或锻炼。

3. 室内尽量早点开灯，特别是冬天，天黑之前就开亮室内的灯。

4. 白天限制老人的午睡时间。

5. 尽量让老人多进行日光浴等。

6. 如果以上方式很难改变状况的话，我们可以考虑采取一些药物治疗方式。

药物治疗主要是使用睡眠导入剂、抗不安剂等抗精神病药物，实现镇静和确保睡眠的效果，但是，也有起反作用的时候，也可能将老人原有的睡眠节奏打乱，所以需要谨慎使用药物。

十五、睡眠障碍照护

针对以上内容，我们可以采取相应的措施。

1. 环境改善（嘈杂、热、冷、太亮等状况的改善）。

2. 睡眠中途中断理由的讨论（频尿、尿片更换、体位改变）。

3. 对夜间过度干涉·刺激（查房时的灯光、照护人员之间的对话、其他入住者的吵闹等）的改善。

4. 对疼痛、瘙痒等身体疾病引起的不适状况进行处理。

5. 饥饿、口渴等需求的对应。

6. 有可能的话，让家人或亲近的人多陪伴他们。

7. 对药物使用的改变。

8. 预防摔倒，并针对摔倒采取各种安全措施。

9. 白天进行定期的运动。

10. 白天进行日光浴（照护人员或家人陪他们散步是最好的）。

11. 如果可能，可以陪他们睡觉。

如果夜间摔倒风险太大的话，我们可以考虑使用一些药物治疗，或当他们的行为严重影响到其他老人，产生一些问题的时候，我们也需要考虑药物干预。

十六、抑郁情绪照护

基本对应方法如下。

1. 如果是刚进机构，或者有家人去世等心理·环境因素，我们需要增加对他们的照护时间，直到他们平稳下来。

2. 如果他们对身体不适的倾述增加，我们需要对此充分的给予倾听，与他们共享愁述背后的痛苦感。

3. 引入一些有氧运动。

4. 实施一些自我表现的疗法，例如绘画、音乐等。

5. 有时候，身体按摩能得到很好效果。

当我们改变照护方法也无法得到很好效果时，可以考虑药物治疗。用一些镇静剂、催眠药、抗抑郁药物等。

当他们出现自杀念想、重度抑郁等危险状况时，我们就需要考虑让他们去医院接受专业的治疗。

十七、拒绝照护行为的照护

1. 当老人还有部分言语沟通能力的时候，我们可以用平稳缓慢的语调、低沉点的声调反复地跟老人说明解释。当老人的理解能力处于很困难阶段时，我们需要花些时间，一点点让老人习惯我们身体语言，我们动作的幅度也需要加大。刚刚入住的老人，我们还可以通过为其他老人提供服务的样子，告知他我们将会为他做些什么，让他有点心理准备，有时候，这也能减缓老人不安的心情。

2. 因此，我们需要抱有轻松的心态，即使很忙碌，也不要让心态紧张和焦急，用宽容的心态看待老人的状况，这样老人也能平和的配合照护。

3. 有些治疗活动需要在规定的时间完成处理，不得不勉强老人的时候，我们就需要理解老人不愉快、厌恶、愤怒的感情，如果我们能充分理解他们这些情感的话，照护方式也会有所不同的。

如果无论怎样的状况，老人都出现拒绝的情况时，有些时候并不是周围人照护上的问题。这时，我们需要考虑的也许不是我们照护方式的问题，而是要考虑时机的问题。如果老人固执地拒绝照护行为时，我们可以迅速停止照护行为，等过一段时间后再尝试一下，因为我们与老人的接触中不存在问题的话，即使我们耐心地面对，也得不到好的效果，反而容易让照护者疲惫。因此，我们可以尝试着隔一段时间后再去实施，有时候，反而效果更好。

如果老人本人与照护者之间有很大的情绪上对峙时，照护工作就非常难以进行。居家照护时，夫妻之间、婆媳之间长期关系不良时，老人是很拒绝对方照护的。这时候，我们就需要寻找代替的照护者，或者寻求其他的照护方式。如果坚持他们之间进行照护的话，不仅对照护者是很大的负担，对老人来说，照护不到位的情况会有很多的。

对待妄想的老人，照护人员最好不要去与老人讨论那些事情，也不要提起，如果老人提起的时候，我们可以用转移他的注意力的方式去回避，例如邀他散步、喝茶、看电视、聊其他的事情等。如果老人出现冲动或找照护者吵架的状况的话，我们可以寻求医疗机构的帮助，通过药物等手段实现老人情感的安定。药物有时候并不能立刻解决妄想的问题，但至少能让老人的情绪安定下来。

十八、谵妄照护

我们在安抚发生谵妄的老人时，很重要的一点是要整理好环境，营造一个能平息不安、带给他们安全感的环境。由于他们的认知发生了混乱，单独言语上的说明解释还不足以带来安全感，我们需要采取一些其他能使他们感到安心的对策。

在进行言语解释时，最好使用单纯、统一的表达方式。因为发生了意识障碍，记忆成为片段性，失去时间轴上的连接，所以我们需要进行反复说明。当老人连单纯的解释和说明都理解不好的时候，我们只要牵着他们的手，在他们身边就好。当夜间失眠时，如果将室内调节成很黑暗状态的话，反而会增加老人的不安。这时我们需要将室内保持一定的亮度，以便老人了解室内的情况。当我们否定老人的幻觉和妄想时，他们常常不记得我们否定的内容，却常常能记得我们批评了他们，只留下负面的情绪在他们心里，这样情绪将更加不安定，这时我们需要将他们的注意力转向移到其他地方。

为了控制精神运动兴奋，确保夜间睡眠，我们也会实施精神病药物的治疗。最近，我们多使用副作用少的非定型抗精神病药物。

对于有多个复杂原因相关的谵妄，我们要尽量消除与发病相关的要素，通过周围人的照顾及抗精神病药物的治疗，调整好睡眠和觉醒的节奏。

十九、叫喊行为照护

基于发病的原因，我们可以采取相应措施。

1. 对引起老人不适感觉的环境因素给予调整（冷、热、过度明亮、嘈杂等）。

2. 对身体疼痛等身体疾病所带来的痛苦进行对应（改变体位等）。

3. 将老人转到单人间，进行对应。

4. 大声嚷嚷的人很多都有抑郁状态，不安、兴奋倾向很重，处理的时候，需要采取减轻不安的接触方式，让他们感到安心感，尽量较长时间地与他们呆在一起，倾听他们诉说。

5. 也可以让他们听一段安静的音乐。

6. 如果可能的话，请家人或者熟悉的人陪伴他们。

7. 当发生以下情况时，我们可以考虑药物治疗，请专科医生干预。

（1）通过改进介护方式，也完全没有效果。

（2）非常严重的影响其他老人的生活，搅乱生活环境等状况。

（3）幻觉、妄想等精神症状非常严重的时候。

药物治疗时，需要制定一个治疗目的，如果想通过药物把所有的症状都解除掉的话，就很容易产生过度服药的状况，反而会诱发很多有害的状态。有部分效果也能减轻照护的负担，对其他人的影响减少，他人能够忍受范围内的话，也就可以了。

第八章 认知症老人日常生活照护

第一节 日常生活照护原则

认知症老人的照护计划需要个体化，病程不同阶段需要不同的照护方式。

一、轻度认知症老人的照护原则

疾病早期阶段：早期发现，早期诊断，早期防治，以达到认知症老人的症状控制与减缓退化速度为目标，同时保持其尊严自主的原则。

疾病早期阶段的老人整体认知功能状况仍较好，故照护上需给予老人时间，并使其发挥能力范围内的功能，适时给予环境中的指引。常以适当的肢体接触及眼神鼓励，辅以适时口语协助，提醒或暗示。询问问题时可以封闭型问题（答案为是或否）为基础，以开放选择型的提问（多重选项）来鼓励老人表达，另以开放性问题来加强并提升老人沟通与意见表达，鼓励阅读及社交互动，使其能够尽可能维持现有能力。

二、中重度认知症老人的照护原则

疾病中期阶段：照护原则是规划安全的照护环境与问题行为的处理。疾病晚期阶段，身体清洁与舒适、安全维护和营养是照护的重点。

这个阶段可能是令人又爱又无耐的时期，老人有时会出现行为上的问题，加大了照护难度，照护目标首要是安全的防护，预防意外的发生，环境的检视更加重要；特别留意环境中的刺激是否适当，照护者亦为环境的一部分，应避免不当刺激与干扰，以免加重老人的负担。因此，照护者需维持冷静稳定的情绪。照护上，多鼓励老人从事喜欢的运动及活动，维持老人情绪的稳定，若出现游走的行为，则应特别注意防范老人走失。具体的照护原则如下。

1. 制定个体化照护计划 通过对老人进行全面系统评估后，为老人制订包括身体、心理、社会及精神不同层面、多维度的个体化照护计划。照护计划尽可能保持老人原有的生活习惯。照护者应对老人的生活经历有清楚地了解，善用老人过往鲜明的早期记忆故事，作为谈论的话题来发起彼此间的交流。也可借此适时为老人进行个别怀旧疗护，给予安全感与支持。

2. 维持情绪的稳定 老人疾病本身的变化与脑功能的退化速度难以掌控，但可以掌握和老人相处的技巧。与老人创造更多正向的沟通经验，善用微笑，共同创造更多幸福愉快的记忆。照护者需要时刻审视自己的态度，以良好的情绪管理能力，培养弹性调整困扰的方法，将复杂的事情简单化，"投其所好"的让老人拥有愉悦的感受，照护起来才会得心应手。

3. 保持规律的生活作息　仔细了解和观察老人一整天的生活概况，以尝试安排全日的生活活动，尽可能考虑老人个人的喜好与需求。内容应包含衣、食、住、行、药、安全等，其目的是更多地让老人参与自我照顾，以维持日常生活的功能，保持现有能力。同时，也便于照护者对老人的照护有清楚的依据。另外，一旦建立生活作息，老人的生活模式较易掌握，照护者亦能减少一定程度的照护负担。特别注意，作息安排与照护计划需根据老人的反应适时调整，同时也需要家人共同配合。

4. 避免环境中过多的刺激　给予适当的生活刺激，让认知症老人有足够的时间回应并处理生活事物，提供参与作决定的机会。在固定的作息模式之外，可适时加入不同的规划，让生活有一些惊喜和创意，但需注意刺激的适当与适量，过多的刺激是压力。若超过老人的负荷，将导致焦虑不安等问题行为的发生。适合的活动安排，如户外散步、与人互动交谈等。适当晒太阳，可以减少黄昏综合征及日夜颠倒的情形发生。

5. 问题行为处理　认知症老人的问题行为处理往往是照护者最大的压力源，面对层出不穷的各式困扰行为，照护者应先有基本的认识与了解，进一步寻找可能原因，再试着以转移注意力、耐心安抚、情绪疏导、陪伴参与活动等方式处理应对。建议照护者需要完整分析问题行为发生的频率、时间、诱发因素、改善方法等方面，就医时提供医师诊疗参考。一旦老人问题行为严重干扰日常生活，必要时配合医师的医嘱使用药物调整。

第二节　常见生活问题的照护

一、饮食照护

国外调查发现约80%的认知症老人有进食困难，轻度认知症老人中出现食欲与进食行为改变占47.6%，中、重度认知症老人则77.8%有进食问题。认知症老人进食问题的非药物照护包括教导照护者改变协助进食的方式、改变食物的性状以方便吞咽、训练认知症老人改变进食行为等。

（一）常见的进食问题与处理

1. 拒食　评估老人是否受情绪或身体疾病影响，以确认原因。适时改变食物质地，特别关注老人愿意进食的那一餐或给予老人较喜欢的食物，酌情给予较多的热量，或可添加适量营养补品。

2. 进食过量　由于遗忘已进食过，或无饱足感，不断要求进食。应以少量多餐为原则，可适时给予少量副食。

3. 异食与误食　严格掌握危险物品的摆放，严密检查环境安全，随时留意老人动态。

4. 水分摄入　对易发生呛咳的老人，可使用食物黏稠剂混合食品，如酸奶、布丁等。保证水分摄取量，如老人不喜欢喝水，可以有味道的流质替代或以果冻、茶冻来增加进水量。

5. 咀嚼、吞咽困难　进餐时避免一次给予太多，每次一口的量要适中，可选择质地柔软的豆腐、鱼类或蒸蛋、布丁、酸奶。应视老人进食功能，调整不同餐食，如软质饮食、剁碎或打泥。

（二）协助用餐的注意事项

1. 进餐前先处理好使老人分心的事。用餐过程中，确保在一个安静、平和、舒适的用餐情景和光线充足的场合下进行饮食，坐姿舒适得宜，可以让老人集中精力和时间进餐。

2. 通过观察了解老人适合的用餐方式，包括合适的进食姿势、速度（不要太快），确认老人精神状态，邀请至其专属的固定座位，并同时考虑老人的用餐习惯。

3. 依老人咀嚼及吞咽能力烹调适宜质地的食物，如需额外添加营养补充品，视状况添加入餐点中。

4. 注意食物温度，勿太冷或太热；餐具及餐桌上物品简化，勿过于复杂；将立即可食用的食物，置于明显易取处。

5. 定期进行营养评估，关注老人进食量，如果连续 2～3 餐进食未满每餐的 1/2 量时，需了解原因，必要时适度提供额外营养补充品，避免造成营养不良情况的发生。

6. 可提供有限的食品选择（包括不太烫的软食、切碎的菜）和部分小型食品。吃饭时，为防止老人噎食，可拿走桌上的调味品。

7. 选择适宜的餐具颜色。由于认知症老人往往存在视觉障碍，因此为老人选用碗和盘子的颜色，要与餐桌桌面和食物的颜色有明显的区分。如果餐具的颜色和桌面或食物的颜色相似，老人可能会出现混乱，不知道应该挟哪儿、吃什么。

8. 用吸管或有盖的杯子，便于老人喝水。

9. 除非老人因患其他疾病而必须进流食，每天为老人准备的食物中应包含可供咀嚼的食品，尽可能维持老人口腔及牙齿的功能。

（三）老人居家饮食照护原则

1. 定期清理冰箱，避免老人吃到过期或腐败的食物。

2. 建立规律用餐时间，进食时环境要安静。

3. 不批评老人进食情形或催促老人进食。

4. 用对比色协助老人确认食物存放位置。

5. 调制老人熟悉的口味，在口感、颜色上做变化。

6. 使用简单的餐具（如选用汤匙代替筷子）、安全的硬体设备设施（防滑桌面）等。

7. 为了方便老人使用餐具，可选用加大手柄的筷勺，或有把手的碗，让老人容易拿取，方便进食。

8. 认知症老人可能丧失冷热的感觉，要注意避免太烫的食物。

9. 当老人拒绝进食时，应先了解原因，不要强迫进食。若情绪躁动不安时，暂停进食，待稳定后再进食。

10. 认知症老人常会忘记自己是否进食，两餐之间若老人仍不断要求吃东西，可给予少量健康食品，以不影响正餐为原则。此外，照护者可安排一些活动，转移老人的注意力。

二、口腔照护

口腔与牙齿的清洁与健康，直接影响老人的饮食、消化和营养的摄入。因此，口腔照护在老人的日常生活照护中非常重要。

（一）常见的口腔照护问题

1. 忘记按时刷牙。

2. 不会正确刷牙或不能刷牙。

3. 不愿意刷牙，甚至抗拒刷牙。

4. 义齿佩戴不合适或不会佩戴义齿。

5. 出现口腔疾患。

（二）口腔照护方法

1. 全面评估老人的口腔状况及进行自我口腔保健的能力，制定照护计划，提供相应协助。特别关注戴义齿的老人，观察其义齿是否合适、有无受损等。

2. 每日观察老人对口腔照护的能力和需求，及时指导或协助。口腔清洁包括早晚刷牙、饭后漱口及清洁义齿。

3. 按时提醒或引导老人到洗漱间进行口腔清洁，但一次提醒后老人可能会忘记，此时可直接引导老人至洗漱间。需注意刷牙的时间和地点尽可能固定。

4. 如老人已忘记如何刷牙，可按照刷牙的步骤，耐心指导，尽可能发挥其现存的能力。

5. 在刷牙的过程中，老人可能会出现注意力不集中，应及时提醒老人继续完成刷牙，并给予鼓励。

6. 使用义齿的老人，进食后及晚上睡觉前及时清洗义齿，定期用专用清洁剂进行清洗。

7. 定期安排老人看口腔科，鼓励需要佩戴义齿的老人进行佩戴，以维持其良好的咀嚼功能。

8. 对于卧床、生活完全不能自理或口腔疾患的老人，遵医嘱给予口腔护理。

（三）口腔照护注意事项

1. 认知症老人出现口腔问题时，有时会意识不到，或无法用语言表达清楚，仅表现为抗拒刷牙或刷牙时表现为痛苦表情。因此，照护人员须细致观察，不可忽视老人的异常反应。

2. 注意不要忽视老人进食时的异常反应与口腔问题的关系，如进食时表情痛苦或拒食，应及时进行口腔检查。

3. 监测老人出现的任何吞咽困难。当老人易出现呛咳或误吸情况下，照护人员在为其清洁口腔时，应谨慎或避免再让老人用水漱口。

三、穿衣照护

（一）常见穿衣的问题行为与处理建议

1. 不能选出合适季节的衣服。主要是认知能力及时间导向力下降所致。照护人员应定期整理衣柜，将适合季节穿着的衣物放置在衣柜，惯穿或喜欢的衣物保持在视线范围内，且易取处，并在柜外清楚标示。

2. 不能找到衣袖和颈口或衣服底面倒穿。常因空间感知异常，不能准确分辨衣服开口或上下关系。可在衣领合适位置写下/缝上特别标识，选择衣服的内外面颜色有明显的区别。

3. 内外衣调换。根据老人日常穿着习惯，按其穿衣顺序，依序摆好。如将内衣放在表面，外套放在底部，方便老人按正确顺序自行穿衣。

4. 穿衣过程受到阻碍。如衣服太贴身，穿着时有困难；上肢关节（肩膀/手肘）活动幅度下降。可选择开衫或宽松的衣服，如有松紧带、魔术贴的衣物，以便穿脱；另外，照护者在老人困难的环节提供协助，如代拉衣领过肩膀。

5. 不能扣纽扣，拉拉链。常因手部精细动作控制，或手眼协调能力下降，或智能下降，忘记了穿衣方法。可改装衣服或使用辅助用具。如将纽扣改为魔术贴或拉链，下衣可使用松紧带的运动裤，必要时使用纽扣器辅助。照护者也可为老人扣上第 1 ~ 2 粒纽扣引导，鼓励老人扣完剩余的纽扣。

6. 不能系鞋带，可选用皮筋鞋带或不需要系鞋带的鞋。

（二）穿衣照护注意事项

1. 老人衣着不当时，照护者需用温和的态度加以引导，穿衣时可给予简单的指示与诱导，如穿这件比较好看，参加活动，开会时服装要整齐等。

2. 尽量在老人能够接受的范围让自己完成穿衣，以保持其自尊心。

3. 衣物材质选择柔软舒适且耐洗衣料，且实穿易穿的衣服。

四、修饰照护

修饰包括洗脸、刷牙、梳头及剃须等。认知症中晚期老人常出现不同程度的修饰困难。常见问题如下。

1. 不能独立地安全梳洗或拒绝梳洗。常因老人手部功能、手眼协调能力下降或害怕接触冷水有关。照护者可帮助老人拧干毛巾，协助老人挤牙膏等精细动作；指导男性老人使用电动剃须刀；准备一盆温水，引导老人的手浸在温水中，并鼓励其洗脸。

2. 吞掉刷牙用水或口水。可使用温开水取代自来水。

五、洗浴照护

协助认知症老人洗浴是照护者最大压力源之一。老人常发生抗拒或攻击情形，过程中亦可能有意外状况发生，如何提供一个对照护者与老人都舒适的环境，并能更贴近老人原来的生活习惯，是非常重要的。

（一）常见洗浴的照护问题及处理建议

1. 抗拒洗浴。常见原因为老人对浴室环境有恐惧感，如室温过高或过冷；洗浴前，照护人员与老人的沟通不充分；有人在一旁认为失去了隐私，感觉不自在；协助老人洗浴过程中，照护人员动作过快或用力过重，让老人感觉不舒适或认为对其有逼迫或试图攻击自己。因此，照护方法可从以下方面考虑：

（1）洗浴前与老人的沟通，是协助老人成功沐浴过程最重要的环节。因此，照护人员需事先了解老人原来的生活习惯，采用适时诱导，让老人知道洗浴是即将发生的事情，切勿勉强以免引起愤怒情绪。

（2）理解老人因认知功能的障碍，拒绝不熟悉的人帮其洗浴是一种出于自我保护的本能反应，与老人建立稳定的信任关系，有助于洗浴的进行和减低其不适感。

（3）照护者帮老人洗浴时，要一步一步地告诉老人，将要做什么，如果可能，尽量让老人自己洗。

（4）在老人最平静、最配合的时候安排其洗浴，最好能在每天固定的时间内进行，以便形成规律。

（5）认为洗浴是一件可怕和不舒服事情的老人。洗浴时，照护者动作要轻柔，心情要平静，说话要耐心，要尊重老人。

（6）洗浴前让痴呆老人先热身，尽量使用手持淋浴器湿身。

2. 不能独立完成洗浴。老人常由于忘记如何使用花洒、淋雨喷头、难以控制水温、进出浴缸时容易失去平衡等而难于自己安全完成沐浴。因此，可采用固定热水器最高水温，不让老人独自在浴室里沐浴；洗浴间尽量不配置浴缸，选用合适的辅助器具，如长柄擦、浴椅等，并尽量保持地面干爽，以免老人被烫伤、滑倒或窒息。

（二）洗浴照护注意事项

1. 为老人洗浴照护时，需考虑老人适宜的频率，针对洗浴次数保持一定的弹性，应尊重老人意愿与自主，以个别的处理原则、老人熟悉的方式，完成或辅助洗浴。

2. 态度上尊重老人，勿勉强，运用引导与轻巧良好的沐浴技巧加以进行。

3. 在老人洗浴前，照护人员要确保洗浴或擦澡环境温度适宜，进入浴室前要先调节水温。水温以 40～45℃为宜。

4. 洗浴全过程均须注意老人安全。老人因平衡能力的降低和地面湿滑，易发生跌倒。照护人员应用简明的语言告诉或示范老人使用扶手；进出浴室时注意搀扶老人；独自洗浴的老人，洗浴过程中，常提醒、关注或陪伴老人，以免发生意外。

5. 保持老人适宜的洗浴时间。由于认知症老人反应和行动缓慢，因此照护人员要给老人留出充足的洗浴时间，不要催促老人，让老人轻松地完成洗浴。但由于老人记忆力的下降，老人也会出现反复洗擦身体的不同部位，故照护人员应掌握老人洗浴的开始时间，持续时间过长时，可适当提醒和观察，并及时给予帮助。

6. 协助老人洗浴以同性别的照护人员为宜，洗浴后及时用浴巾包裹老人或穿衣，以最大程度保护老人隐私和避免着凉。

7. 如老人极度抗拒浴室内洗浴，可采用适度频次的擦浴替代洗浴。

六、排泄照护

认知症老人随着病情的发展，会出现不同程度的排泄障碍，包括排泄问题行为及大小便失禁。照护有排泄障碍的认知症老人，是照护工作中的重点和难点。

（一）常见排泄的照护问题及可能原因

1. 老人可出现随地大小便，或弄脏马桶，或直接在裤子里大小便。也许因为找不到卫生间或来不及脱下衣裤有关。

2. 摆弄或乱涂抹大小便。可能由于不知道应该如何处理大小便；当大小便排到衣裤时，感觉不舒服，想尽快处理掉大小便；亦有可能产生羞耻感想尽可能掩盖。

3. 大小便失禁。其可能原因有熟睡而忘了如厕、来不及如厕、泌尿道感染及腹泻、睡前进食与喝水较多等。

4. 便秘。常由于活动量少、饮食问题、药物不良反应等原因所致。

（二）排泄照护

1. 定时提醒或协助老人如厕，白天可每隔 2 ~ 3 小时一次，不要等老人要求时才去如厕。

2. 应让老人穿松软而富有弹性的裤子，以便容易拉开。

3. 观察老人如厕习惯，仔细观察老人出现排泄需求的迹象。如老人表现为坐立不安、拉扯裤子、发出异常声音、躲在角落、烦躁、焦虑等情况时，照护者应快速反应，引导或协助如厕。同时，建议简要记录，以利分析并规划老人的如厕训练。

4. 适时调整如厕的方便性，就近备妥活动坐便椅或简易尿壶，以备不时之需。

5. 适度减少睡前的液体摄入量，记录夜间如厕情形，就医时可供为参考。

6. 如老人熟睡不易叫醒，不要勉强，应加强巡视，如担心来不及如厕尿湿床单，可于床上加中单防护或加用尿垫。

7. 带老人外出时，要提前了解哪里有厕所，除让其穿简单、易松解的衣服外，还要携带额外服装，以备发生意外时之需。

8. 如老人出现失禁情况，应特别留意可能会出现自我厌恶感。因此，协助处理时应动作迅速，另以轻描淡写、温柔口吻告知老人不要担心，之后再了解原因。

9. 环境支持。通往卫生间的通道要保持通畅，卫生间门口要张贴醒目标识，室内保持充足的照明，坐便器可采用不同颜色坐垫，便于照护人员对老人进行日常导向训练。

10. 便秘老人，在身体条件允许的情况下，帮助老人适度身体锻炼。保证老人每天的水分摄入量，注意食物搭配，多为老人提供富含纤维素的食物。必要时，可制定促进肠蠕动的计划，如每天起床前和入睡前，为老人进行顺时针腹部按摩。

七、睡眠照护

对于大多数认知症老人，夜间是一段艰难的时间。许多老人会出现"日落综合征"，即不耐烦、易激动、急躁等现象。很多老人可出现不同程度的睡眠障碍。

常见睡眠问题是入睡困难、夜间睡眠时间减少、断续睡眠、日夜颠倒，甚至出现夜间游荡。

可能原因包括白天活动量不足、环境干扰、工作人员值班或其他老人的干扰等。

1. 分析老人无法入睡的原因，据原因给予协助。给予老人现实导向告知是夜间情景。

2. 在老人睡觉前，应用平静、平和的语调鼓励其入睡。布置夜间的休息情景，房间保持微弱的光线，照护者尽可能放低音量。根据老人喜好，可放一些舒缓的音乐。

3. 规划全天规律的生活作息，尽量让老人在每晚的同一时间上床入睡，以建立常规的睡眠时间。

4. 鼓励老人每天多做一些身体活动，少睡午觉。每天可提供 2 次，每次 15～30 分钟的日光浴活动，可以改善生活节律与忧郁情绪。

5. 下午和晚上应限制老人应用含咖啡因的饮料、茶水和酒类，以免过度兴奋难以入睡。

6. 遵从老人的生活习惯，在睡前安排一个淋浴或热水泡脚，以利于睡眠。

7. 如果老人夜间游荡时，照护人员可以温和地陪伴老人先坐一会，了解老人的需求，引导老人回卧室休息。

8. 老人发生睡眠障碍时，应及时记录并分析老人睡眠障碍的原因，以采取相应措施，必要时请医生进行评估和诊断，提供干预方案。

第九章　认知症老人的安全与应急处理

第一节　安全照护原则

由于认知功能的下降，认知症老人会对生活中可能造成伤害的不安全因素丧失警觉。正常人认为很安全的物品或事情，对于认知老人来说，却存在着安全隐患。因此，护理人员一定要时刻把老人的安全放在心上，尽可能防止各种意外的发生。

一、营造舒适安全、具有支持性的生活环境

1. 安全性

（1）家中及院子需要提供充足的光线及照明。

（2）地面需防滑，避免反光及凹凸不平。

（3）房间内的桌子、茶几的边角应为圆角，椅子则应该是高度合适、结实的扶手椅，以方便老人调整姿势时双手可协助使力。

（4）家居环境需简化，减少可能带给认知症老人的感受和行动上的负荷。如移走地面上的小块地毯、电源接线靠墙以免绊倒老人。

（5）卫生间需采用防滑的地面材料，并安置扶手。

（6）认知症老人会出现游荡行为，为了防止老人在无人陪护的情况下离开住所，家庭和养老院都需要安装防走失的监控设备。尽量利用色彩、工艺品等进行遮挡和掩盖不能让老人接触的物品或者区域，如在老人出入的门上挂上帘幕或者大幅的图片，让老人注意不到门，就可以有效地避免老人出入。

2. 支持性　良好的环境能够弥补一部分认知症老人的认知缺损，有效地维持老人的自立性，同时可以减轻照护压力。

（1）在环境中加强导向或提示的信息，如使用图形加文字的指示牌、日历、时钟等。居家护理人员可以建议家庭照护者在厨房的灶具旁贴上危险的标记。

（2）养老院可以在室内的长走廊和室外的花园、小路上安置座椅供老人休息。座椅的颜色要和环境有鲜明的对比，帮助视觉和空间感知能力缺损的老人准确地坐到椅子上。

（3）贴在布告栏里的信息字体要大，最好配图。

（4）养老院可以在老人的房间门口贴上老人的照片或老人最为熟悉的某样物品，以帮助老人找到自己的房间。

3. 家的感觉　认知症老人和我们一样，喜欢"家"的温暖、舒适和安宁，而不是机构化的严肃和刻板。因此，养老院在为认知老人规划设计居住空间时，应采用居家化的

风格。

另外，认知症老人在迁入养老院时，很容易因为环境变化所带来的陌生感而出现焦虑、抑郁、激越、游荡甚至逃离等心理和行为症状。护理团队应该允许老人带他们熟悉和喜欢的一两件家具和装饰物品入住，用于布置老人自己的生活空间，增加环境的熟悉感和亲切感。

4. 适当的感官刺激　认知症老人需要适当的感官刺激，用以维持他们的认知和感知世界的能力，维持他们的生活功能，并带给他们放松和愉悦的感受。护理人员可以采取以下方法。

（1）在老人的生活空间中播放音乐。护理人员可以向老人及其家庭成员了解老人所喜欢的音乐类型，然后为老人播放这一类型的音乐。

（2）在环境中放置一些可以触摸和搂抱的物品，如大头娃娃、玩具小狗、大黄鸭、维尼熊等。

（3）在环境中提供某种芬香的刺激，如在活动室放置精油香薰、下午茶时间则让空间飘荡茶香和烘焙点心的香气。

（4）在活动空间挂上艺术画，让色彩、线条、图案给老人以视觉上的刺激。

（5）在养老院里布置一个怀旧区域，比如北京的养老院可以布置一个"老北京"，在那里放置老北京的图片、老北京的民俗漫画、老北京的胡同、老北京的四合院、老北京鼓书、老北京布鞋和藏戏、老北京的美食图册、老北京的家喻户晓的明星照片等，来维持老人的远期记忆。

二、培养有规律的作息习惯

对于认知症老人来说，一个熟悉而有规律的作息时间表，有助于稳定病情，维持他们的日常生活能力。

由于认知能力逐渐衰退，认知症老人的生活功能会受到影响，很容易因为生活中遇到的困难而感到迷糊和焦虑，因而特别需要稳定的感觉。

所以，护理人员要为老人安排固定而有规律的生活作息表。生活作息表的安排最好参考老人过去的生活习惯；并且每项活动的时间和方式最好不要经常变动，否则，老人很容易被弄糊涂。

三、注意安全，防止意外

由于认知功能的下降，认知症老人会对生活中可能造成伤害的不安全因素丧失警觉。环境不同，潜在的安全风险也有所不同。无论老人生活在家里还是在养老机构，护理团队都需要采取有效措施，以保障老人的安全。

1. 限制老人接触和使用危险物品。由于记忆力、判断力变差了，认知症老人在使用某些物品的时候，很可能会导致自己受到伤害。这些危险物品包括刀具、电熨斗、搅拌机、电动工具、锯子、老虎钳等。

2. 陪伴老人出行，防止意外事件的发生。

3. 规避日常操作中的风险。

4. 药品安全管理，每天药物看服到口。

第二节　常见的安全问题及应急处理预案

老年人由于各系统组织器官功能退化、感觉减退、平衡失调或其他方面的问题，如体质虚弱、勉强而为等，常常会发生一些意外事故。最常见的事故有跌倒、外伤、坠床、噎食、烫伤、服错药、交叉感染等。照料者应注意采取必要的措施保证老年人的安全。

一、跌倒处理

1. 防范措施

（1）环境的安全　保持地面的清洁干燥，及时清理地面的杂物；家具靠墙摆放以方便老年人活动，床、椅子高度适中；室内安装日光灯及地灯，采光适宜。安装紧急呼叫系统。

（2）行走的安全　提示老年人行走时尽量不穿拖鞋、高跟鞋，并靠墙边行走；上下楼梯及乘坐电梯时要握住扶手，必要时使用辅具。

（3）卫生间、浴室的安全　老年人洗澡时可使用洗澡椅，地面设有防滑垫。浴室不用时要保持地面干燥。坐便器高度适中，卫生用品取用方便。

2. 应急处置

（1）老年人发生摔伤时应制动，检查摔伤部位，判断可能发生的病症（肌肉挫伤、骨折等）。

（2）搬运摔伤老年人时，要视老年人摔伤的轻重程度搬运老年人。

（3）摔伤未造成骨折者，可搀扶或用轮椅将老年人送至床上休息。

（4）骨折者，应先用夹板固定骨折部位，再用轮椅或垫有木板的平车搬运老人。

（5）通知家属，及时将老年人送至专科医院诊治，并及时报告主管领导。

二、外伤处理

1. 防范措施

（1）勤巡视房间，对情绪及活动异常老年人要勤观察，并做好交接班。发现老年人可能发生坠床摔伤情况，应及时向机构领导报告，采取相应护理措施。

（2）对于意识不清、躁动的老年人，在征得家属同意后使用一些防止坠床的辅助用具，如床挡、约束带等。

（3）使用约束带时，约束带要内衬棉垫或软布，松紧要适宜。

（4）要随时观察约束部位的皮肤颜色，必要时给予局部按摩，以促进血液循环。约束带只可短时间使用，并且使肢体处于功能位置。常用的固定部位有手腕、脚踝、肩部、膝部等。

2. 应急处置

（1）老年人发生坠床应制动，检查摔伤部位，判断可能发生的病症（肌肉挫伤、骨折等）。

（2）搬运摔伤老年人时，要视老年人摔伤的轻重程度采用不同的搬运方法。

（3）摔伤未造成骨折者，可搀扶或用轮椅将老年人送至床上休息。

（4）骨折者，应先用夹板固定骨折部位，再用轮椅或垫有木板的平车搬运老年人。

（5）及时通知家属将老年人送至专科医院诊治，并报告主管领导。

三、噎食处理

1. 防范措施

（1）叮嘱老年人进食时要坐直或身体稍前倾，不要说笑，进食速度不宜过快，口中的食物不宜过多；不要边吃饭边喝水，进食要细嚼慢咽。

（2）食物切成小块，方便取食。

（3）佩戴义齿的老年人，尽量不要进食圆形、滑溜、黏性的食物，以免出现噎食。

（4）吞咽困难的老年人，可将食物打成糊状，但不要太稀，以免引起误吸。

2. 应急处置

（1）发生噎食时　了解老年人进食食物的性状。

（2）发生软性食物噎食　可用吸引器来抽吸。

（3）发生硬性食物噎食　可用腹部挤压法来排出。

（4）挤压法具体操作　施救者站在老人的背后，双手环抱老人，一手握拳，用拇指骨关节顶住老人的脐上2cm处（远离剑突），双手握住，连续向上向内用力猛压数次，利用腹压将硬性食物挤出。

（5）心脏停搏　按心脏骤停抢救，做好医疗护理记录。

（6）通知家属，告知病情。

四、烫伤处理

1. 防范措施

（1）进食热食和热汤时，护理者要事先告知老年人，待温热再食用。

（2）饮用水和漱口水温度不超过43℃；倾倒热水时，避开老年人。

（3）用烤灯时要调节好距离，随时观察，避免皮肤烫伤。

（4）老年人洗浴时，水温调节合适后再协助老年人洗浴。

（5）当老年人使用暖水袋时，注意温度不宜过高，一般情况下低于50℃为宜；水袋外要包裹一层毛巾，避免直接接触皮肤，放置距离身体10cm处。

（6）水房应悬挂"小心烫伤"标识。

2. 应急处置

（1）发生轻度、小面积的烫伤　应立即将烫伤部位置于冷水中，不必做特殊处理。

（2）发生中度烫伤　伤及真皮层，皮肤表面起水疱，注意水疱不要擦破。如水疱已破，可用冷开水冲洗，并在伤口上敷少量烫伤药膏，再用无菌敷料覆盖伤口，并加压包扎固定。

（3）发生重度大面积的烫伤　通知医师，首先要去除已经贴在烫伤创面上的衣服，并用无菌敷料覆盖伤口，以保护创面。通知家属并及时送至专科医院诊治。及时报告主管领导。

五、走失处理

1. 防范措施

（1）加强照料区安全管理，护理人员经常巡视老年人房间，定时清点老人。

（2）生活照料区、养护区、医疗区入住老年人需家属来院请假，做好登记后外出。颐养区须持出门卡外出。

（3）了解老年人心理变化，对情绪及活动异常老年人要多观察，主动与老年人沟通，满足其合理的要求，尽量避免外出。

（4）及时发现潜在的出走倾向，稳定老年人的情绪，积极采取有效的防范措施，并及时报告上级领导。

（5）严格交接班，做好记录。

（6）有走失风险的老人可佩戴定位功能的辅具，以便走失时容易搜寻。

2. 应急处置

（1）发生走失时首先了解老年人发现走失前、后的情况，是否有人陪同外出。

（2）发动工作人员在院内和附近区域实施有组织的搜寻计划。

（3）若老年人确实不在院内，通知老年人家属，询问老年人是否被家属接走，请家属协同寻找，并立即上报主管领导。

（4）必要时通知当地公安机关协助寻找。

六、压疮处理

1. 防范措施

（1）护理者要做到五勤　勤翻身、勤擦洗、勤按摩、勤整理、勤更换。

（2）对长期卧床老年人应鼓励并协助经常翻身，更换卧位，避免骨突部位受压。一般2小时翻身一次，必要时1小时翻身一次。翻身时避免拖、拉、推，以免擦伤皮肤。

（3）保护骨骼隆突部位，受压部位垫棉垫、气圈或应用压疮床垫。

（4）避免潮湿、摩擦及排泄物的刺激。要求保持床单的清洁、干燥、平整无皱褶，及时清扫床上碎屑。保持皮肤清洁、干燥。大小便失禁、出汗较多的老人及时擦洗皮肤，更换清洁的被服、衣物。避免老年人直接躺卧于橡胶单上，以免刺激皮肤。

（5）每天巡视检查卧床老年人的皮肤，经常用温水给老年人擦洗身体，按摩受压部位，以促进血液循环。

（6）增进营养饮食的摄入。

2. 应急处置　发生压疮时，除按上述要求认真护理外，还应做以下处理。

（1）红润期　表现为红、肿、热、痛、麻木。每 2 小时翻身一次，50% 红花乙醇溶液局部按摩，局部烤灯照射，2 次/日，20 分/次。

（2）炎症浸润期　表现为局部红肿向外扩散，浸润，皮肤为紫红色，有水疱出现，疼痛加剧。水疱可用无菌注射器抽出，并用烤灯照射。2 次/日，20 分钟/次。使之干燥结痂，上面覆盖无菌纱布。

（3）溃疡期　表现为水泡破裂，局部感染，浅层组织坏死，溃疡形成，创面有渗出及脓性分泌物。首先清疮（用 0.02% 呋喃西林或双氧水），清除坏死组织；可放置引流条，再用烤灯照射，20 分/次。加强营养。也可用压疮膏填塞。长期不愈合者，用生肌散等外敷。

七、猝死急救

1. 防范措施

（1）按时巡视，特别是有心脑血管疾病的老人，体重超重者，一定要注意观察老人夜间呼吸情况。

（2）有血脂高者应低脂饮食，遵医嘱服用降脂药物，在康复师的指导下增加运动量。

（3）排便时切忌用力和时间过久，平时注意防止大便秘结，多吃富含粗纤维的食物，每天顺时针按摩腹部两次，每次至少按摩 20 圈。

2. 应急处置

（1）判断意识　发现老人倒地或没呼吸时，在做好自我防护的情况下，迅速判断老人意识。

（2）呼救　若无意识及呼吸，或仅有喘息，赶紧呼救，同时指定人员拨打 120。

（3）体位安置　迅速将老人置于仰卧位，平放于地面或硬板上，头、颈、躯干无扭曲，上肢放置身体两侧，解开衣扣松解裤带，头后仰使气道开放，将头偏向一侧并清理口腔内污物。

（4）按压心脏　将两手掌交叉重叠，放在胸骨中、下 1/3 交界处，手指翘起不接触胸壁，另一手掌根置于此手的手背上，手臂与胸骨垂直，双肩正对双手。按压时利用上身重量垂直下压 5 ~6cm，然后迅速放松，解除压力，使胸骨自然复位，放松时手掌根不要离开胸壁，压力均匀，按压频率不小于 100 次/分。

（5）通气　压额抬颌法开放气道，施救者将纱布垫在老人口腔周围，口对口进行人工呼吸，1 名施救者时比例为 30∶2，2 名施救者时比例为 15∶2。

（6）检查　施救过程中密切注意老人的口唇颜色、脸色、呼吸、瞳孔的变化，呼吸、心跳恢复可停止按压，或按压半小时后仍无生命恢复迹象可停止按压。

八、约束损伤处理

1. 防范措施

（1）评估老人使用人身约束物品或方法的必要性。

（2）根据评估结果，制订有效的护理计划，减少人身约束和消除不当约束，提供个性化的照顾和支持。

（3）应入住老人的要求而使用某些温和的约束措施（如床栏），为老人提供安全保护，增加老人的安全感。

（4）在入住的认知症老人发生紧急医疗情况下需要采取约束措施时才使用。

（5）在所有替代办法均无效时，而且老人或其他人人身安全受到严重威胁时，可考虑使用最低伤害的约束物品。

（6）一旦使用约束物品，护理团队一定要经常观察老人的反应，同时配备舒适的座椅和减压物品，并通过定时变换姿势和运动等方法来减低约束物品对老人身体造成的影响。

2. 应急处置

（1）护理人员通过为老人安排一些活动，来减少对他们的人身约束。如康复和运动、理疗和工娱疗法，引导老人进行方便安全的游荡等。

（2）护理人员可以通过改变个人护理的策略，来减少人身约束措施的使用。如了解老人的更多情况；加大观察和看护的力度；定期评估和监测可能会诱发行为症状的因素；增加护理人员的编制；培养个性化、有条理的生活规律，如午睡、如厕；定期检查"高风险"的老人；确保老人穿着合适的鞋子以降低跌倒的风险；安排合适的身体保护物品（如髋关节保护器）等。

（3）护理人员在专家的帮助下采用创造性的方法，确定并满足个性化的护理需求，特别是在安全、行为和姿态支持方面。如对于老人的呼唤应立即响应，以减少等待时间；如果老人反复从轮椅上滑下来，那就调换轮椅高度、脚踏板等；如发现老人疲劳，想回房间休息，应及时提供帮助；满足老人的生活需求，减少行为问题而减少约束；鼓励家庭成员和朋友经常来探望老人，给予支持和鼓励。

第十章 认知症老人居家照护

对于认知症早期老人来说，不改变生活环境，继续生活在自己熟悉的环境里是一个最佳选择，一些中晚期的老人也由于各种原因很难去专业机构接受专业照护，所以在认知症照护工作中，居家照护也是很重要的一个部分。

居家照护的主要形式是由照护人员上门为生活自理障碍的认知症老人提供生活援助，在饮食、排泄、如厕、入浴、外出、活动等方面的居家服务。此外，一些能在家庭内进行的康复活动，也可以由专业人员提供上门服务，以解决家庭照料的诸多困难。而居家服务中很重要的一部分是针对家庭内照护者提供老人居家生活的援助和支持。

在家中照顾认知症老人的家人面临着各种各样的问题，常常被老人的症状折腾得筋疲力尽，周围的人却很少能完全理解他们的艰难。认知症老人照护机构不仅需要与社会人士一起对他们表示理解，并对他们进行心理和现实生活的援助。

认知症老人的临床表现多种多样，每个人的表现千差万别。对于家属来说，他们无法预料未来将会发生什么状况，因此，精神负担和身体负担非常沉重。长时间的居家照顾，消耗了家人大量的时间和精力，他们自身的生活经营变得困难。随着照护的长期化，家人的不安会越来越重。

当家人自身在精神上的承受能力超过一定程度时，他们会感到压力与痛苦，很容易引起他们对老人的怨恨，严重的时候会发展到"虐待"行为的出现。

而认知症的一个特点是，对关系越亲近的人所表现出来的症状也越严重。对于外人，他们常常能够有礼貌，也貌似通情达理。很多时侯，简单的接触并不会觉得他们有什么异常。但24小时都和老人生活在一起的照护者因每天面对的都是同一容貌的老人，这种状态下，照护者很容易变得孤立，而其他没有同居的家人会对直接照护者提出诸多要求，也很容易去指责他，更无法理解照护者的艰辛。这对照护者来说，其精神和身体上的负担是非常大的。

居家服务与机构服务最大的不同在于，我们不仅要面对认知症老人，还需要在整个过程中意识到家人的存在。通过对家人的援助，更好地实现认知症老人自身生活的优化，这在居家服务中我们需要充分理解的一个原则。

第一节 居家照护的基本理念

在提供居家照护时需要充分认识到，无论老人多么虚弱或者能力低下，但他的人格依然是完整的。我们的工作是在相互尊重的前提下，协助老人的生活，帮助他们实现自我。

一、居家照护的目的

1. 维持日常生活自理　照护者的最大任务，是使认知症老人能够最大限度地自理生活，维持日常生活。日常生活的援助包括身体介护、家务援助、探望以及其他社会生活中所需要的援助。此外，我们还需要掌握一定的医疗知识，以便与医疗相合，并引入生活康复的理念，从康复的角度提供援助，达到生活自立的目标。

2. 维护好认知症老人与家人、朋友、社区居民的关系　我们日常的生活离不开与家人、朋友、邻居、社区居民等的交流，我们有责任协助认知症老人进行上述关系的交流。特别是反复入院、出院的老人，长期住院使他们与周围的环境和人物的沟通减少。老人回家后我们需要为老人重建这些社会关系，为他们安心在家生活提供帮助。

3. 援助认知症老人圆满地度过他的一生　我们应尽可能让老人持续他的"居家生活"。在临终阶段，家人、照护者需要与医生、护士等其他行业的专业人士相互配合，为老人安心地走过最后一段路而提供帮助。

4. 从"照护"的领域里支持老人的社区生活　认知症家庭中有许多是"空巢老人"，就是"老人照顾老人"的家庭；还有一些是跟儿女同居，年轻人一边抚养孩子，一边还需要照顾认知症老人。我们在对这些家庭提供帮助的时候，不仅要对老人自身提供了帮助，也要对他们的社区生活提供援助。

5. 建立新时代的生活方式　我们通过居家照护服务，与照护家庭一起构建新时代的"生活方式"，并将之传承下去。这里不仅包含照护服务的传承，更有生活文化的传承。我们用生活中的智慧支持家庭的生活，以建立和谐社会。

二、居家照护中的注意事项

1. 温和地打招呼，保持微笑和耐心。
2. 要意识到我们的工作具有公共性。所以居家服务中，即使是面对一位老人，我们也是在公共场所。
3. 家庭是老人的"领地"。
4. 遵守规矩，尊重老人的个人隐私。
5. 尊重老人的人格。
6. 建立和维护好与老人的信赖关系。
7. 充分倾听老人的意见，时时反省自己的不足。
8. 留下记录和笔记，对事例进行研讨。
9. 重视团队合作，时刻牢记自己是团队的一员。
10. 阳光、快乐、活泼。

三、对家人的援助

当今社会，我国老年人中小家庭的比例不断升高，许多认知症老人患病后均在家里进行照料。认知症老人在居家照料时，部分子女会承担一些照料工作。但部分家庭除了配偶者之外，很难找到其他的照护者。照护者高龄化的趋势已慢慢凸显出来。

随着照料时间的延长，照护引起的负担和困难在不断变化，精神上及经济上的负担越来越明显了。这也许是家庭内虐待率一直居高不下的原因之一。所以我们不仅要援助认知症老人，更要对其家人提供援助以缓解他们的压力，使他们能有一个"喘息"调整的机会。

1. 减轻家人精神负担，让他们将自己的情感宣泄出来　减轻家人精神负担需要充分聆听家人的倾述，即使无法帮助他们解决实际问题，但也要让他们把憋在心里的苦闷都倒出来，泄掉思想包袱，重新恢复精神动力。站在家人的立场倾听是一个基本原则，这也是建立信赖关系的一种方式，以减轻家人的照护负担。

2. 传授有关疾病的医学知识　家人在认知症老人患病之前，只是一名普通的公民，当知道老人患上认知症之后，他们会想尽各种办法去了解有关疾病的知识。但是目前能得到相关正确知识的渠道并不多，社会对此病的认知程度也不高，不少带有歧视或者误解的观念还充斥着社会。所以有关认知症的正确理解和宣教，也是照护者作为居家服务需要提供的一部分。

3. 提供专业照护指导　认知症照护有其专业性，特别是机构照护，有一系列专业的照护体系和照护观念。但是，照护者不能用机构照护的标准要求家人来照护认知症老人。照护者需要充分尊重家人的意见，在考虑家人生活状态的前提下，为家人照护提供一些切实可行的指导方法。如果有专职保姆，认知症居家服务机构只需针对保姆提供专业照护方法的指导，这也是认知症居家服务一个很重要的方面。

4. 调整照护者之间的关系　家人共同生活几十年，建立了每个家庭所特有的力量。照护者要充分尊重家庭中这个重要的力量，通过家庭活力来确认家庭的力量，并发现其特征。当家庭需要我们帮助时，常常有诸多问题，但照护者不能仅仅只看到家庭内部的缺点，还有非常重视家庭的优势视角，并在照护工作中去积极发挥这些长处。

在家庭照料中，主要照护者的工作是很琐碎和忙碌的，有时根本没时间专心做好每一件事情。辅助照护者多是在某个时候才出现，他所看见、所接触的也只是当时的一些情况。如果两者发生冲突或者有很大矛盾时，老人会受到双方关系的影响，容易处于一种不安的情绪中，有时还会加重病情或引起 BPSD 的恶化。所以调整好主要照护者与辅助照护者的关系，也是认知症照护机构为认知症老人提供居家服务的一个重要工作。在雇有保姆的家庭中，这个问题则更加明显，照护机构不能因为有更多的照护者而放松对老人的关注。这种双重照护者，也会带来相应的问题，需要面对和处理。

第二节　居家照护需求评估

居家照护的目的是为了提高认知症老人的生活质量。在为认知症老人提供个性化的服务时，非常重要的是，我们必须对每一个老人实施各方面的评估，从各个角度去审视个性化的个体信息，再综合评估发现照护问题，根据这些信息和评估，制定个体照护计划，实施专业援助。老人评估内容不仅包含认知症的临床表现、进展过程、病情的轻重程度、BPSD等内容，还包括日常生活活动能力、工具性日常生活活动、生活习惯、生活史、生活环境、家庭、社会背景、价值观等，涉及老人生活的每个细节，我们有必要还原老人原本的生活状态。所以不能单单从几个方面去考量和评估。虽然因为疾病状态很难准确把握老人的这些情况，但是我们还是需要通过各种方法进行信息的收集。照护者在对认知症老人进行观察和了解的时候，也会出现一些偏差和异议，不同的照护者看法并不完全一样，因此我们做评估和判断时需要非常谨慎。评估手段起于信息收集，完结于信息收集。如果信息与照护分离，会带来很多错误的结果。在进行评估的时候，对于评估项目也需要充分理解，哪些评估项目带给我们的信息意味着什么，如何充分利用并产生合理判断是我们需要思考的问题。

各种评估手段都有其相对应的目的：都是基于"发现生活中的问题"这一基本视角遴选而得。

一、健康的视角

1. 健康管理 老人所患疾病的病史、诊断、检查、治疗等各项数据管理；老人及家人对保健的观点和手段。

2. 营养状态 身高、体重、肥胖状况，饮食情况，水摄取量、摄取食物和吞咽状况等。

3. 排泄状态 排泄规律、排泄行为的实施、排泄环境等。

健康生活是人们必不可少的人生追求，老人们大多合并慢性疾病，但在养老机构里老人不会像医院那样每天做检查。如果病情没有特别大的变化，每年老人也就只做一到两次健康检查。由于很难从老人那里得到更多信息，我们能掌握的也就是病史、营养状态、排泄状态、血液检查等基本检查数据等。此外，认知症老人的身体状态常常会以BPSD的形式表现出来，这需要我们非常细致和准确地观察才能发现的。

二、安全的视角

1. 环境的安全 生活环境对于老人来说是否安全，包括从卧室到客厅、到厕所、到大门口等老人的各个使用空间。

2. 老人的状态 包括身体状态（有没有感觉障碍、睡眠状况、疲劳度、痛知觉的变化等），运动功能（有没有瘫痪、关节僵硬等，ADL、IADL）、平衡状况、认知水平、危险识别能力、药物服用及副作用、过去的摔倒史、受伤史，衣服穿戴的习惯等。

3. 援助环境 照护者是否理解老人的疾病和有关衰老的知识，是否实施了与病情相符合的照护，与其他照护者的关系，与其家人的关系与配合，基本照顾能力等等。

认知症老人因为疾病的原因，生活中会出现各种困难，特别是涉及到身体安全。例如视觉空间定向障碍引起空间距离识别误差时，老人抓扶手时未果，跌倒导致骨折造成事故。因此，我们需对上述各个方面进行评估。

三、生活自理的视角

1. 日常生活动作　身体功能、精神状态、自我照顾能力、生活角色等。

2. 活动与休息　每天的生活规律，活动时间、休息时间（白天卧床）、睡眠时间、睡眠习惯，对疲劳感、疲倦感、熟睡感的自我感受。

3. 环境的功能性　环境是否能够让老人的能力充分发挥，是否有足够的活动空间等。

认知症老人由于疾病引起的意欲低下或者兴趣减退等症状会让他们失去做任何事的劲头，慢慢地他们原本拥有的一些能力也会消失。有时候，也是因为照护者嫌弃老人做得不好又花费时间，而禁止老人完成力所能及的事情。但是对于专业照护人员来说，如何发现老人的能力，并诱发他们主动参与的欲望，并创造一个老人独立操作的环境，是一件非常考验照护能力的事情。此外，我们不仅仅要着眼于老人本身的 ADL，还需要考虑环境的功能性、活动与休息的平衡关系等。

四、安心的视角

1. 知觉　意识水平、视觉、听觉、疼痛感等。

2. 认知　识别、记忆、理解、情绪以及情绪变化等。

3. 精神压力　对什么感到精神压力，出现压力时的应对方法，对什么事情感到愉快，喜欢什么等。

4. 与他人的关系　与熟人、亲近的人是什么接触方式，对不熟的人是什么态度等。

5. 环境的舒适性　长期居住的环境、现在的环境、能够有安心感的空间。

因为疾病，认知症老人很容易陷入不安和不舒服的状况。例如，识别障碍的"这儿是哪儿？""现在是什么时候？""他是谁？你又是谁？"，他们常常被这些不可思议的问题困扰。有时候，因为不知道自己在哪儿而极度不安。有些老人还有视空间障碍，不认识自己的家，其悲哀之情是普通人难以想象的。此外，妄想也比较多，由此带来的人际关系矛盾也让他们的心理状态极不稳定。我们需要很好地判断分析他们各种认知障碍程度、他们抗压的能力、周围人际环境的舒适性等。

五、个性化的视角

1. 个性　生活史、生活习惯、喜好、老人特有的表情或动作、身体动作的特点、行为举止特征、自我决定时采取的方法。

2. 性　对性的兴趣、性行为。

3. 价值观以及宗教信仰　宗教、哲学观、价值观、执着的事情或观念。

4. 自我　对自己疾病和照护的看法，对于自己的未来，对于临终的看法等。

照护现场非常重视"个性"的概念，但是很多时候并没有很好地确认这位老人的"个性"到底是什么。老人的"个性"是其特有的，从他一直以来的生活经历、生活习惯、生活规律中形成并伴随在他的日常生活中。我们可以从老人的行为举止中了解到他的"个性"，在评估的时候，要充分了解上述要素。

六、援助的视角

1. 家属 家庭结构、家庭经济、家庭成员，家人间的关系，家人的健康，家人很重视的事情，家人对老人的看法，对照护的苦恼，以及照护的方向性，家人处在接受信息的哪个阶段等。

2. 社区 居民的援助、志愿者的介入、居委会的参与、与邻居以及社区居民的相处关系等。

老人的居家生活除了家人的支持之外，还需要社会的援助。我们需要评估认知症老人家庭的照料能力，以及包容程度。

此外，附近养老机构、社区环境及社区援助能力、志愿者活动资源等，也是我们在进行评估时需要考虑的内容。

通过以上6个视角的整理和评估，我们才能够对认知症老人居家生活提供全方位的老人援助。

第三节 居家照护内容

老人照护人员对居家认知症老人提供的服务包括身体照护与生活照护两个部分。

一、身体照护

1. 饮食照护 就餐照护包括从唤起老人的食欲开始、就餐的环境准备、使用工具的建议、配餐的摆放、就餐姿势的保证、就餐安全的留意、食物摄取量的观察、残余饭菜特征的观察、就餐后口腔清洁以及休息的安排等。对有医疗饮食限制的老人要严格执行医嘱，按相关要求如实执行并作好记录。特别注意我们在协助老人进食时，要坐下辅助，与老人视线保持齐平，注意观察老人吞咽状态和吞咽姿势。

2. 排泄照护

（1）如厕护理 包括排泄意欲表达的掌握，去往厕所路线的确认，路径安全的建议，移动过程的照护，厕所内环境的管理。根据老人的状态，对如厕过程进行协助，排泄后的清洁处理、排泄物确认、回房间等一系列环节，并如实记录。

（2）尿布更换（卧床老人） 更换尿布、阴部清洁、阴部干燥、床边整理等，并记录。排泄管理也需要与家属沟通。

3. 洗浴照护

（1）入浴前的身体状况的确认 测量脉搏、呼吸、血压等，是否发热、是否伴有呼吸困难或者咳嗽等，确认老人是否有头晕头痛，身体是否有疼痛，或者瘙痒，以及其他倾述。

（2）入浴前，要让老人先进行排泄，以防洗澡时意外排泄。

（3）要注意浴室环境，室内外温差等。要充分注意保护老人的隐私，与老人或家属确认好换洗衣物的内容和种类，沐浴时需要充分尊重老人的意愿，协助老人进行沐浴。

轮椅或卧床老人需要 2 名以上的照护人员一起实施助浴。

（4）入浴后，要及时补充水分，安排休息。并及时准确记录沐浴时及沐浴后身体变化情况。

（5）手浴、足浴、擦拭要根据老人的状况实施。在无法实施沐浴照护时，我们可以选择部分洗浴或者擦拭。所需注意事项与沐浴相同。此外，实施时我们要充分注意房间地面不要洒水，如有水渍及时擦干，以防家人滑倒。

二、生活照护

1. 外出照护

（1）使用公共交通、轮椅、徒步等外出　确认老年人身体状况，并检查好所使用辅助器具的情况（拐杖、轮椅等），轮胎是否有气、零件是否脱落、推动时是否有杂音、刹车是否正常工作、脚踏高度是否合适等。移动转乘时要把握好位置及周围环境。与周围行人保持良好关系，争取大家的协助。

照护方法：根据老年人的状态，需要时可使用电梯、升降机等；在进行一系列照护动作时，要与老人一边交流告知整个过程及下一步动作，一边实施移动照护。使用升降机时，须熟知使用方法，确保安全。

（2）医院就诊　需要与家人事先沟通好就诊相关事宜，协助老人携带好所需证件和资料。候诊时，时间过长时，我们还需注意老人体力的保存以及水分摄取等。就诊后配合老人取药，回到家中后，确认药物管理方式。需要交付家人的，要确保交到家人手中，并转告医嘱。

（3）陪同购物或者代理购物　注意路途安全，选择方便的购物场所。所购物品及金钱等每次都要当着老人面确认好。代替老年人购物时，出发之前写好购物清单，确认所带钱数，返回后检查购物小票，确认找零是否能对得上。金钱问题是经常出现的纠纷的问题之一，务必要在老年人面前清点好钱和物品。

（4）散步　尊重老人意愿，选择他想去的路途，注意老人行走速度和姿态，以防摔倒。

2. 移动照护

（1）室内移动　辅助步行，整理好室内环境方便老人自主移位及轮椅移动。尽量采取各种辅助方式，鼓励老人自主移位，提高身体机能。

（2）床椅之间的移动转乘　从轮椅移动到床上，或者从床上移到轮椅上，做好准备工作，保证操作安全，让老人感到安心的实施移动转乘。

3. 烹饪照护
需要掌握老人饮食习惯、饮食限制、饮食影响以及身体状况等各方面的情况。菜单、材料、切法、味道、做法等，每个家庭情况不同，都要确认，得到允许之后再做。即使老人说了"随便你怎么做"，我们还是要确认冰箱里有什么菜、做什么味道等，并将这些信息传达给老人，征得他的同意。

饮食习惯——个人喜好、每天就餐次数、时间、菜品内容、量等。

饮食限制——是否有饮食控制的要求（少盐低盐、卡路里限制等），遵医嘱。

身体机能——瘫痪或者失能的程度、牙齿的缺损状况、吞咽反射功能、咀嚼能力等。根据身体状况采用不同的照护方法。

配餐——根据老人习惯，进行配餐。

餐后整理、餐具清洗——仔细清理，注意不要损坏老人家中物品。餐具、厨具等及时归位，清洗干净。

4. 房间清洁卫生照护　首先了解老年人家庭扫除的方法和他所希望的范围，例如用吸尘器吸尘、用扫帚扫地、用抹布擦拭等。我们不要按照自己的想法和习惯去判断。

确定打扫范围，什么地方需要打扫，什么地方不能打扫，什么东西不能碰，什么东西可移动，这些都要确认，并且移动物品后一定要记得及时归位。

5. 洗涤照护　因家电的普及，现在家庭中洗涤物品大部分都是用家庭洗衣机即可完成的。洗涤时要注意根据衣物的洁污程度、颜色、面料、内外衣而选择洗衣机的洗涤方式，是否分桶，是否手洗，柔顺剂的使用、晾晒方法、晾晒地方等，都要与老人或者家人确认，不要随便凭自己的想象行事。

6. 环境整理　根据老人的状况，按照环境整理的原则进行整理，但仍需要征询家人的同意和认可。晒被褥、床单更换等卧室环境的整理是让老人获得舒适睡眠的重要手段，要定期进行这些整理活动。

7. 准医疗服务　确认和协助服药：药物管理需要与家人充分协商后进行。服药时，我们一定要确认老人把药放入口中，并吞咽下去了，有时候还需要他张开嘴来检查一下，确认没有药物残留在嘴中。

8. 心理关怀　我们需要在了解认知症老人心理状态的基础上进行关怀，认知症老人的主要心理特征如下。

（1）被人看成是一个无能的人　由于认知障碍，日常生活中他们常常会做出一些很失败的事情，结果周围的人就会给他们贴上各种标签，如"糊涂人""没用的人"等。老年人本来就容易意欲低下，找不到目标，如果合并认知症，他们的失落感更加强烈，更不知所措、不安、恐惧。

（2）容易出现混乱　由于判断力和理解能力下降，很多工作或操作的顺序越来越弄不清楚，本来会做的事情怎么也做不出来，他们焦躁无比。有些很重要的东西也不知道在哪里，他们怀疑被人盗窃了，有时候甚至会怀疑家人。

（3）很难适应环境的改变　认知症老人很难适应环境的变化。以前家人热闹喧哗，他们很高兴，但是患病之后，他们会觉得那些热闹场面非常嘈杂而大发脾气。熟悉的大街上突然多了几棵树，他们可能就不知道自己在哪里，而慌得不知所措。

不难发现，认知症老人很容易陷入心理上"走投无路"的状态。所以，我们需要用同理心去感受他们，需要去发掘他的人生经验，找出他能做到的事情，为他们寻得感兴趣的事情。

"一辈子都在成长"的观点对于理解认知症老人具有很大的意义。认知症老人并非先天患病。他们也是从孩子经历了青年、结婚生子、养儿育女，工作，到中年、老年，一步一步走过来的，在人生最后的阶段出现了认知症的状况。我们在做心理支持时，需要从感受老人的人生经历及社会体验开始。他们也许会美化过去，会夸大事实，但那些事情对他来说，就是"主观的现实"，也就是他的"事实"。他们对家人的存在和回忆，并不会因为患上认知症而完全消失。

认知症老人也有自己喜欢的东西，想做的事情，我们在理解这些欲望的基础上，为他们提供一些能够活化身心的服务。另一个方面，从交流的角度来看，我们也能从老人身上学到很多知识和经验。他们是老前辈，即使患上了认知症，还是有很多经验和体会可以指导我们。我们不能只是一个帮助者的身份，我们还可以是一个接受者，接受老人的教导，成为他们的学生。这一点对认知症老人来说，也是很重要的。

第四节　居家照护工作方法

上门服务是居家照护的一种主要实施形式。专业照护人员奔赴各个家庭，在有限的时间里为不同家庭提供他们所需的服务。而最主要的工作方法是利用沟通和交流，确定居家照护中存在的问题和改进方式。然后通过家政服务、准医疗服务、心理关怀等各种方式提供服务。具体方式有多种，最关键的是要针对不同家庭采取不同的姿态和应对方法。

一、居家服务原则

认知症居家服务是一项高标准严要求的工作。我们要遵循以下原则来提供居家服务。

1. 保护权利　专业照护人员需要保护和维护老人的知情权、自我决定权、隐私保护权、人格受到尊重的权利、财产保护权等权利。

2. 知情同意　我们在为认知症老人提供服务时，要用他们能理解的言语和表达方式充分解释好服务内容，并征得他们的同意。老人虽然无法判断他们的理解能力和判断是否正确，然而我们还是需要努力去征得他们的同意。当他们实在无法表达自我意思时，我们要征求家人或者监护者的意见。

3. 客观评价、制定计划　我们需要用各种评价手段对老人的认知功能、行动、ADL等方面进行客观的评价，并对家庭照护者的照护能力进行评估，掌握老人及家庭照护者需要怎样的帮助，只有客观评估了，我们才能明确哪些东西他们能做，哪些事情无法做到；才能制定一个能最大限度发挥他们残存能力的照护计划。其中包括家庭照护者的健康、是否需要辅助照护者等，特别是长期以来照护者与老人之间人际关系的信息非常重要，这关系到照护者照料能力的发挥。

4. BPSD 应对　我们要探讨 BPSD 症状发生的原因，即使存在"环境变化、精神创伤"等无法改变的因素，我们制定相应的照护计划以减轻他们的不安、降低环境压力，如有器质性精神疾病时，要及时就医。对于精神症状，我们也要考虑寻求专业医师的药物治疗。

5. 充分调整环境　认知症老人周围所有状况都属于照护环境，包括居住环境、社区环境、家庭关系、经济状况等，我们需积极地收集信息，找出影响日常生活的因素，并与家人进行沟通和交流，努力为老人提供一个宽松、安心的环境。

6. 援助家庭照护者的心理健康　家庭照护者常常面对极大的精神压力，随时间的延长而累积很多精神疲劳，我们要随时留意家人的精神状态，并对此进行管理。特别是对一些照顾负担很重的事宜，我们要充分倾听，并表达感同身受。

7. 充分利用援助资源　为了减轻家庭照护者的照护负担，我们必须充分利用社会的各种资源，如公共资源、商业资源，并且还要掌握各方面的知识和信息，才能有效地做好居家服务。

二、具体方法

为了援助居家生活有困难的老人，实现他所期待的生活时，我们需要进行家访。针对老人的各个方面进行调查和评估，倾听老人及家人的倾述，了解他们的需求、烦恼和意愿。在老人和家人同意的前提下，按照制定的计划为老人提供居家照护服务。

1. 信息收集　对认知症老人进行家访，对老人的身体状况、疾病状况、精神状况等进行调查和评价，对生活环境、家庭环境、家人关系、社会关系等各个方面进行全面的信息收集（表 10 - 1）。

表 10 - 1　居家照护信息收集表

序号	项目名称	项目主要内容
1	基本信息	姓名、住址、生日、联系人等
2	生活状况	现状、生活史等
3	医疗状况	疾病史、是否在就诊、有何种保险等
4	现在所利用的服务	是否接受了机构服务、社区服务、家政服务等
5	失能老人日常生活能力	失能老人日常生活自理能力的评估内容
6	认知症老人日常生活能力（ADL）	认知症老人日常生活能力自理的评估内容
7	主要诉求	老人及家人的困扰、需求，要求服务的内容等
8	健康状况	既往史、现病史、症状、疼痛、营养状况等健康相关内容
9	ADL	起床、翻身、移动、行走、入浴、排泄等相关状况
10	IADL	做饭、洗衣、扫除、钱物管理、服药状况等
11	认知功能	进行日常自我决定所需的认知能力水准相关内容
12	沟通能力	意愿的传达、视力、听力等沟通交流相关内容
13	与社会的接触	社会参与度（意欲、参与度的变化、丧失感、孤独感等）
14	排尿、排便	失禁状况、排泄后是否能自己冲厕所、排泄频度等
15	压疮、皮肤问题	皮肤清洁状况、有无压疮以及程度
16	口腔卫生	口腔、牙齿状态、口腔卫生状况等
17	食物摄取	食物摄取方式、内容、一日几餐、水分摄取量等
18	问题行为	暴力、徘徊、拒绝照护、不清洁行为、异食等
19	照护能力	主要照护的照护能力，照护负担，主要照护者的相关情报
20	居住环境	居住环境中危险和隐患，是否需要改造
21	特别状态	一些特殊状态（虐待、临终等）相关内容

评价的主要内容如下。

（1）本人想要什么样的服务？

（2）家人想要什么样的服务？

（3）为什么会有这些希望，根本原因在哪里？

（4）这些原因为什么会发生？掌握生活障碍的原因。

（5）我们能否帮助他们解决问题的原因？

（6）无法消除原因的时候，用什么方法替代解决？

2. 制定照护计划

（1）团队合作

①团队合作意义：在居家照护现场，一位老人由几位照护人员共同照顾，每个人在不同的场景为老人提供服务。所以，照护人员的合作体制是非常重要的。在照护现场，没有团队合作，就不可能进行整体的照护工作。

②团队照护的目的：让老人们拥有一个有尊严、有个性的生活。每个介护人员需要有共同的认识和理解，通过团队合作提供更好的服务。

③合谐的关系：人际关系贯穿照护工作的整个过程。我们与老人之间、照护人员之间都需要形成一个良好的相互信赖的人际关系，这样才能顺畅地进行各种信息和情报交流，由此提高服务质量，提高效率，防止风险。

④建立信息共享制度：做好各项照护记录和交接班制度，所有信息及时共享，才能保证品质统一的照护质量，并能防范风险于未然。

（2）计划的制定　我们根据照护家庭的需求，收集老人居家照护的各种信息，召开评价小组会议。由照护负责人、护士、社工等多方相关人员参加。我们从上门照护专业的视角对这些情报进行分析、总结，提出其中的问题，并针对老人、家庭及分析结果提出具体服务内容有针对性地制定上门照护计划。如果需要提供居家康复服务，康复服务人员也最好参加评价会。

居家照护计划书包括服务内容、服务项目、服务提供日期、时间、实施者、服务问题、长期目标、短期目标等。

当照护计划书得到老人本人及家人的同意以后，我们将制定详细的服务内容流程表，确定长期、短期目标和具体的服务内容。在这个基础上，按计划，有步骤的提供居家服务。

（3）工作实施　根据制定的照护计划，居家照护人员按照约定时间访问老人家庭，提供服务。

在实施服务时，照护人员需要注意以下几点。

①着装整洁大方：穿戴整洁、利落，便于活动，最好穿运动鞋或平底鞋，以便穿脱。如果有制服，一定要洗涤干净后使用。

②微笑问候：主动问候是交流的基本要求，我们不仅要问候老人和家人，对周围邻居也要有礼貌地打招呼。自然而亲切的微笑不仅仅能给老人留下很好的印象，还能让老人安心。

③礼貌用语：沟通交流时用易于理解的词汇，不要用太过简明的表达方式，也不能

用儿童语言，要本着尊重的态度与老人交流。注意说话速度及声调，不宜用太尖锐的声音与老人交谈。

④学会倾听：与老人交谈时，不要单方面说话，要多让老人说，做一个好的倾听者。对家务的内容，多征求老人的意见，要以一个学习者的态度，不要将自己的做法强加于老人，而应根据老人的需求找出应对的方式。

⑤相互合作的观念：要用同理心去体会老人的感受和想法，建立彼此之间的信赖关系。与老人共鸣是交流的起点，共鸣不是同情心，是一种同理心。我们要在感受老人感情的基础上满足他的心理需求，与老人形成相互合作的关系。

⑥预留告别时间：服务结束以后，不要匆忙离开，在照护计划的时间内，留下 5 分钟左右的时间，与老人告别。

3. 预防事故

（1）熟知老人的身体状况，了解与运动相关联的疾病状态（偏瘫、帕金森症状等）。

（2）练就良好的照护技术，掌握安全的照护方法。

（3）针对老人不能同时做两件事，一个一个动作地落实。

（4）移动或者上下楼时，一定要注意周围的安全，慢慢做稳每个动作，不要慌张。

（5）充分了解老人服药状况以及药物副作用，以防发生危险。

（6）对明火、水等的使用要特别留意，尤其是与老人一起使用的时候，要仔细观察老人的一举一动，防止烧伤或滑倒。若发生意外，立即按预案执行，将损害降到最低程度。

4. 做好记录　照护计划实施后做好相应的记录。记录不仅仅证明我们对老人提供了专业的、有责任的服务，同时还是我们与家人沟通时的一个参考，也是我们在今后制定服务计划时的信息源。当我们需要对所提供的服务做评价时，也需要有良好的记录。

（1）记录要点　①每个实施照护的照护人员都需要建立实施经过记录。②写清楚老人及照护员姓名，实施日期、时间。③按时间经过，记录所提供的服务。

（2）对老人状态以及提供服务后的结果进行记录。

①主观记录与客观记录的区分：主观记录包括老人的意愿、家人的要求，要将老人和家人的言语原封不动的记录下来。客观记录只是对看到的客观事实，如饭量、排泄次数，行为的记录等。②重要场景记录：针对认知症老人一些比较重要、特殊的场景，需要用较多的文字仔细记录下来，以便分析、研究。

通过以上这些流程，我们为居家认知症老年人提供上门服务。让认知症老人尽量长时间在自己熟悉的环境里生活，这将减缓他们病情发展。

第五节　认知训练和康复

资料显示，加强记忆力的训练可有效预防认知症。因此，鼓励老人多做记忆力的训练，并协助轻度认知症老人进行智力训练，既可预防认知症，还可缓解症状、延缓病情发展。日常生活中随时对老人进行记忆锻炼，帮助老人制订生活作息时间表，让老人主动关心日期、时间的变化，督促老人按规定时间活动和休息。鼓励老人关心家务事，多与家庭成员和领导交谈。陪同老人外出并尽量让其自己辨认方向，或告诉老人该如何走等等。看似简单的事，都会对认知症病情及症状有较好的缓解作用。

一、智力激发法

1. 往事回忆训练　通过回忆过去事件和相关物体，以激发远期记忆，与老人一起回忆他生命中意义重大的事情，或者与家人、好友共同经历的事。最好同时能找出与该事相关的物件，如看照片回忆。训练时，亲友与老人一起，请老人讲照片背后发生的故事，既令老人感到亲情的温暖，又能取得良好的训练效果，具体方法同怀旧治疗。

2. 实物定位训练　激发老人对近期发生过的事情的回忆，加强对有关该事的时间、地点、人物、环境的记忆。训练前可以带老人外出，比如逛公园、买菜、到银行交电话费等，回来的路上与老人攀谈，让其讲述此次外出去了何处、做什么事等内容，回到家中，老人如无疲劳感，可以继续回忆此次外出见到的周围环境、碰见什么人、感觉如何等，也可过 2 天再跟老人聊天，强化他的记忆力。

3. 再激发训练　就老人感兴趣的话题组织讨论、思考和推论，引导老人对问题的思考和推理，激发老人的智力和认知能力。

研究证明，智力激发训练对有认知症倾向或早期认知症的老人，可明显改善其认知能力。

二、记忆训练

该方法与智力激发法中的往事回忆训练相似，通过视、听、记忆等训练，增强趣味性。多以生活内容为背景，如说出最爱吃的食品及其做法；生活小窍门如旧物巧利用；猜猜看，比一比，最好能动笔写出来；照图写或默写等。注意根据条件不同，分组进行或自愿结合。

1. 瞬时记忆（超短时记忆）训练　由家人念一串不连序的数字，从两位数起，每次增加一位数，如第一次为 56、23、74，第二次为 234、768、456，念完后立即让患者复述，直至不能复述为止。

案例：猜猜看，看图说话或写字（图 10 - 1）。

看树上除树枝外还有什么？

看谁发现得最多，树上除树枝外还见到什么？有多少？

参考答案：左侧依次为：面向右的最戴眼镜的老人、戴帽子老人、面向左的老人、面向右的有两个老人，左侧有 5 个人头像。右侧依次为：面向左的是大胡子老人、戴眼镜和戴帽子的老人、面向下的是小胡子老人、面向上是戴眼镜的老人、面向左的长发老人，右侧有 5 个人头像。合计有 10 个人头像。

2. 短时记忆训练　给老人看几件物品，令其记住，然后请他回忆刚才看过的是什么。

例如：桌上的物品为手表、手机、纸和笔等。遮盖后，请老人讲述桌上物品有几种以及它们的名称。

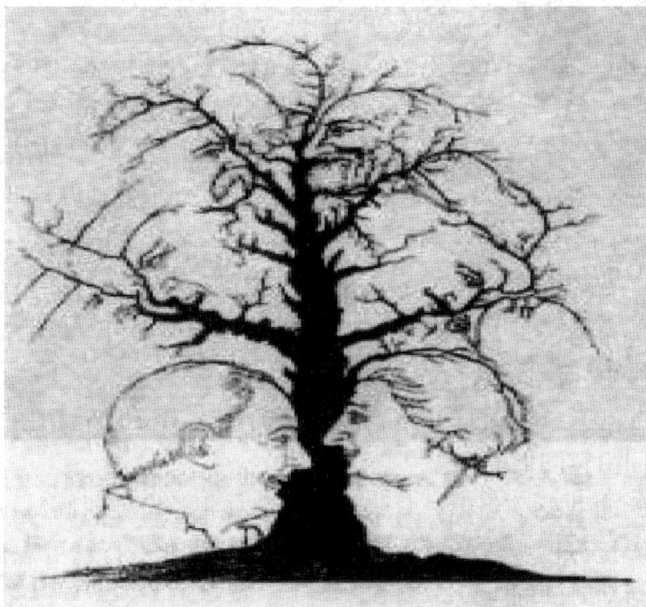

图 10 -1 猜猜看，看图说话或写字

如回答正确，可增加难度。如，张女士为中学教师；王先生为公司会计；李女士为医院医生；赵先生为机关干部。请求老人复述一遍，再进一步让老人从中寻找规律。

3. 长时记忆训练 让老人回忆最近到家里来过的亲戚、朋友的姓名，前几天看过的电视内容，以及家中发生的事情。家人要和老人一起回忆，老人想不起来时，可适当提醒，但不要把具体内容告诉老人。

三、反应训练

1. 兔子、墙、枪。

兔子：双手分别放置在头的两侧，以示兔子的意思。

墙：双手张开、向前、摆出阻挡的意图，以示墙的意思。

枪：一只手的拇指和示指伸展，其余手指收缩，手向前伸，以示打枪的意思。

说明：兔子能爬墙，墙能挡枪，枪能打兔子。

2. 剪刀、锤子、布；适宜一对一活动。

组长可推选热心并有组织能力的老人担任组织者，或轮流或毛遂自荐。活动总结时以表扬、感谢为主，提高老人的自信心、自尊感。

四、愉悦身心与快乐疗法

愉悦身心即让身心无拘无束，快乐、无压力。社区社工可以定期组织老人开展愉悦身心的各种活动，以资鼓励，如给积极参加活动的高龄老人过生日；在居委会或街道办事处协助下，组织老人开展"夕阳灿烂、快乐每一天"等活动。

1. 开心即快乐 根据老人的爱好，每天安排一个主题，围绕主题制定每天活动日程表，每天的活动内容。让老人能高高兴兴的度过一天时光。

2. 放松情绪　可以通过一些轻松的身体活动放松老人的情绪。

（1）摆动上肢　站稳，心静、闭目。双手在身前交叉摆动 20 次；双手继续在身体两侧，前后摆动 20 次；双臂高举、放下、反复进行 20 次；双臂在身后摆 10 次，同时腰部随双臂轻摆；甩动不必用力，要轻松、随意、放松。摆动上肢应从手至肩，从背到全身。最好是每日 1～3 次，每次 5～10 分钟。

（2）按摩头部　先以温水洗净双手，取坐位或卧位，心静、闭目。干洗脸式做脸部按摩，按摩头部两侧太阳穴各 10 次。再干洗脸至面部微热即可。最后，闭眼休息 2 分钟，睁眼走动 2 分钟，结束。全程进行 5～8 分钟，每日 1～3 次。

（3）足部按摩　坐位，自足底按摩，顺序是涌泉、10 足趾，稍用力擦搓全足底，微热即可。结束及时间内容同上。

（4）调整呼吸　自我感受焦虑、紧张时，开窗（视季节定时间）、解腰带、坐稳、闭眼，开始有节奏、缓慢深度吸气、呼气。尽量不想事，若不行，可想愉快的事情。活动结束，饮温开水，活动时间同上。

（5）轻松漫步　选择环境优美、安全、无干扰处，清晨或晚饭后进行，轻松散步。散步不求速度、不想烦心事，可哼唱熟悉、喜欢的歌曲。全程进行 30～60 分钟，每周 3～7次。

3. 宣泄的技巧　宣泄是自我疗伤的一种方法。叫嚷、唠叨、"大"哭、打皮球等都是宣泄的方法。心理学家认为唠叨可宣泄内心压力，能够带来一定程度的心理放松、愉快。但不能过度，否则很影响心情。我们应注意场合和对象，最好偶尔为之，不可常用，否则可能会适得其反。

上述活动可使老人感到愉悦身心的作用，但需要注意在分组上的技巧，老人的年龄、文化背景、认知水平等是分组需考虑的主要问题。

五、怀旧治疗

怀旧的含义很丰富。过去有人认为它是贬义词，现在则认为它还有正常和健康的含义。怀旧治疗也有人称为往事回忆，是通过回忆过去的事和相关物体来激发记忆。

怀旧作为一种正常甚至健康的状态，可以帮助人们调整心态，认识自我，宣泄忧伤和梳理心境。怀旧治疗的目的是为了增进舒适感、愉悦感，促进沟通和提高自信心、实现改善人际关系等目的。怀旧治疗的理论基础是心理社会学，目的是增强参与者的社会角色意识。我们可以组织老年人讲述光荣史、说说"我家的那点事"等。

1. 旧物选择

（1）照片　个人的故交，个人的老照片，熟悉的风景照等。

（2）纪念册、纪念章。

（3）各种票证。

（4）其他　女性老人宜选老旧的刺绣等织物；男性老人宜选老旧的手工制作的工具。

2. 活动方法　提前针对老人自己或家人已准备好的照片、纪念册、纪念章、票证等

"旧物"有关的"故事"做好功课，准备好如何利用上述"旧物"，以旧时记忆，唤起老人美好时光的再现，调节情绪。

例如：一张旧照片

提问：您认识照片上的人吗？如回答认识。继续提问，她或他是谁？照片的背景、时间、地点等？如果回答准确，病人情绪好，可继续交谈或提问。如病人表示困难或情绪烦躁，应立即停止并给予鼓励，结束活动。提问者始终需要认真倾听，不时点头、微笑以示关注。

注意："旧物"的选择应与老人有关，有助于愉悦心境，否则不应作为治疗用物，以免引起负面效应。

六、俱乐部"系统"治疗

经过对家庭的评估，对存在于翁婿、婆媳、亲子、夫妻间的问题，组织各种适宜的活动，帮助其解决家庭"问题"。特别是展开一系列日间活动，让老人能够参与到社会活动当中去，让家庭照料有休息的时间，以缓和双方的疲劳。在活动中，我们可以适当有针对性的实施相关"问题"的启示活动，以帮助他们解决问题。

1. 形式　通过发通知、宣传栏告示等方式开展集体活动，老人可自愿、随意参加。我们可制定老年俱乐部活动日程表（表10-2、表10-3），以供老人参考。

表10-2　老年快乐俱乐部活动日程表（预防为主）

时间＼日期	周一	周二	周三	周四	周五	周六	周日
7：00~8：00	晨接待：愉快美好的一天从这里开始						
8：00~9：30	晨练、活动：根据心功能评估分级进行（有轻音乐伴奏为佳）						
9：30~10：00	休息、自由活动						
10：00~10：30	定向与感知觉训练、天气预报						
10：30~11：30	记忆、语言/训练/心理咨询	保健讲座	生活常识社会天地新闻（大小）	小组或交友（交谈）活动	自我实现感知觉训练	据个人兴趣选游戏	"动物"治疗机动
11：30~13：00	回家进午餐、午睡						
13：00~14：00	日间病房提供午睡（物理治疗、生物反馈）						
14：00~15：00	音乐治疗	训练感知觉	兴趣小组活动	认识世界	文艺小组活动	交谈会	录像（老片）欣赏
15：00~15：30	饮水、休息、自由活动						
15：30~17：30	快乐游戏	艺术欣赏	社交技巧训练	康复训练	分享往事（记忆训练）怀旧治疗	职业疗法工艺小组（民间）	自娱自乐

表 10 – 3　老年日间活动（康复为主）

周一	周二	周三	周四	周五	周六	周日
美好的一天从这里开始 7：00～8：00　自理：洗衣手、检查日间病房床单位等						
休息、交谈 8：00～8：30（轻音乐伴奏）						
早操或其他活动：8：30～9：30						
感官训练 认识现实 快乐游戏	感官训练 艺术活动 音乐活动 快乐游戏	体育锻炼 交谈心事	感官训练 早操 认识现实 快乐游戏	感官训练 艺术组 活动 分享往事 （记忆训练） 怀旧治疗	动物治疗 老影片欣赏 自娱自乐 （轻唱） 生日会	电影欣赏 老照片欣赏
9：00～11：00　球艺、扑克、麻将；按摩；看电视（录像/VCD）；自由活动						
11：00～13：00　回家进午餐或家属送饭（轻音乐伴奏）						
13：00～14：00　午睡、个人清洁						
16：15～16：45 上下肢活动与 康复训练	16：15～16：45 上下肢活动与 康复训练	16：15～16：45 上下肢活动与 康复训练	16：15～16：45 上下肢活动与 康复训练	16：15～16：45 座谈、交流	16：15～16：45 访问	联欢机动
17：00　回家（需要时给老人留家庭作业）						

2. 居家活动及个体化训练　应视老年人健康状况、家庭情况制订适合个体的训练计划，并鼓励回家完成作业等。

3. 传统游戏活动　在组织活动中，要对组织者，即课题组成员进行培训，使其了解活动内容、目的及具体方法；其次是提前用各种形式发通知，使老年人及其家属有所准备；活动结束后最好有小结，以资鼓励，希望老年人能积极参加。

七、运动疗法

适当运动有益于身心健康，增强机体免疫功能，延缓衰老；有氧运动或肌力训练运动有助于延缓中老年人认知功能的退化；训练高龄老人肌力及关节活动，能减缓骨质流失，预防骨质疏松症，提高行走能力，实现增进平衡能力，降低跌倒发生率的作用。

我们可以请康复师针对不同群体或不同个人制定运动计划，再在这个基础上与老人们一起实施。

第六节　家庭角色及参与

居家照护中，家庭照护者为主要的工作承担者。对于老人来说，家人是最亲近的人，又是最大的依赖者。因此，家人承担着外界无法想象的沉重压力，很多时候，肉体和精神上都达到了极限。我们要在照护援助的过程中，以完善照护环境为基础，减轻家庭照护者的负担，同时对家庭照护者的身体和精神也进行管理。

家庭内照护是一种强制性产生的状况，人们会坚定地在家中照顾老人，很少向外界寻求帮助。此外，经济上的原因也让人们很难利用到各种社会资源，使家庭独自面对老人照护问题。

1. 家庭照护负担的主要问题 包括：①照护者自身的健康；②辅助照护者缺少；③与老人的关系；④照护分担的思考方式。

一般来说，家庭照护者全盘承担着所有的工作。当我们提供外部援助的时候，他们很容易认为是补充照护工作。其实，我们可以引导他们接受照护分担的思维方式。家庭照护与外部照护不仅仅是补充，更多是分担。家人感到困难的部分，可以委托专业的照护服务人员，使得老人的照护内容更加充实。

2. 日常生活照顾与专业照护的区别

（1）"照护"是生活援助行为，"照顾"是生活的一部分。

专业照护人员所从事的"照护"工作是要实现认知症老人能力的最大发挥，是实现老人自立与生活质量提高的一种援助。但是，家人的"照顾"是每天生活的一部分，没有报酬，也没有休息，是一个日复一日都需要重复的的工作。

（2）"照护"提供专业技术，"照顾"是运营生活。

"照护"是照护人员在充分掌握了老人及其家属的需求后，通过专业技术方法援助他们的生活。但是，家人的"照顾"是在家庭历史的过程中形成的行为，有其独特的生活环境和习惯，与专业的"照护"有区别。

（3）"照护"要求以完整人格对应老人，而"照顾"以家庭中的人际关系为基础。

专业"照护"是以老人为中心的工作，照护者要保护好老人的权利，是他们权利的代言人和支持者；而家人的"照顾"则受到与老人人际关系的影响，长期以往的人际关系左右了照顾的质量，有良好关系基础的家人自然就有高质量的照顾。

（4）"照护"是有计划性和持续性的，而"照顾"则是家人的智慧。

专业的"照护"老人是一系列的过程，从评价、制定计划、实施、跟踪、到再评价，是有计划的工作。即使照护者不同，照护方式、照护目的以及照护质量也不会发生变化，是有持续性的。而家人的照顾则需要首先优先考虑整个家庭的习惯。

（5）"照护"需要有客观的评价，"照顾"是家人的满足。

专业人员实施的"照护"时，需要对老人进行功能上的客观评价，对已实施的照护结果也要进行评估，评估照护是否有效，并从中发现新的问题。但家人的照顾行为则会根据老人的喜怒哀乐等感情来进行判断，常常是亦喜亦忧，容易处于情绪难以稳定的状态。

这时，家人和专业人员都需要充分理解对方的立场和作用，相互合作来提供援助。

3. 家人照护的援助原则 对家人的援助重点不是在与帮助他们做多少事情，而是对他们的精神和心理上提供支持。

（1）进行充分的说明以征得同意　在对认知症老人提供一系列服务时，对于照护的目的、作用，以及伴随的风险等内容，我们常常只是对家人进行详细的解释和说明，对老人本人则很容易忽视。只有充分地与老人本人进行沟通，我们才能使老人有信赖和安心的感受。

（2）与家人照顾者的相处方式　家人一般都特别需要理解和认同。所以，当我们与家属接触时，首先需要充分了解家人的想法和感受，与他们产生共鸣，努力让他们压抑的情绪得到发泄。而"保守秘密"是相处时的基本原则。

（3）充分倾听他们的谈话内容　用理解的态度充分倾听家人照护者的倾述，对于他们一直以来的照料方法以及对照顾的一些看法，不要去评判和批评。对于日常照顾的负担以及居家照料的极限等问题，要站在照顾者的立场上去看待，去接受。以这样专业的态度给家人产生信赖感。这个信赖的关系能很大程度减轻照料者的照料负担。

（4）不要急于回答　家人对照护上的一些问题和困难，很希望得到最直接的解决方法。除了一些制度和体制上的问题，我们可以立刻回答之外；对于人际关系以及照顾负担等相关问题，如果我们按照一般的习惯和社会规范来回答时，常常容易失去家人的信任。对于这类问题，我们不能从援助者的立场上来回答，而需要谨慎地思考、理解其中的深意后，再提出综合建议。

（5）引导照顾者自身得到答案　对于家庭人际关系，很少有正确的答案。外人的一些意见很容易成为争论和矛盾的导火索。而照护者常常已经在心里有了自己的答案，他们对我们的询问只是为了获取认同。所以作为专业人员，我们需要先反问一下"您是怎么考虑的呢？您想怎么办呢？"，给家人照料者提供一些思考的时间，引导他自己得出答案。

（6）促进自我潜能的发挥　有些认知症老人家属每天都处于身心疲惫的极限状态，而作为专业人士，我们需要帮助家人照顾者用他们自身的力量去改变这个现状，并强化他们自身的照护能力。

每个家庭都有他独自的"照顾观"，很多时候与我们专业的"照护观"有一定区别。我们需要充分理解家人的照顾观，同时帮助形成以家人照顾为主体，专业照护为辅助的合作模式。对家庭照顾观的一些修正，有时候会涉及人生观和价值观的问题。所以，过度的修正并不能帮助他们发挥潜在能力。当家庭中出现问题时，我们要努力以援助者的姿态，积极正确地协助家庭利用自身的自净能力去解决问题。

（7）调整照护环境，充分利用援助资源　首先充分收集老人家庭的生活环境、居住环境、地区环境、家庭关系、经济状况等相关信息，从中找出存在的环境问题在进行环境调整时，除外对老人的关注，还要特别注意照顾者的身体、心理健康，辅助照顾人的缺乏以及家人与老人之间的历史性人际关系等方面问题，提出合适的建议。为他们规划时间的利用，增加休息时间，让家庭照顾者能保持一个比较良好的状态。

家庭照护者不仅可以从家庭内部获得辅助者或者心理支持者，也可以从社区、或者地区范围内的各种义工、社工团体组织中获得同样的援助。我们也可以积极为他们寻找这种社会资源，减轻照顾压力。这也是对老人照护环境的完善。

第十一章　认知症老人的就医

认知症老人无论是生活在养老机构还是在家里，照护人员都有可能承担陪同老人就医的任务。因此，照护人员有必要了解陪同就医的注意事项，熟悉就医的流程，并掌握良好的陪护方法，确保老人顺利就医。

第一节　就医须知

一、就诊前准备

医生就诊时因患者较多，分配给每位患者的时间有限，因此，照料人员在带老人看病前，需要提前做好准备工作，以确保每一次的就诊都有成效。

准备工作应该包括下列各项。

1. 列出老人目前正在服用的药物清单，包括处方药和非处方药，如降压药、降糖药、治疗精神行为的药、催眠药、维生素、阿司匹林等。

2. 列出老人的既往病史，也就是老人过去和现在都患有哪些疾病，如心脑血管疾病、糖尿病等。

3. 列出家庭患病史，看看老人的直系或旁系里是不是还有其他人患有阿尔茨海默病或者其他类型的认知症。

4. 列出一张老人的症状清单，说明症状是从什么时候开始的，多长时间发作一次。

5. 列出准备向医生请教的重要问题。

6. 准备好纸笔，以便记录重要的医嘱。

二、就诊时的配合

1. 看病的时候，护理人员要陪着老人一起进入诊室。老人有时候并不清楚自己在哪里，有时候看见不熟悉的人会有点害怕。护理人员要陪着老人一起看病，让老人放松，确保就诊顺利完成。

2. 当医生问诊或做检查的时候，护理人员可以在一旁仔细观察老人是怎么样回答医生的提问的？如何按照医生要求做测试的？

3. 护理人员要尽量鼓励老人多讲话。在医生和老人的谈话过程中，护理人员不要向老人提示答案。

4. 医生除了询问老人外，还会向陪同者详细了解老人的情况。护理人员需要尽其所能，如实回答医生的提问，以便医生做出准确的判断。

5. 护理人员向医生描述老人的情况时，措词要清晰明确，不要含糊。如，与其说"她好像记性特别不好"，不如说"快递员前天去老人家里送餐，但是老人很肯定地说快递员没有来。我们去她家里检查，结果发现餐已送到，但是老人没有吃，而且还忘记快递员其实已经送过饭了"。

6. 仔细记录医嘱。如果老人患认知症，他们也将失去独立就医和自我管理药物的能力。医生会告诉陪同者如何帮助老人服药、遇到药物副作用怎么办？以及下一次带老人来复诊的时间。照护人员都要仔细记录医嘱，并在护理过程中按医嘱协助老人服药。

7. 在就诊过程中，照护人员要注意维护老人的自尊心。医生出于诊断的需要，往往要了解老人生活能力是否下降？是否出现异常的行为举止？有时候，如果照护人员当着老人的面直接讲给医生听，老人的自尊心就可能受到伤害，可能会和护理人员，甚至和医生发生言语冲突，为了避免这种情况发生，照护人员可以事先详细记录好老人的状况，就诊的时候直接交给医生看，方便医生了解情况，也维护了老人的自尊心。

三、就诊后注意事项

无论老人罹患哪种类型的认知症，都是长期的慢性疾病，需要长期就医，由医生根据老人的病情发展情况，及时调整治疗方案。因此照护人员需要根据医嘱和家庭成员的委托，定期带老人复诊。

在日常照护中，照护人员应该多观察老人的情况，以便在复诊的时候，能向医生准确描述老人的健康状况、症状变化，以及需要帮助的其他问题。

1. 老人的健康状况如何？有没有其他疾病？有没有疼痛？
2. 老人的记忆及认知状况如何？
3. 老人的心情怎么样？有没有行为问题发生？如果有，都有哪些表现？
4. 观察并记录药物治疗效果，包括副作用。

如果发生以下任何一种情况，照护人员应立即带老人就诊。①老人一下子变得糊涂了；②老人的认知或者情绪发生很大变化；③老人突然晕眩、昏倒或跌倒；④老人突然不能说话，或者不能活动身体；⑤老人发热；⑥老人突然大小便失禁。

第二节　拒绝就医的处理

目前在中国，认知症的就诊率低于10%，与发达国家高于40%的就诊率相比，存在很大的差距。

一、原因分析

1. 公众缺乏对认知症的正确认识。很多人认为认知症是正常衰老的一部分，年纪大了变得糊涂是很正常的现象，而没有意识到老人的记忆和认知问题可能是大脑已经出现了病变，从而错过了到医院及时诊断的机会。

2. 由于对认知症缺乏了解，老年人对认知症普遍存在病耻感和恐惧感，常常拒绝就医，或者不愿意承认自己罹患"认知症"。部分家庭成员同样如此，不愿意承认自己的家人罹患认知症。

3. 由于目前医学没有治愈或逆转认知症的方法，很多老人和家庭成员认为就算去医院看了病也没得治，放弃了及时诊断和治疗的机会。

在养老机构，护理团队则可能会遇到这样的问题。

1. 老人在入住的时候，经过评估已经有明显的记忆及认知问题，但老人和家庭成员都不愿意承认，拒绝去医院做全面的检查并获得医生诊断。

2. 老人在入住的时候认知功能属正常，但随着入住时间越来越久，老人逐渐出现明显的记忆及认知问题。但老人和家庭成员有的不愿意承认，有的怕麻烦，有的则担心老人一旦被确诊是认知症以后，养老机构就要提高护理等级，老人及家庭需要支付更多的费用，因而拒绝去医院进行全面检查。

3. 有的老人意识到自己可能出现记忆及认知方面的问题，有的可能在其他地方也接受过类似的评估，但是他们不愿意接受甚至拒绝承认自己可能出现了认知症状，也不愿意自己被贴上认知症的标签。因此，当养老机构要为老人进行认知评估的时候，有的老人会因此而拒绝接受评估。

4. 某些养老机构有规定不接收认知症老人。有的家庭成员为了能让老人住进去，因而隐瞒病情，或者推脱或否认，不愿意为老人就医。

二、采取措施

1. 加强在机构内和社区内的主题宣教活动，提高老人和家庭成员对认知症的正确认识，倡导"三早"，早诊断、早预防、早干预。组成照料群体，分享认知症长期照护的知识和方法。这将有助于改善老人和家庭成员的病耻感和恐惧感，从而提高就诊率。护理团队还可以向老人和家庭成员提供一些科普读物、健康宣教手册或者网站信息，帮助家庭获得更多的科学信息。

2. 护理团队要善于和老人及其家庭成员进行沟通，让他们了解去记忆门诊进行全面检查和诊断的必要性，并帮助他们做好相应的就医准备。比如，推荐本地区的记忆门诊机构，提供就医所需准备的清单和注意事项等，减轻这些家庭就医前的心理压力。

3. 如果老人不愿意就诊但家庭成员同意，护理团队可以请医生前来会诊。如果确诊老人罹患认知症，应该让老人得到持续治疗的机会和相应的护理服务。

4. 如果老人已经有非常明显的认知症状，无法对就诊、护理等事项做出决策，而家庭成员不愿意让老人就诊或提高护理等级，护理团队需要和家庭成员沟通，让他们了解认知症的病程发展和各个阶段所需要的特别的护理，以及不采取特别护理所容易导致的风险，来让家庭成员对认知专业照护建立正确的认识和理解，以最终达成共识。

如果老人出现拒绝评估的情况，养老机构的管理者和护理团队成员需要理解做量表评估并不是目的，而是了解老人认知情况的方法之一。护理团队并不需要强求老人参与评估，以避免和老人发生不必要的冲突。如果发现老人已经出现明显的认知症状，护理团队可以邀请专业医师前来观察和判断老人是否已经罹患认知症，更重要的是，要在日常照护工作中加强观察，并根据老人的情况，及时调整照护计划，采用针对认知症老人的专业照护方法，来为他们提供更为适宜的服务。

第十二章　认知症老人的营养供给

认知症是由多种原因导致的持续性和获得性的智能损害性综合征。老人在无意识障碍的情况下，出现两种或两种以上高级皮层的功能损害，包括记忆、语言、视空间、定向、思维、理解、学习、计算和判断功能等，并伴有精神行为异常或人格改变。认知症是智力、记忆和人格的全面损害。常见的认知症包括阿尔茨海默病、血管性认知症、路易体认知症、额颞叶认知症等。

阿尔茨海默病在老年认知症中最常见，占老年期认知症的 60%～70%，由于衰老，认知症老人的认知功能受损，其他疾病及药物、环境等因素常会引起各种饮食问题，第六章中的精神及行为问题照护中就有介绍。另外认知症后期机体各项功能的下降，进一步加重机体营养状况的恶化。

第一节　认知症老人的营养问题

营养问题是认知症老人生活质量的基础，营养状况和老人的躯体健康、心理健康、社会家庭的关怀是密不可分的。

一、营养不良对认知症老人的影响

认知症老人发生营养不良较为普遍。研究发现，认知症老人营养不良发生率为 66.67%，主要为消瘦型营养不良，其次为蛋白质型营养不良，晚期常发生混合型营养不良。

认知症老人的营养状况恶化与认知功能障碍加重密切相关。认知障碍会影响营养素的摄入，而营养不良又会进一步损害认知能力，导致病情恶化、免疫功能受损，应激能力下降，从而增加发生感染、皮肤溃疡、跌倒等风险。

二、认知症老人营养不良的影响因素

1. 衰老　认知症老人多为 65 岁以上，因年龄增大常发生消化系统的退行性改变，如味觉减退、消化液分泌减少、胃肠蠕动减弱等，这些改变导致食欲减退，主动饮食摄入减少，消化及吸收功能下降，从而发生营养不良。

2. 认知和进食行为的改变　认知症老人由于认知障碍常不知饥饿，忘记进食或不能自行进食等，这些行为导致营养素摄入减少且不平衡，以致发生营养不良。研究发现认知症老人随着认知症程度的加重，营养不良的发生率也相应增加，同时，认知症老

人还有进食行为的变化，主要表现为少食、挑食，如不吃素和绿色蔬菜，喜欢吃肉或甜食等。

3. 其他疾病及药物　认知症老人常同时患有多种疾病，如心血管疾病、癌症、糖尿病等，这些疾病不仅可直接引发机体代谢紊乱、营养不良，而且治疗这些疾病常需长期服用药物。药物与营养素以及药物之间的相互作用可影响食物的摄入、消化、吸收、代谢、增加发生营养不良的风险。

4. 环境因素　有研究认为安静、明亮的环境能刺激认知症老人的食欲，增加营养素的摄入。家庭经济状况和居住方式，如贫困、独居等，使认知症老人不能获得足够、合理的膳食支持而易发生营养不良。

5. 照料老人的因素　文献报道认知症老人的照料者约50%缺乏有关认知症的营养知识，不能为认知症老人提供合理的膳食支持。

以上各种原因导致的营养摄入不足是认知症老人营养代谢障碍的主要原因，因此应定期对这些老人进行体格检查和膳食状况的监测。当发现进食减少或体重下降时，要加强经口营养补充，体重的增加和营养获取可有效延长营养不良老人寿命。营养不足的直接后果是加快认知症的进展，影响预后和增加死亡率。因此，认知症老人加强肠内营养支持至关重要。

第二节　认知症老人的营养筛查与评估

一、营养筛查

在给予认知症老人营养干预前，首先要评估其营养状况，利用专门营养筛查工具辨别出有营养不良风险或已经存在营养不良的老年人，根据筛查初步结果来决定是否需要进一步的营养评定。针对老年人，早期采用敏感、特异、易用的营养筛查及评估是开展规范化营养支持的起始依据。美国营养师协会认为营养筛查及评估应纳入国家慢性病管理，将有助于整体健康的改善。由于老年人生理原因导致身高下降、摄入减少、身体成分变化、肝肾功能下降等情况，使人体测量、实验室检查等客观指标都不能准确反映营养状况，所以目前临床多采用综合评估方法，如微营养评定法（MNA - SF）（表12 - 1）、营养风险筛查评估表（NRS2002）（表12 - 2）、老年营养风险指数（GNR1）等工具，其筛查结果用于收集营养不良相关的危险因素，决定是否需要进一步营养评定及干预。

表12 - 1　微营养评定法（MNA - SF）

姓名：　　性别：　　年龄：　　科室：　　床号：　　病案号：
A 在最近3个月内，有否因食欲减退、咀嚼或吞咽等消化问题导致食物摄入减少？
0 = 严重的食欲减退　　1 = 中等程度的食欲减退　　2 = 没有食欲减退
B 最近3个月内体重有否减轻？
0 = 体重减轻超过3kg　　1 = 不清楚　　2 = 体重减轻1~3kg　　3 = 没有体重减轻

续表

C 活动情况如何?

0 = 卧床或坐在椅子上　1 = 能下床/椅,但不能出门　2 = 能出门

D 在过去的 3 个月内是否有过心理创作或罹患急性病?

0 = 是　　　　　　1 = 否

E 有否神经心理问题?

0 = 严重的认知障碍或抑郁　1 = 轻度认知障碍　2 = 无心理问题

F1 BMI 是多少?

0 = BMI < 19　　1 = 19 < BMI ≤ 21　2 = 21 < BMI < 23　3 = 19 < BMI ≥ 23

F2 小腿围 (CC) 是多少?

0 = CC < 31　　3 = CC ≥ 31

筛查分值 (共计最高 14 分)

12 ~ 14 分者,正常营养状况

14 ~ 31 分者,有营养不良的风险

0 ~ 7 分者,营养不良

评估时间:　　　　　　　　评估人:

表 12 - 2　NRS2002 营养风险筛查评估表 (2008 版)

姓名	性别	年龄	身高	现体重	BMI:	PR (g/L)
疾病诊断:					科室:	
住院日期:		手术日期:			评估日期:	
NRS2002 营养风险筛查:		分				

疾病评分	评分 1 分:髋骨折　慢性疾闰急性发作或有并发症者　COPD　血液透析 　　　　　肝硬化　一般恶性肿瘤患者　糖尿病 评分 2 分:腹部大手术　　脑卒中　　重试肺炎　血液恶性肿瘤 评分 3 分:颅脑损伤　　骨髓移植 APACHE > 10 分的 ICU 患者

小结:疾病有关评分 _____

营养状态	1. BMI (kg/m²)　　　　< 18.5 (3 分) 　　注:因严重胸腹水、水肿得不到准确 BMI 值时,无严重肝肾功能异常者,用白蛋白替代 (按 SPEN2006) _____ (g/L) (< 30g/L,3 分) 2. 体重下降 > 5% 是在　3 个月内 (1 分)　2 个月内 (2 分)　　1 个月内 (3 分) 3. 一周内进食量:较从前减少 25% ~ 50% (1 分) 51% ~ 75% (2 分) 76% ~ 100% (1 分)

小结：营养状态评分 _____		
年龄评分	年龄 > 70 岁（1 分）	年龄 < 70 岁（0 分）

对于表中没有明确列出诊断的疾病参考以下标准，依照调查者的理解进行评分

1 分：慢性疾病患者因出现并发症而住院治疗。患者虚弱但不需卧床。蛋白质需要量略有增加，但可通过口服补充

2 分：患者需要卧床，如腹部大手术后。蛋白质需要量相应增加，但大多数人仍可能通过肠外或肠内营养支持得到恢复

3 分：患者在加强病房中靠机械通气支持。蛋白质需要量增加而且不能被肠外或肠内营养支持所弥补，但是通过肠外或肠内营养支持可使蛋白质分解和氮丢失明显减少

总分值 ≥3 分：老人处于营养风险，需要营养支持，结合临床，制定营养治疗计划

总分值 <3 分：每周复查营养风险筛查

执行者：	时间：

NRS（2002）对于疾病严重程度的评分及其定义如下。

1 分：慢性疾病老人因出现并发症而住院治疗。老人虚弱但不需卧床，蛋白质需要量略有增加，可以通过补充剂来弥补。

2 分：老人需卧床，如腹部大手术后，蛋白质需要量相应增加，但大多数人仍可以通过肠外或肠内营养支持得到恢复。

3 分：老人在重症病房中靠机械通气支持，蛋白质需要量增加而且不能被肠外或肠内营养支持所弥补，但是通过肠外或肠内营养支持可使蛋白质分解和氮丢失明显减少。

评分结果与营养风险的关系如下。

总评分 ≥3 分（或胸腔积液、腹水、水肿且血清蛋白 <35g/L 者），表明老人有营养不良或有营养风险，即应该使用营养支持。

总评分 <3 分：每周复查营养评定。复查结果 ≥3 分，即进入营养支持程序。

如老人计划进行腹部大手术，就在首次评定时按照新的分值（2 分）评分，并最终按新的评分结果决定是否需要营养支持（≥3 分）。

二、营养评分

对于经过营养筛查出有营养不良风险或已经存在营养不良的老年人，应由临床营养师或者专职营养人员对其进行全面营养评定，通过获取及分析、评价临床信息，综合判断老人的医疗及营养摄入史、消化吸收能力、体格检查、人体测量及体成分分析、生化检查指标、临床表现及主观客观情况等营养相关问题得出营养判断，再根据营养评定结果确定液体及营养素需求、营养支持途径及营养监测指标，以改善老年人的营养状况，提高生活质量。

营养评定是发现和诊断营养不良的最终评判工具，是整个营养服务流程的第一步。完整的营养评定方法一般分为主观和客观两方面的指标。其中主观指标主要是指一些与

老人或家属面对面接触时获取的主观性信息，如与营养相关的进食习惯及能力、义齿的适应情况、食欲和消化问题、生活方式及精神、情绪、家庭史、社会经济状况等都是主观指标。而客观指标则指有准确来源的内容，如医疗病历、人体测量、生化数据以及各种医疗干预措施等。

（一）主观指标

1. 膳食及营养摄入信息的采集　了解老人具体摄入多少膳食营养，并明确其种类和数量。了解老人的营养摄入量非常重要且关键，一个完整的营养摄入调查应包括老人的日常摄入习惯、饮食喜好、宗教及文化背景、酒精摄入量、营养补充剂（包括肠内营养及肠外营养）的摄入量、饮食过敏或不耐受的历史以及老人自行购买及制作食物的能力等。无论是老年人保留的 3~7 天的膳食日志，还是营养师用来计算能量和蛋白质摄入量的膳食回顾表，膳食摄入量都是营养评价过程中非常有价值的数据。因为膳食情况的好坏不仅反映了目前的营养状况，还能预测今后老年人营养状况的发展趋势是好转还是恶化。

常用的营养摄入记录方法有 3 种。①24 小时回顾法：要求老年人或照料者回忆前一天 24 小时摄入的所有食物。此方法易行、快速。然而多数认知症者尤其是老年人，可能很难准确回忆摄入情况，而且甜点、饮料和营养补充剂易被忽略或遗忘。可能需要培训言谈者的能力，以便全面、准确地了解信息；老年人进食时采用标准杯子、匙、盘子或模型有助于被访谈者更准确地描述。②食物频率问卷法：收集老年人每天、每周、每月摄入某种或某类食物的频率，有助于证实回顾的准确性，提供个人膳食摄入的情况更全面。此方法经济省时，但提供的信息有限，多数老年人也难回忆在一个月或一年内全部食物的购入情况，并且获得的信息与调查季节有很大关系。③营养计算法：利用食物成分表和计算机数据库中每一种饮食营养素的量进行统计，这种方法需要消耗大量人力，也可能受到摄入食物记录准确性的影响。

2. 医疗史及临床症状的调查　了解其与营养相关的既往病史，如 2 型糖尿病、脑卒中、胃大部分切除史、骨髓移植史、近期大手术等；是否曾经截肢（估计理想体重及能量摄入推荐）；用药史（如华法林、PPI、维生素制剂等），除外药物—营养素的相互作用；既往采用何种营养治疗；营养相关的表现，包括咀嚼能力、吞咽能力、义齿适应能力，以及腹胀、腹泻、恶心、呕吐、反酸等可能影响营养摄入的表现均需记录。

（二）客观指标

客观指标包括体格检查、人体测量及体成分分析、生化和实验室检查三方面的内容。

1. 体格检查　除了由主管医师及护理人员进行常规医疗体格检查之外，如反映基本生命体征的呼吸、心率、血压、体温、各系统查体等，最好能够要求营养师进行营养方面的体格检查。目的在于检查营养不良及某种营养素缺乏的特异性异常体征。检查方法仍然是以临床常用的望、触、叩、听为主，以探寻可能出现的异常体征。望诊主要针对营养消耗或某种营养素缺乏的外在表现，如皮下脂肪消耗状态、舟状腹、特异性维生素 B_1 缺乏、维生素 A 中毒等；触诊旨在了解肌肉及脂肪的储备情况、腹部柔软程度、是否发生水肿等，主要用于营养不良的评定，在主观全面评定方法（SGA）中应用较多，叩诊主要了解腹水或胸腔积液的情况，有助于确定液体入量。听诊旨在了解肠鸣音、呼吸音、心脏杂音等方面，便于准确了解消化道功能的变化，给予适宜的营养支持，这些技术有助于完成较准确的营养评定。

2. 人体测量及体成分分析　　人体测量是指测定人体部位的长度，体重以及比例。体成分分析是指机体各部分的体成分分布（如水分、蛋白质、体脂、无机盐等）。营养是正常人体生长发育的主要组成部分，因此当机体发生疾病或应激时，也会影响营养状态及体成分的储备。人体测量和人体成分分析既能够及时评价营养状态，又能够用于监测营养干预后的体成分的变化，常见的人体测量要素包括年龄、性别、身高、体重、BMI、近期体重的变化（1 个月、6 个月）、体重标准、体重百分比、臂围、小腿围、皮褶厚度等。

（1）体重　　是最常用的体格检查和营养评定的指标。短期体重的变化反映了体液的变化，长期体重的变化可能是由机体组织变化所造成的，3 ~ 6 个月内，非自愿的体重减轻是评价机体营养状况有意义的指标，体重下降较轻的为 < 5%，体重严重下降为 5% ~ 10%。如果老年人体重持续减轻，应该引起警惕。个体体重还可以与理想体重进行比较。体重也是计算代谢率、营养素需要量的重要参数。

（2）体重指数（BMI）　　BMI = 体重（kg）/身高（m）^{2}，我国推荐 18.5 ~ 23.9 为正常，> 28 为肥胖，< 18.5 为潜在营养不良或体重偏低，个体 BMI 如能够与本人近期和历史的数值进行比较，意义会更大。

（3）上臂中围（MAC）和肱三头肌皮褶厚度（TSF）　　上臂中围是用卷尺测量肩峰和尺骨鹰嘴中点手臂的周长。这个指标易测量，而且误差也较小。在无法测量体重时，它是较好的替代指标。上臂周围与某些疾病的死亡率、发病率等指标有很好的相关性。如果上臂中围与肱三头肌皮褶厚度结合可分析出机体肌肉和脂肪的比例。但用卡尺测量肱三头肌皮褶厚度需要相当的技巧，测量方法不正确可能会造成高达 20% 的误差。此外，TSF 和 MAC 都会受到体液平衡的影响，上臂肌围 AMA 可以通过下列公式进行计算。

$$男性\ AMA\ (cm^2)\ =\ [MAC\ -\pi\times TSF]^2 - 104\times\pi$$
$$女性\ AMA\ (cm^2)\ =\ [MAC\ -\pi\times TSF]^2 - 65.4\times\pi$$

除了上臂围外，也有组织推荐将小腿围（足跟平面至腘窝中心距离的中点的围度，CC）作为无法测量体重的替代指标。

（4）上肢力量的测量　　即手握力，握力与机体营养状况相关。握力是反映肌肉功能变化一个非常有效的指标，也反映了肌肉组织增长和减少的状况，可用于监测老年人握力的变化。正常男性握力≥35kg，女性握力≥23kg。

（5）呼吸功能　　如测定肺活量。最大呼气量的峰流量会随着营养状况改变的变化而变化，它代表了呼吸肌的力量，呼气和吸气功能可以在有阻力的情况下测定。呼吸功能与机体蛋白质营养状况密切相关，如果机体蛋白质减少 20%，呼吸能力会急剧下降。如水分、蛋白质、体脂、无机盐等

（6）身体成分分析　　身体脂肪以及蛋白质、水分的构成及分布都与健康密切相关，比简单测量体重更能反映营养状态。目前有很多方法来测量身体组成。其中比较常用的

是生物电阻抗方法（BIA）。BIA 是通过测量水分的分布量来估计脂肪含量。其优点是相对便宜，设备简单快捷；可以重复；能够测量细胞内外水分；节段分析能够估计身体各部分的肌肉和体液，如躯干和手足。但缺点是很多难以控制因素影响其准确性，如水化作用的改变、电解液浓度的影响、血细胞比容、皮肤温度（暴露于冷或热）以及近期饮食、酗酒、锻炼的改变等均导致结果不准确。腹水及危重症老人的电阻可能会发生变化，也不适合将 BIA 作为诊断进行应用。

3. 生化和实验室检查　生化及实验室检查通常包括测定血、尿、便或组织中的营养标志物或反映器官功能的因子。原则上来说，生化指标应该是比较准确的，但是其结果判定往往受到疾病状态、水化状态以及临床医药治疗的影响。而且与检测方法及水平有关，各实验室的结果可能差异很大，因此，不能单纯依靠实验室检查的数据进行营养状态的诊断。

（1）蛋白质的评定　由于蛋白质在维持细胞生长及机体生理功能中的重要作用，蛋白质的评测在营养评定中占据重要的位置。当机体处于正常状态时，即使短期蛋白质摄入不足，只要能量充足，也不容易出现蛋白质缺乏，但在应激及疾病状态下，机体需要从肌肉储备中动员蛋白质，以补充应激的消耗。由于不同的蛋白质功能不同，很难用一种蛋白浓度代表整体的蛋白质代谢水平，通常可以从内脏蛋白和外周蛋白质的检测了解蛋白质的储备情况。直接进行血液中某些蛋白质的检查了解内脏中蛋白质的储备。理论上血浆蛋白质受到肝脏蛋白质合成能力的影响，而与蛋白质摄入及需要量无关。通常用蛋白质的半衰期评估内脏蛋白质。较短半衰期的蛋白质称为快速反应蛋白。其中胰岛素样生长因子（KGF－1）为生长激素刺激肝脏蛋白质合成的产物，在急性应激反应中更准确地反映营养状态，但并非常规检查项目。C 反应蛋白（CPR）属于正性反应蛋白，在炎症反应及感染时升高，提示营养风险升高。另外还有血清白蛋白（ALB）、前白蛋白（PA）、转铁蛋白（TFN）及视黄醇结合蛋白（RBP）等指标可以检测。

（2）血液学评估　血常规是各级医院必做检查项目、能检测基本营养状态。其中血红蛋白、血细胞比容、血清叶酸、维生素 B_{12} 等都有助于判断缺铁性贫血、叶酸缺乏及维生素 B_{12} 缺乏等。

（3）维生素及矿物质评估　通过检测血、尿、头发中的维生素、矿物质或者代谢相关产物，有助于发现是否发生维生素及矿物质的缺乏。

（4）其他常用生化指标协助了解营养状态　一些常规生化检查，如肝功能、肾功能（Cr、BUN）、血脂（TG、TCHO）、血电解质（K、Na、Mg、Ca、P）等，都有助于判断营养状态，并作为营养治疗安全性的监测指标。

营养评定最终目标仍是在整体营养服务中发挥营养诊断、评判和监测的作用。营养评定的结果应遵循国际疾病诊断分类编码（ICD10）进行，按照标准分类诊断营养不良的类型（包括轻度营养不良、中度营养不良、Marasmus 综合征以及重度营养不良等）。

综合上述各项营养评定指标，结合目前养老机构认知症老人实际情况，设计出《养老机构营养测评单》（表 12－3），对有营养不良风险或已经存在营养不良的老人进行深度营养评估，以作为制定营养计划的依据。

表 12 – 3 养老机构营养测评单

科别：　　　　床号：　　　　　　住院号：

姓名：　　　　性别：　　　年龄：　　岁　诊断：

体　格　测　量			项目	测量值	参考值
项目	测量值	参考值	项目	测量值	参考值
身高　（cm）		——	小腿围（cm）		≥31
实际体重（kg）		——	上臂围（cm）		男27.5，女25.8
理想体重（kg）		身高（cm）–105	三头肌部皮褶厚度（mm）		男12.5，女16.5
体重指数（kg/m²）		18.5～23.9	上臂肌围（cm）		男25.3，女23.2

实验室指标

项目	测评值	参考值
总蛋白（g/L）		60～85
白蛋白（g/L）		34～55
前白蛋白（mg/L）		280～360
血红蛋白（g/L）		120～160
血糖（mmol/L）		3.9～6.1

膳食营养及相关调查

基本膳食状况：

疾病状况：

用药史：

营养评测结果

营养风险筛查（NRS2002）得分：　　　分，属于高危□　　低危□

营养评价：良好□　　一般□　　差□

营养诊断：能量营养不良□　蛋白营养不良□　混合营养不良□　贫血□　其他□

营养能力：①经口摄食：□正常 □受限 □丧失

②消化吸收：□正常 □轻度紊乱 □严重紊乱

③食欲：□正常 □受限 □丧失

④营养代谢：□正常 □轻度紊乱 □严重紊乱

该老人属于重点营养干预□　一般营养干预对象□　营养监测对象，暂时无需营养干预□

营养治疗计划

饮食医嘱：　　　　　　营养原则：

建议能量摄入量：　　kcal/d，蛋白质摄入量：　　g/d，其他

治疗方案，（分阶段）

□口服补充

□肠内营养

□肠外营养

□营养监测　　　　　　备注：

营养咨询师：　　营养医生签名：　　报告日期：　　年　月　日

第三节　认知症老人的营养指导原则

老年认知症营养指导原则是根据认知障碍的严重程度以及进食障碍的程度，给予合理的饮食营养补充，以延缓认知症发展的病理过程，尽可能维持身体器官、组织的功能。

一、增加蛋白质的供给

应保证生物价高的优质蛋白，其中动物性优质蛋白应占蛋白质总量的50%左右。以素食为主者，则应补充黄豆及其豆制品，蛋白质不少于60g/d。要求提供富含蛋白质的食物易消化，并切细煮软。

二、减少脂肪和碳水化合物供给

脂肪的供应量控制在热能的20%～25%（50～60g/d），包括食物中所含的油脂与烹调用油。应以含亚油酸丰富的大豆油、玉米油、芝麻油等植物油代替动物油脂。胆固醇控制在300mg/d以内。碳水化合物应控制在占热能的55%～60%。

三、增加维生素的摄入

维生素C和维生素E为天然的抗氧化、抗衰老的保护剂，B族维生素参与三大营养物质的代谢，是多种重要酶类的辅酶，对认知症老人应增加供给量。应多食新鲜蔬菜和水果，并应注意微量元素如铁、硒、锌的补充。含维生素C较多的食物如柑橘、柚子、鲜枣、香瓜、绿花椰菜、草莓等，含维生素E较多的食物如麦芽制品、葵花籽油、甜杏仁等，含有胡萝卜素的食物如胡萝卜、甘蓝、菠菜等，含硒较多的食物如洋葱、卷心菜、海鲜等。又如鲜豌豆、豇豆、紫苜蓿嫩芽内，都含有较多的过氧化物酶，也能对抗自由基。此外，一些发酵食物如发面馍、酿造醋中均含氧较多，也有益于延缓脑衰老。

四、其他

减少钠盐的摄入，适当增加钙、镁的供应量。增加餐次，少量多餐，定时、定量，尽量保持规律的饮食习惯。不暴饮暴食。不能自己进食者要加强喂养，以营养丰富、易消化的流质、半流质饮食为主，不食难咀嚼的食物，水果要去核，必要时甚至用鼻饲管供给。盛装食物的容器应顺应老人的爱好，防拒食。给予老人充足的进食时间，进餐时可播放老人喜欢听的音乐。对少数食欲亢进、暴饮暴食者，要适当控制食量，以防止老人因消化吸收不良而出现呕吐、腹泻。另外认知症老人还要多进食能合成胆碱的食物，多食豆制品，以加强神经细胞的功能，有益于防治老年认知症。还可多进食有益智作用的食物，如茯苓、山药、枸杞、荔枝、芝麻、大枣、龙眼、柏子仁、羊髓、桑椹、甘蓝等。

五、食物烹调注意色、香、味

不吃油炸、油煎、烟熏食物，不吸烟、不饮用烈酒。

另外据研究发现，地中海膳食可以预防阿尔茨海默病的前期阶段即轻度认知障碍的发生，坚持地中海饮食可以降低认知障碍及轻度认知障碍向阿尔茨海默病转化的风险。地中海膳食结构有以下特点：①富含植物性食物；②食物加工程度低，新鲜度高；③橄榄油为主要食用油；④每餐后吃新鲜水果；⑤每天都有适量的奶制品；⑥每周食用适量的鱼、禽肉；⑦每月食适量红肉（畜肉）；⑧习惯饮用葡萄酒；⑨低饱和脂肪、高碳水化合物、蔬菜和水果充足。

其他研究表明，每天坚持简单的步行可以使老年人保持思维敏捷。适度的运动可以增强机体的代谢能力，促进血液循环，包括增加脑补血流供应，预防脑组织萎缩。运动与营养都是维持和促进人体健康的不可缺少的因素，两者相辅相成。

第四节　认知症老人肠内与肠外营养支持

一、肠内营养支持

对一些存在吞咽困难，木僵老人、患有口腔疾患或者摄入不足但肠胃道有消化吸收功能的老人，可采用肠内营养进行营养补充，并且要努力实施肠内营养支持，即使暂时不成功也要尽可能创造条件反复尝试肠内营养，因为老人一旦耐受了肠内营养，将受益无穷。

1. 对这类认知症老人进行肠内营养支持的优点

（1）肠内营养物质经门静脉系统吸收输送至肝脏，有利于内脏（尤其是肝脏）的蛋白质合成及代谢调节。

（2）肠内营养可以改善和维持肠道黏膜细胞结构与功能的完整性，防止肠道细菌易位。长期持续应用全肠外营养或者进食摄入不足会使小肠黏膜细胞和营养酶系的活性退化。

（3）肠外营养可增加内脏血流与心搏出量，增加营养物质代谢消耗的能量，而应用肠内营养可以减少相关营养物质能量的消耗。

（4）在同样热卡与氮量的条件下，应用肠内营养老人的体重增加、氮储留均优于全肠外营养，而且人体组成的改善比较明显。

（5）肠内营养较价廉，对技术和设备的要求较低，使用简单，临床易于管理。

在制剂的选择方面，一般先选择易消化易吸收的精致要素膳（如百普素、小白肽等），然后渐进至整蛋白型全营养素制剂。对部分合并糖尿病、慢性阻塞性肺疾病、肾功能不全、肝功能不全的认知症老人，需采用特殊疾病专用型制剂，如糖尿病型、肾病型、肝病型肠内营养产品。

2. 肠内营养制剂的选择可以遵循的原则

（1）选择制剂时主要考虑其蛋白质、碳水化合物与脂肪的来源和比例 肠内营养制剂发展迅速，配方常有变化，各制剂的膳食纤维、维生素和矿物质含量也可能不同，因此要注意所用产品的具体配方，蛋白质、碳水化合物与脂肪的来源与比例是否符合要求。

（2）根据老人的营养状态及代谢状况确定营养需要量 高代谢老人应选择高热卡配方，需要限制水分摄入的老人应选择浓度较高的配方（如能量密度1.5kcal/ml），免疫功能异常的老人应选择具有免疫调节作用的配方。

（3）肠内营养支持提供的非蛋白热量一般取决于老人的静息能量消耗及其活动情况 对于无严重感染或烧伤的老人，一般提供30～35kcal/（kg·d）的非蛋白热量较为理想，其中15%～40%的非蛋白热量可由脂肪乳剂提供，热氮比为（100～150）∶1。

（4）督促老人加强功能锻炼，添加单班制组件 目前常用的肠内营养制剂中糖含量均较高，容易导致老人体内脂肪堆积而蛋白质合成不足，体细胞群改善不明显。可以督促老人加强功能锻炼，同时添加单班制组件以弥补蛋白质不足，减少糖的摄入。或使用以缓解淀粉为碳水化合物的肠内营养制剂以减少单位时间内糖的摄入。

（5）根据老人的消化吸收能力，确定肠内营养配方中营养物质的化学组成形式 消化功能受损（如胰腺炎、腹部大手术后早期、胆道梗阻）或吸收功能障碍（广泛肠切除、炎症性肠病、放射性肠炎）者，需要简单、易吸收的配方（如水解蛋白、多肽或氨基酸、单糖、低脂等）；如消化道功能完好，则可选择完整蛋白质、复杂碳水化合物和较高脂肪的天然食物制成的肠道制剂；如结肠功能障碍，可选择含有高浓度膳食纤维的配方。

（6）根据输注途径选择肠内营养配方 直接输入大小肠的营养液应尽可能选用等渗配方，由于胃具有缓冲作用，因此通过鼻胃管输注的营养液与经小肠输注的营养液相比对配方浓度的要求不高。

（7）输注营养液时密切观察老人反应 若老人对某些营养成分过敏或不能耐受，出现恶心、呕吐、肠痉挛、腹胀或腹痛等症状，轻者可调节速度及浓度，重者则可改用肠外营养。

认知症老人进行肠内营养支持的输入途径主要取决于其胃肠道解剖的连续性、功能的完整性、肠内营养实施的预计时间、有无误吸可能等因素。常用的途径有口服、鼻胃管、鼻肠管、胃造口、空肠造口等多种，临床上应用最多的是鼻胃管和胃造口。其中口服与管饲的区别在于管饲可以保证营养液的均匀输注，充分发挥肠道的消化吸收功能。口服对于胃肠道功能的要求较高，只适合于能口服摄食、但摄入量不足者。

中晚期的认知症老人经口补充营养液较困难，推荐管饲喂养。最常用的管饲途径是鼻饲管。管端可置于胃、十二指肠或空肠等处。主要用于短期营养支持的老人（一般短于4周），优点是并发症少，价格低廉，容易放置。此法也可作为长期营养支持老人的临时措施。对于营养支持时间需30天以上或无法进行置管者，则采用胃造口术。

鼻胃管喂养的优点在于胃的容积大，对营养液的渗透压不敏感，适用于胃肠道连续性完整的老人。缺点是有反流与误吸的危险。因经鼻放置导管可导致鼻咽部溃疡、鼻中隔坏死、鼻窦炎、耳炎、声嘶以及声带麻痹等并发症。而聚氨酯或硅胶树酯制成的细芯导管（型号从 5F 到 12F）比较光滑、柔软、富有弹性，可以增加老人舒适度、减少组织压迫坏死的风险，保证鼻饲管的长期应用，尤其适用于需要肠内营养的认知症老人，鼻胃管到达胃部的长度一般为 55cm，即从鼻尖到耳垂再到剑突的距离，再进 30cm 则表示可能已进入十二指肠（但需予证实）。

鼻十二指肠管或鼻空肠管是指导管尖端位于十二指肠或空肠，主要适用于胃或十二指肠连续性不完整（胃瘘、幽门不全性梗阻、十二指肠瘘、十二指肠不全性梗阻等）和胃或十二指肠动力障碍的老人。此法基本可避免营养液的反流或误吸。

另外，有条件情况下采用经口内镜下胃造口，经胃造口管喂饲肠内营养避免了鼻腔刺激，可用于胃肠减压、pH 监测、给药等。经皮胃镜下胃造口术（PEG）无需全麻，创伤小，术后可立即灌食，置管数月至数年，可满足长期喂养的需求。

3. 认知症老人肠内营养支持输注时应遵循的原则

（1）应从低浓度、低容量开始，滴注速度与总用量应逐日增加　不足的热量与氮量由静脉补充，通常肠内营养的起始浓度为 8%～10%，容量为 500ml/d，维持浓度为 20%～30%，容量为 1200～1500 ml/d，最大浓度为 25%，容量为 2000ml/d，若能在 3～5 天内达到维持剂量，即说明胃肠道完全能耐受这种肠内营养。

（2）目前多主张通过重力滴注或营养泵连续 12～24 小时输注肠内营养液，特别是危重病老人及空肠造口老人。

（3）胃肠有无潴留是评价肠内营养支持安全性及有效性的一个重要指标　放置鼻胃管的危重症老人，胃底或胃体的允许潴留量应≤200ml，而胃肠造口管的允许潴留量应≤100ml。

（4）定时温水冲洗导管防导管堵塞　所有肠内营养管均可能出现堵塞，含膳食纤维的混悬液制剂较乳剂型制剂更易发生堵管。在持续输注过程中，应每隔 4 小时即用 20～30ml 温水冲洗导管，在输注营养液的前后也应给予冲洗。营养液中的酸性物质可以引发蛋白质沉淀而导致堵管，或温水冲洗无效，则可采用活化的胰酶制剂、碳酸氢钠冲洗，也可采用特制的导丝通管。

二、肠外营养支持

认知症老人如有胃肠功能障碍、胃肠道梗阻、出血、严重肠道吸收功能障碍、严重腹泻、顽固性呕吐、重症急性胰腺炎等情况时，不适宜采用肠内营养，应借助肠外营养。肠外营养（PN）是经静脉途径获得机体所需要的全部营养要素，包括热量（碳水化合物、脂肪乳剂）、必需和非必需氨基酸、维生素、电解质及微量元素和水在内的营养成分。肠外营养分为完全肠外营养和部分补充肠外营养，目的是使老人在无法正常进食的状况下仍可以维持营养状况、体重增加和创伤愈合。静脉输注途径和输注技术是肠外营养的必要保证。

1. 肠外营养的基本适应证是胃肠道功能障碍或衰竭，具体如下。①胃肠道梗阻；②胃肠道吸收功能障碍；③短肠综合征；广泛小肠切除 >70%～80%；④小肠疾病、免疫系统疾病、肠缺血、多发肠瘘、放射性肠炎；⑤严重腹泻、顽固性呕吐 >7 天；⑥重症胰腺炎；先输液抢救休克或多器官功能障碍综合征（MODS），等生命体征平稳后，若肠麻痹未消除、无法完全耐受肠内营养，则属肠外营养适应证；⑦高分解代谢状态，大面积烧伤、严重复合伤、感染等；⑧严重营养不良：蛋白质－热量缺乏型营养不良常伴胃肠功能障碍，无法耐受肠内营养。

2. 肠外营养输注途径的选择取决于老人的血管穿刺史、静脉解剖条件、凝血状态、预期使用肠外营养的时间、护理的环境（住院与否）以及原发疾病的性质等因素。目前主要有经外周静脉输注或中心静脉穿刺插管两种方式。

（1）经外周静脉的肠外营养途径

适应证：①短期肠外营养（＜2 周）、营养液渗透压低于 1200mOsm/LH_2O 者；②中心静脉置管禁忌或不可行者；③导管感染或有脓毒症者。

优点：该方法简便易行，可避免中心静脉置管相关并发症（机械感染），且容易早期发现静脉炎的发生。

缺点：输液渗透压不能过高，需反复穿刺，易发生静脉炎。故不宜长期使用。

（2）经中心静脉的肠外营养途径

适应证：①肠外营养超过 2 周、营养液渗透压高于 1200mOsm/L H_2O 者。②置管途径：经颈内静脉、锁骨下静脉或上肢的外周静脉达上腔静脉。

优缺点：经锁骨下静脉置管易于活动和护理，主要并发症是气胸。经颈内静脉置管使转颈活动和贴敷料受限，局部血肿、动脉操作及置管感染并发症较多。经外周静脉至中心静脉置管（PICC）：贵要静脉较头静脉宽、易置入，可避免气胸等严重并发症，但增加了血栓性静脉炎和插管错位发生率及操作难度。不宜采用的肠外营养途径为颈外静脉及股静脉，前者的置管错位率高，后者的感染性并发症高。

3. 肠外营养系统分类

（1）多瓶串输　多瓶营养液可通过"三通"或 Y 型输液接管混合串输。虽简便易行，但弊端多，不宜提倡。

（2）全营养混合液（TNA）或全合（All－in－One）　全营养液无菌混合技术是将所有肠外营养日需成分（葡萄糖、脂肪乳剂、氨基酸、电解质、维生素及微量元素）先混合在一个袋内，然后输注。此法使肠外营养液输入更方便，而且各种营养素的同时输入对合成代谢更合理。由于聚氯乙烯（PVC）袋的脂溶性增塑可致一定的毒性反应，聚乙烯醋酸酯（EVA）已作为目前肠外营养袋的主要原料。为保证 TNA 液内各成分的稳定性，配制时应按规定的顺序进行，需建立符合规范的肠外营养室和配备专业的肠外营养配制人员才能保证配制工作顺利进行。

（3）隔膜袋　近年来新技术、新型材质塑料（聚乙烯/聚丙烯聚合物）已用于肠外营养液成品袋生产。新型全营养液产品（两腔袋、三腔袋）可在常温下保存 24 个月，避免医院内配制营养液的污染问题。可更安全便捷，用于不同营养需求老人经中心静脉搏或经周围静脉的肠外营养液输注。缺点是无法做到配方的个体化。代表产品由卡文肠外营养注射液系列。

4. 肠外营养制剂包括葡萄糖溶液、脂肪乳、氨基酸溶液、微量元素与维生素制剂、电解质溶液等。为适应肠外营养治疗的需求，对特殊老人提供特殊营养物质，以提高老人免疫功能、改善肠屏障功能、提高机体抗氧化能力，已研制出新型营养制剂，包括①脂肪乳剂：结构脂肪乳剂、中链脂肪乳剂及富含 ω–3 脂肪酸的脂肪乳剂等。②氨基酸制剂：包括精氨酸、谷氨酰胺、双肽和牛磺酸等。

养老机构中真正开展规范的肠外营养支持还不普遍，受限于场地、人员、资金等条件，大多还是采用多瓶营养液如氨基酸、脂肪乳、葡萄糖分别单独输注，此种方法弊端较多，实际支持效果有限，不能完全满足认知症老人营养需要，增加了并发症、致死率等临床不良反应发生的风险。而提高肠外营养的支持水平，有待于养老机构整体医疗水平提升及对肠外营养的重视程度，任重而道远。

三、并发症的监测

临床营养支持对危重老人有重要价值，但应用不当或监测不及时，无论是肠内营养（EN）或肠外营养（PN）都可导致并发症的发生。临床营养师对此要有足够的警惕，应对老人严密监测以减少并发症的发生。

1. 再喂养综合征　长期处于半饥饿状态的慢性消耗疾病老人，已很大程度上适应了利用游离脂肪酸和酮体作为其能量来源，此时若大量输入碳水化合物将导致代谢紊乱，可出现低磷、低钾、低镁血症等。

（1）低磷血症　再喂养综合征的标志。它可引起危重老人的神经肌肉应激性改变和心肺功能紊乱。

（2）水钠潴留　体内胰岛素浓度的升高可影响尿中钠的排泄而导致水钠潴留，可致危重老人心脏功能失代偿。

（3）高糖血症　葡萄糖的摄入可能会引起明显的高糖血症，从而导致渗透性利尿及脱水。

2. 食管反流和误吸　误吸被认为是肠内营养最严重的并发症之一。幽门后喂养能减少误吸的危险性。鼻胃管喂养或老人取平卧位，易致误吸。有呕吐或 EN 停输 2 小时后胃内液体留存量 >200ml 者，以及神志模糊或昏迷的老人，易发生误吸。

3. 胃肠道并发症

（1）腹泻　是肠内营养常见的并发症，发生率 10% ~ 20%，严重腹泻能导致严重的水、电解质紊乱。其主要原因是肠内营养液渗透压过高，输注速度太快、脂肪吸收不良和营养液温度过低等。低蛋白血症也是常见的原因之一。其他还有营养液受污染、抗生素所致的肠道菌群失调和结肠炎等。

（2）腹胀、呕吐　可能与胃肠功能尚未完全恢复、输注速度过快、营养液中脂肪含量过多有关。

4. 过度喂养的并发症　过度喂养可致高糖血症，高脂血症及高氮血症，加重心、肺、肝、肾等器官的负担，从而引起严重的代谢紊乱。应避免过度喂养，减少总热量摄入。老人处于严重的应激高代谢状态时更应如此，应遵循代谢支持的原则。

针对上述营养支持出现的并发症，应做好以下几点。

（1）血清磷、镁、钾和血糖的监测　长期处于半饥饿状态的慢性消耗性疾病的老人接受营养支持时应密切监测血清磷、镁、钾和血糖水平。

（2）血糖监测　糖尿病老人或糖耐量异常者，糖的输入速度应减慢且必须严密监测血糖；在营养支持实施的前三天，或胰岛素剂量调整变化时，应每天监测血糖直到指标稳定。

（3）电解质的监测　在营养支持的前三天，必须每天监测血清中电解质（钠、钾、氯、钙、镁和磷）一次，指标稳定后每周仍应随访一次。

（4）静脉输入脂肪乳剂的老人应监测其脂肪廓清情况　通常采用血浊度目测法，必要时可查血甘油三酯水平。

（5）肝、肾功能监测　接受肠外营养支持的老人应每周监测肝肾功能，定期行肝、胆囊超声检查。

（6）长期肠外营养支持的老人应定期监测骨密度。

（7）具有误吸高危因素的老人，在接受肠内营养时，应考虑给予幽门后喂养，即经鼻空肠管或空肠造口管缓慢均匀输注。

（8）体温及血常规监测　以便及时了解感染性并发症。

（9）记录 24 小时出入水量　有助于了解体液的平衡情况。

（10）观察腹部情况，并作好记录　有无腹泻、腹胀、恶心、呕吐等情况发生，并作好记录。

第十三章　对认知症照护者的支持

第一节　照护者的压力

认知症照护是一项长期而且辛苦的工作，有研究表明认知症照护时间为一般照护时间的 1.95～2.57 倍，且在照护过程中老人会出现各种问题行为状况。因此，认知症老人照护者比其他照护者更易出现照护压力。包括：客观压力，主要指日常照护的任务要求所带来的体力负担、照护者与被照护者行为方面互动的要求、被照护者的症状与问题、家庭角色的改变，以及照护带来的经济、工作、健康、心理、法律等方面的挑战；主观压力，主要指照护者对照护经历和经验的态度与感受，如产生悲伤、愤怒、罪恶感、担忧、压力、孤独等感受，相同的客观压力在不同的照护者身上可产生类似或完全不同的主观感受。

照护者压力是一个动态的过程，会随老人的病情变化以及家人对病情的期待而改变。研究发现，认知症老人照护者的压力感受属轻度至中等程度，当老人认知症严重程度越重、日常活动功能越差、问题行为与激动情绪出现频率越高、照护时数愈多以及因照护老人而离职的照护者、自觉家庭经济状况较差的照护者、独自照护老人的照护者，其所感受的压力愈重。

认知症老人的家属在照护过程中，往往经历不同的时期：从一开始面对老人的不同状况，不断调整、适应，到被现实所改变，认知到自己需要的协助及支持。因此，照护者在不同的时期往往有不同的需要。照护者压力常分为以下四类。

一、躯体方面的压力

1. 长期疲倦感。
2. 睡眠障碍，如失眠或浅睡眠。
3. 出现健康问题，如胃肠系统疾病、头痛、腰背酸痛、高血压及体重异常以及由于免疫系统功能下降，出现严重疾病等。

二、心理与情绪方面的压力

1. 悲伤。
2. 失落与无助。
3. 挫折。
4. 愤怒。

5. 否认。

6. 罪恶感。

7. 焦虑。

8. 孤寂感。

9. 被过度依赖或被捆绑的感觉。

10. 自我价值感降低。

11. 对性生活失去兴趣或障碍。

12. 严重者可出现照护疏忽或自我照护疏忽。

三、经济方面的压力

1. 照护的直接费用。

2. 照护设备、辅具或药品的费用。

3. 居住环境改造的费用。

4. 往返交通的费用。

5. 因照护而损失的工作收入，如请假、减薪、绩效不佳。

6. 被迫提前退休。

四、社会性的压力

1. 属于自己的时间减少或缺失。

2. 减少或没有与朋友聚会的时间。

3. 作为认知症家属本身所造成的尴尬难堪。

4. 家庭关系紧张，如婚姻关系、亲子关系。

5. 照护者与被照护者家庭角色反转。

6. 休闲活动减少。

7. 社交孤立。

第二节　照护者的支持策略

一、认知症相关组织

一些国际及国内的认知症相关组织的成立，提升了国家与社会大众对认知症的重视与了解，并提供照护者的服务，使认知症老人及照护者的权益与生活品质可获得持续性的发展与促进。

二、认知症宣教与早期筛查

近几年认知症已得到多家知名媒体的关注，公众传媒让大众更多地了解认知症。公益组织通过走进社区进行针对性筛查，为认知症老人及其家庭、照护机构提供了更好的安全互动及监护设施。

三、家庭会议

对于多数照护者应付压力最好的方式便是倾诉，有信仰的照护者做祷告也是一种不错的应对方法。对于认知症照护者来说，即使是很努力的照护老人，但由于疾病而造成的幻觉或妄想等精神症状，如怀疑照护者对自己不好、要侵占老人的财务、怀疑在饭中下毒等而向家人、邻居抱怨、投诉。这些不仅使照护者觉得委屈，甚至造成创伤，还会演变成家庭成员间或机构与家庭间的纠纷。因此，坦诚地交换意见，定期组织家庭会议，包括家庭内部会议以及机构与家庭间成员的会议是非常必要的。建议家属自行召开家庭会议，机构与家属成员形成规律的会议沟通机制，将老人的疾病情况与家人的担心充分沟通与交流，并将老人的实时状况、照护责任的界定、照护计划措施讨论清楚，以求共识。

如果在家庭中，照护者深感其他家人置之不理，或不知如何沟通，建议在社工协助下召开家庭会议，陪伴与支持家庭一起来面对。而机构内的家庭会议一般均由社工协助召开。

四、心理咨询

照护认知症老人的艰辛，与没有经历过的人沟通时，很难获得同理及支持，所以各国的认知症服务团体，都建议设立认知症咨询电话（最好是 24 小时咨询专线），以提供认知症相关医疗福利资讯、认知症老人与照护者心理支持及照护技巧的指导，可通过打电话、面谈、信件方式提供咨询服务。

五、个别心理治疗

照护者的痛苦虽然难免，但仍有许多方法可以减轻痛苦。针对开始照护的工作人员，个别心理治疗比支持团体对减轻痛苦更有效。照护者照护生涯的早期阶段可重点放在"关系丧失"的心理辅导上；当照护者照护生涯超过三年以上时，"认知与行为治疗"的心理辅导，效果良好；另外，辅助于支持团体、照护者课程、团体运动、喘息式照护的替代等多种方式配合运用对照护者更为有效。

六、记忆门诊

随着对认知症认识的深入，国内外医院和养老机构对认知症专门设立门诊诊治与照护的机构愈来愈多。针对老人和家属不同的需求，专科医生、护士、心理医生/咨询师、社工也在提供不同层面的专业服务。如，提供专科门诊筛查与诊治、提供社会资源、提供训练课程转介、关怀与陪伴认知症老人等。

七、支持团体

支持性团体是交流新知识、提供分享和接纳的创造性环境下，使个人情绪得以宣泄的一种团体。如，家庭联谊会就是支持性团体的一种很好的形式。可以提供照护技巧，并可以通过交流照护经验，照护者对自己未来生活会计划得更好。家庭联谊会可每周一次或间隔更长时间。

一个成功的支持性团体一般具有以下功能。

1. 提供机会让认知症老人及家属去讨论与治疗、照护有关的反应及情绪的支持和了解。

2. 提供有关疾病的教育性信息、资料及资讯。

3. 提供医疗讯息、照护的技巧等功能，其中包括如何提供老人持续性照护的技巧以及社区、社会资源的利用。

4. 共同面对老人、家属及照护者的忧虑和困扰。

5. 让家属更多地了解认知症老人。

6. 帮助家属配合医疗、照护机构建立老人的正常生活及健康需求。

7. 降低家庭的孤独感及无助感。

8. 对有多代发病家族史的家庭增加接受度和减少负罪感。

9. 认识家庭成员的自身长处，优势资源。

10. 能公开建设性地处理与疾病相关的多重家庭压力。

上述功能可通过团体参与者，包括医疗机构或照护机构、老人及家属等共同参与实施。

八、照护技巧训练课程

作为认知症老人的照护者，了解老人的疾病发展进程及特点等对提高照护品质，降低照护者的挫败感，提升照护者的信心及成就感至关重要。因此，照护者的指导和培训是伴随其对认知症老人照护的全过程。

第三节 照护者的权利与义务

随着认知症患病率的逐年上升，针对提供认知症照护的专业养老服务机构也在逐渐增多，但部分家庭对专业养老服务机构提供照护老人的期望过高。因此，照护人员在严格遵守职业伦理道德，规范服务行为，同时还应该增强法律意识，注意维护自身的合法权益，确保照护工作的安全和尊严。

1. 照护人员有权拒绝老人及家属的不合理要求 在实际照护过程中，认知症老人因受到疾病的影响有可能提出一些不合理要求，家属也认为应无条件地满足，尤其易发生在提供居家养老服务照护的过程中，如延长照护者每天工作时间、无节假日等严重超过服务工时等情况。

2. 照护人员有权获得老人家属的尊重和理解 照护人员在为老人提供生活照料的同时，还要干预和应对老人的问题行为和精神症状，是一个更具有爱心、耐心和拥有专业照护技术的服务者，给家庭和社会带来更多和谐生活的助力军，理应受到更多的尊重和理解。

3. 照护人员有权获得培训和支持 照护认知症老人需要具备更高的职业素质、更专业的技能以及自我保护的知识和方法，因此，照护人员有权通过各种途径参加培训，不断获取专业知识和技能，以提升照护老人的专业能力。

第十四章　认知症老人照护的伦理与法律相关问题

所谓"伦理"，是指在处理人与人，人与社会相互关系时应遵循的道德和准则。这是一系列指导我们行为的理念，是从概念角度上对道德现象的一种哲学思考。它不仅包含着人与人、人与社会、人与自然之间关系处理中的行为规范，也蕴含着人际之间符合某种道德标准的行为准则。

社会有一般的社会伦理，而在职业中，也存在与职业要求相对应的"职业伦理"。这是因为人们常常期待拥有专业知识和技能的专业人士是本着利他主义精神为人们提供服务，并将被服务对象的利益放在第一位来发挥其作用。因此，职业伦理比一般伦理具有更高的伦理性。另一方面，专业人士的专业性越强，他在实施欺诈、谋取私利的行为时，越难以被非专业人士察觉和发现。这也是职业伦理的重要性，同时是确保专业工作社会信用的保障。其基本原则是以尊重基本人权为中心。此外，还包括自律、不恶行（不危害人）、善良、公正、诚实、正直等原则。

在医疗、保健、福利等对人援助的相关专业领域，我们需要时刻用职业伦理来规范我们的行为，加强自律。职业伦理并不是一个外界对我们的要求，而是为了保护我们自身高度专业性和社会信用而自行制定的规范或基准。如果失去自律性，单纯由外界（法律等）来约束我们的行为，就很可能无法充分发挥我们专业特长，并阻碍专业的发展。因此，为了得到社会的充分认可，专业人员的自律行为以及职业伦理就变得非常重要了。

第一节　认知症老人照护过程中的身体监禁及虐待

每年新闻报道都有发生在养老机构内的虐待事件，往往会让人们误解对认知症老人的虐待只是在养老机构中才会发生。实际上，在家庭生活中认知症老人虐待也同样存在。只是很多时候，由于家庭的私密性很强，开放度较低，不少虐待现象不被外界所知，很难让人理解什么是家庭内虐待。

一般来说，老年人受到的虐待主要包括"身体虐待""放任及放弃照护""心理虐待""性虐待""经济虐待"等几个方面。而对于认知症老人来说，即使他们受到虐待，也无法表达和求助，很多时候容易出现悲惨的结局。

一、家庭内虐待

据日本统计数据，大约有50%及以上需要照护的老年人在家庭中或多或少受到一定程度的虐待。而其中认知症老年人受虐待比例要高于失能老人。每年都会有20～30名老人因家庭内虐待而死亡，发生最多的是身体虐待，约占2/3；其次为心理虐待，占2/5；经济虐待与放弃照护各占1/4。

从性别比看，受虐待的老年人中女性占3/4，而在年龄构成比上75岁以上的受虐待老人也占到3/4。这是一个相当高的比例。就居住环境来说，有80%～90%的老年人与家人同居，特别是与子女同居的比例高达60%，而40%的同居子女为独身。施虐者的最大比例为儿子，占到40%；其次为女儿、儿媳、女婿。配偶之间的虐待行为占整体的20%。

由此，我们根据数据分析得出，家庭内虐待是由有保护义务的家人在家庭中对老年人实施照护过程中，在关系存续期间发生的虐待行为。照护者虐待被照护者的背后与家庭状况以及居家照护状况有着密切的关系，主要原因除了家庭内部存在的各种问题之外，社会支撑功能、社会服务的质和量，社会文化背景等也对家庭环境存在相互影响。

因此，单纯地严厉惩罚施虐者并不是一个妥善的方法，对被照护者的援助则是防止老人受虐待的一个有效方法。

家庭内照护时，家人照护承担者的艰辛和负担是我们难以想象的。我们不能简单地将在过度负担中所发生的各种虐待行为一律划成一种犯罪行为。照护者是怎样跨越了最后一道防线呢？背后有着各种各样的背景原因。到底是什么原因让照护者的负担增大，如果不能很好地理解他们冲破最后防线时的各种状况，我们就不能妥善地实施照护者援助。照护者对被照护者实施虐待也与家庭这个密封式环境有密切的关系，有些家庭内部人际关系或者个人因素很容易诱发虐待行为，被照护者的状况也会成为虐待的一个诱因。此外，周围人的漫不关心以及不理解也是让家庭密室化的一个环境要素。在密室化的环境当中，照护者有时候还会错觉自己的行为是在"训练""教育"，他们并没有意识到自己在实施虐待，受到虐待的人也没有感觉到自己受到了虐待。或者由于害怕受虐待的事实被人知道，反而会带来更恶劣的虐待而不敢求救。此外，所谓"全心全意地照护"多是控制被照护者的照护方与无条件地接受被照护角色的老人两者之间产生了依赖关系而存在的。因为他们之间建立这种"依存"关系，很多时候往往无法解决虐待问题。

因此，家庭内虐待是家人间，在照护过程中所发生的一种行为。当被照护者为认知症老人时，其受虐待的风险会进一步加大。此外对于认知症老年人来说，"自我虐待"也是一个很大的问题。认知症老人因无法像普通老人一样生活自理，使其身心安全和健康受到威胁，这称为"自我虐待"。老年人陷入"自我虐待"时，往往与认知症有关，这也是导致"孤独死"的一个重要原因。

老年人虐待的背后隐藏着人际关系和社会环境两个方面的问题。人际关系包括施虐者与被虐者之间长期的家庭内部关系，精神上的依附关系，经济上的依存关系，施虐者的照护疲劳、性格脾气、自身的疾病、照护能力的低下，以及受虐者由于认知症而发生的言语混乱、人格变化、识别困难等，这些都与虐待的产生有一定关联。社会环境包括家庭其他成员以及周围人对两者间关系和状况的漠不关心，两者与社会的联系非常少，处于孤立状态，社会援助力量薄弱，没有得到合适的帮助等等，各方面因素相互作用而出现老年人虐待的状况。

1. 虐待发生的主要原因

（1）认知功能出现障碍　人们很普通地认为，这只是认知症的一个最常见的代表性症状。由于老人有记忆障碍或者识别障碍，常常会问同一个问题；有时候一转眼就不知去向等，照护者不能离开他们一步，神经一直处于高度紧张状态。这是让家庭照护者非常疲惫不堪的事情，如果他们对认知症的理解不够充分的话，这种身心疲惫会更加严重。

（2）照护者的艰辛很难被人理解　虽然家庭照护者24个小时都不能放松身心，但阿尔茨海默型认知症老人到外面散步的时候，还能跟邻居打个招呼，偶尔碰到亲戚还能一起聊聊天，所以周围的人会觉得老人没有什么大问题，无法理解照护者的精神压力。而当我们为了保护老人的残存能力，在不伤害他们的情感下实施自立照护时，老人几乎不会表示感谢，周围人也更不会理解照护者的做法，说些风言风语。这时，照护者的精神负担以及孤独感就会越来越强。

当照护者的身体健康出现问题时，他们对照护工作的耐性会大大降低。如果此时其他家庭成员无法给予良好协助，所有的压力就都会压在一个特定的照护者身上，然而他又无法逃避照护工作，那么很多时候，这种压力便会以虐待的形式转嫁到老年人的身上了。

由于以上这些原因，照护者对认知症老人所表现出来的各种症状产生烦躁、讨厌的情绪，并在这种情绪的影响下实施各种比较苛刻的照护行为。而这种照护行为又会引起认知症老人的混乱、不安，从而引发各种BPSD行为。这些BPSD行为成为照护者新的苦恼，引发他更大的精神压力，对老人照护也更加严厉和苛刻，最后出现打、骂等现象，一个封闭的恶性循环就此形成，虐待状况逐渐形成。在这种情况下，照护者很难有清醒、冷静的态度。想要切断这个恶性循环，单独依靠照护者一个人的力量是根本无法实现的，这就需要外界的力量进行干预和保护了。

2. 早期发现、早期应对防止发生虐待老人情况地发生　首先我们要确认事实及确保老年人的安全。然后针对事情进行团队沟通交流，制订一个具体的援助计划。利用正式和非正式渠道提供支持和帮助。如情况紧急，我们需要联系医院或者机构，让两者暂时分离。如情况不急迫，我们需介入到家庭中，为他们提供心理帮助，调整家庭内部关系；为主要照护者寻求一个辅助人员，减少主要照护者的封闭程度。必要的时候，为主要照护者创造一定的休息时间，让其得到喘息的机会；为家庭照护者提供有关认知症相关的知识和照护技术，加强照护者对疾病的认识和理解，为减轻照护者的劳动强度提供帮助等等。

此外，我们要充分重视早期发现、早期应对。早期发现和早期预防不仅仅是时间早晚的问题，更是一个长期的工作，需要全社会共同面对与合作。从早期发现、早期应对到社会福利机构介入，再到相关医疗结构介入，通过这几个环节来共同应对老年人家庭内虐待的问题，防止问题的严重化。

但是，在这些虐待问题出现之前，我们更需要防范于未然。如果能够及时预防家庭照护者虐待现象的发生，也就能避免双方的伤害。最有效的预防方法就是对家庭进行走访，了解正在进行的照护工作现状，以及老人和家人的情况。一旦发现有虐待的风险隐患存在，我们就应引起重视并适时介入。若及时地提供帮助，就可在很大程度上避免事态的恶化。照护者需要帮助和援助的情况非常多，所以很多时候我们不能单纯地对照护者进行断罪。家庭照护存在危机的时候，我们首先考虑是否应对照护者进行援助，让照护者有放松和休息的机会以恢复精力。只有充分地休息才能让照护者的心态稳定，包容力增大，才能更好地继续照护工作。

二、机构内的身体监禁与虐待

与家庭内虐待的情况相同，在入住机构中虐待老人的行为仍然以身体虐待为主，占70%左右；其次是精神虐待，占30%～40%；放弃照护的虐待行为约为10%。近年来，随着养老院服务质量的提高，身体虐待的情况慢慢减少。但是精神虐待的现象却有所上升。施虐者基本是照护工，护士、院长等管理人员的虐待现象也时有发生。而认知症老人由于其疾病的原因，很容易受到虐待。因此应加强认知症症状的教育和培训，提升他们的照护能力，减少照护者虐待行为的各种因素，减少虐待老人现象的发生。

在机构中，一个非常严重的虐待行为是身体禁锢。除了一些非常紧急的情况可以实施身体禁锢之外，绝不允许禁锢入住老人的身体。

1. 身体禁锢最基本的适用标准

（1）紧迫性。

（2）非代替性。

（3）短时间内。

在实施禁锢前应向家人作好解释说明，征得他们的同意。当禁锢的必要性消失时，我们要及时结束禁锢。我们要制定一套流程来限制身体禁锢行为的实施。原则上，在老年人生活的机构里是不允许实施身体禁锢的。

2. 身体禁锢的主要情况

（1）为了不让他徘徊，将老人捆绑在椅子或轮椅上，或将他们用绳子困在床上。

（2）为了不让他们滚下床，而将他们的四肢或躯干捆在床上。

（3）为了不让老人拔吊针、鼻管等，把老人的手捆起来。

（4）戴上桶形手套，让老人不要乱抓。

（5）困在轮椅上。

（6）穿连裤衣，为了防止老人脱衣。

（7）防止老人站起来而采取的阻止措施，例如，卡在桌子边上。

（8）过度服药。

（9）强制隔离等等。

这些身体禁锢对于老人及周围人都会带来很大的弊端，这些弊端分为：①身体弊害；②精神弊害；③社会弊害。

特别是对老人的身体弊害，我们要给予充分的重视。身体弊害主要指由于身体约束而引发的肌肉力量低下、关节僵硬，及其他生活功能低下。有时候，身体禁锢会引起老人的激烈反抗，从床上掉下来的事故也时有发生。

精神弊害主要表现为被限制了行动自由后，老人会产生愤怒、不安等心理伤害。严重的时候还会产生精神屈服的感受，这是严重损害人们尊严的一个状态。认知症老人则会引发 BPSD 的恶化。有时候我们为了防止老人摔倒、骨折而实施身体禁锢。但是从风险角度来说，身体禁锢行为的风险更大。这些有危害的身体禁锢原则上来说都是属于虐待，机构需要将身体禁锢问题作为虐待老年人的一个重点问题。

当这些虐待行为被机构管理者或同事发现时，有必要向上一级管理者报告，并进一步调查确认、分析，从而采取相应的应对措施，及时进行处理。但是，我们不能轻易地以有虐待行为作为解雇的理由。发生严重虐待行为时，我们还需要向相关部门进行报告，报告时我们需要注意保守秘密的义务。当家属发现虐待现象时，也可向相关行政监管部门进行报告，必要的时候，机构将接受相关部门的调查和确认。确认问题后，机构需要提出整改计划并落实到位。

3. 发生虐待的背景与照护质量的关系　防止虐待的发生迫在眉睫，但我们还需了解机构内发生问题时的客观情况，分析虐待发生的背景。

首先，我们不能将某个虐待现象作为一种突发性行为看待，必须从"照护质量"的角度去考虑。我们认为，机构发生虐待行为大多是发生在提供不恰当照护活动的延长线上。其实，没有保证照护质量本身就是一种虐待行为。没有按照规定实施照护，或者实施了违反照护规定标准的行为，都隐藏着虐待的因素。我们不能把这些状况单纯看成"不恰当照护"行为。如果视而不见就会助长这些行为的恶化，不知不觉中就会转变为虐待。由此，我们可以在机构内开展预防老年人虐待工作，检查照护工作质量，以提高并确保照护的工作质量。消除身体约束的方法是重新看待现有的基础照护方式和照护质量，特别是针对认知症老人，我们应充分重视照护的质量。即使认知症老人有反复困扰的问题，反抗我们的照护等情况，我们也不能用严厉的口气去命令他们、限制他们，或者强行实施照护工作。很多时候，我们会把这些行为看成是"不得已的照护行为"，并认为是"没有办法才这么做"，久而久之这些行为就变成了理所当然。当这些应对不奏效时，就会逐步升级，出现更强硬的做法。若在开始的时候，我们就能正视问题的存在，意识到这些状况持续下去就很容易演变成虐待，我们就会正视这些问题，反省我们的照护方法。如果能较好地改善这些状况，就能有效的预防虐待的发生。在认知症专用机构里，确保照护人员拥有正确的理念、知识和技术，是防范于未然的一个最佳办法。

其次，因为预防虐待与照护质量有密切的关系，那么照护质量如何保证呢？如果仅仅把它看成是每个员工自己努力和钻研的问题，是无法保证的。当我们发现现场人员出现照护劣质问题时，我们不仅要针对具体人进行考核，更重要的是我们必须检讨一下在机构内部是否进行了充分的认知症照护相关知识的教育、培训、研讨等工作？我们是否建立了预防虐待的机制？众多信息是否实现了整体共享？对于照护方式，我们是否进行了充分地讨论？团队认识是否得到统一？有没有配置好合适的人员及数量？上下级是否有良好的沟通和支撑机制？我们是否充分尊重了老年人的意愿和精神健康？是不是总以效率和规范在评判工作的质量等等？在考核"照护质量"这个问题上，我们需要重视的还有"职场质量"。

在出现不恰当照护及虐待问题的职场中所存在的问题是多方面的，需要我们全方位的看待与改善。主要存在以下问题。

1. 照护质量问题

（1）认知症照护方法问题 对 BPSD 的误解，不理解老人的症状本质，对老人表现出的症状总是采取临时的处理方式。

（2）评估与个性化服务的问题 没有把握好老人的身心状态，评估与照护计划脱钩，内容没有联动等。

（3）照护治疗的教育问题 参加认知症相关学习机会少，评估与实践方法的教育不足。

2. 伦理观的模糊

（1）非以人为本的思想 随便地实施身体约束，进行统一照护、流水作业。

（2）全体意识的问题 职业伦理的淡薄、没有共享照护理念。

（3）身体约束及虐待相关的知识不足。

3. 不了解身体拘束的具体含义 不知道什么样的行为是身体拘束，也不知道该用什么样的技术和方法可以代替身体拘束。

4. 工作负担、精神压力以及职场氛围的问题

（1）工作负担过大的原因 人手不足、业务过于繁杂、过劳问题。

（2）精神压力的问题 体力负担过重带来的精神压力，复杂的职场人际关系。

（3）职场氛围的问题 视而不见、轻易实施身体拘束；不及时与家属沟通，没有形成向领导请示、汇报的习惯。

5. 机构组织运营的问题

（1）理念共享的问题 没有照护理念或机构整体的方针；没有具体实现理念共享的方法和措施。

（2）组织结构的问题 没有明确分工与责任；没有必要的组织体系，或者体系被架空。

（3）运营姿态的问题 对情报共享持消极态度，优先效率与家庭的联系不足。

6. 团队运作的问题

（1）职责与工作范围的问题 领导职责的不明确；照护单元的模糊，太过于大规模。

（2）员工配合的问题 没有共享信息的机制、没有决定机制；各职种配合不佳、相互诋毁。

雇佣条件的差别以及职场质量等并不单单指每一位员工的工作状态与所处状态，也包括团队质量。在很多因素的相互作用之下才会在具体的照护场面中表现出有问题的照护服务。

三、认知症老人身体监禁及虐待发生的预防

如上所述，在机构中为了防止照护人员的老年人虐待问题，机构上下必须要有组织、

有计划地采取各种措施。尽量做到早期发现、早期应对，积极采取各种预防措施。通过防范于未然的活动，最大程度地减少老年人虐待行为的发生，主要措施如下。

1. 对机构全体人员开展预防老年人虐待的学习教育。

2. 对照护人员进行定期的职业技能培训，专门针对老年人虐待问题展开学习讨论。在讨论过程中发掘照护人员心中的各种疑虑和困惑，以大家一起面对的方式，给予每个人以心理的支持。

3. 完善老人、家属投诉制度。

4. 在机构内部开展各种防止虐待的宣传活动等。

"职场质量的保证"能够带动"照护质量的保证"。预防虐待老年人的情况发生，需要机构实施多方位的措施。特别是要不断学习、培训，这也是一种广义的人才培养。此外，我们还需要针对机构从业人员进行精神压力管理。人才培训的原则是要通过培训教育，使得照护人员拥有足够的知识和技术，并有一个正确的工作姿态，通过提供优质的照护服务来防止虐待的发生。在推行人才培育的过程中，职业伦理感不断加强，团队建设也得到充实，恶劣的职场环境自然就难以形成。这种努力如果在持续地进行，就表明这是一个能健康运作的组织体系。当团队或个体的能力不断增强，大家的工作积极性也会提高。在工作的过程中如果精神压力过大，并无法解决的时候，我们是无法提供高质量的照护服务。精神压力的反作用出现时，有些人会将这些反作用反射到老人身上，特别是认知症老人照护中。尤其是当老人对照护人员有辱骂、暴力的行为，强烈拒绝或反抗照护服务时，很容易诱发虐打的出现。此外，与上司、同事之间人际关系也会带来一定的精神压力。在具体的照护场景中，人际关系的平衡、调节与虐待之间存在一定的关联。管理者需要充分注意到人际关系方面的各种问题。同时针对精神压力处理和对待的情况，展开充分的教育和培训，从机构管理层面采取管理措施。

综上，我们不仅仅要针对正在受到虐待的老人采取保护措施，也要对"可能"受到虐待，"今后有可能"受到虐待的老人有早期发现、早期应对的机制，我们要尽量及时发现虐待的可能性，将虐待处理在萌芽之中，实现保护老年人权益和尊严的目的。特别是针对认知症老人，因为他们无法自我表达自己的感受或困境，所以我们需要完善照护现场的观察与察觉机制。

第二节　对人援助职业者的职业伦理

职业伦理中有必须坚守的最低基准，如果不坚守就会触犯法律，或者在行业中受到制裁，这个部分称为"义务性伦理"。此外还有"理想性伦理"，这是专业人士需要去追求的部分。这两个部分构成了我们所说的职业伦理，两者相互混合，没有明确的界限。随着时代的变化，两者之间的划分又会出现变化。例如，以前，"不禁锢老人"是一种接近理想的伦理，但是随着照护技术以及辅具技术的发展，现在它已经慢慢开始要归属于义务伦理范畴了。一般来说，遵守好义务伦理就不会沦落到被法律追究的地步。但这并不意味着我们提供了高质量的服务，也难以让社会认可我们的专业性，并很难让老人得到满足。所以，我们需要抱着追求理想伦理的精神，遵循理想伦理的指导来实施我们的行为。在认知症老人照护中，身体安全以及基本欲求的满足是属于必须遵守的义务伦理范畴。而以人为本照护中"尊重每个人的个性"，就是理想伦理具体化的表现，我们希望认知症照护人员的伦理观能够达到这个高度，努力在工作中实现提供"尊重每位老人个性"的服务。

老年人照护工作的主要对象是高龄人。照护者与被照护者都是一个独立的个体，他们的生活经历和经验以及看法、价值观都会有所不同。尊重和理解人格尊严是对人援助者职业伦理中的一个重要组成部分。

一、照护老年人时我们需要遵守的职业伦理

1. 无差别对待　无论任何时候、任何理由，我们也不可以有歧视和差别对待的行为。要充分保护和尊重每个人的尊严，包括照护者与被照护者的尊严。以被照护者为本，提供适应每个个体的照护服务，为他们能够度过内心充实和丰富的老年生活提供援助和支撑。

2. 协助自我决定　为了能让被照护者顺利地进行自我决定，我们要根据老人的不同情况而采取不同的方式提供信息和情报，并协助他们进行自我决定。

3. 尊重自我决定　照护者不能以自己的价值观去主导或者代替老人做决定。我们常常容易以自己或社会普遍的价值观去看待被照护者的状态，并在此基础上做出判断和决定。但是，我们工作的实质应该是援助被照护者的自我，而不是代替他。所以，我们必须最大限度地尊重老人的自我决定，并为实现这个决定提供援助。

3. 自立援助　我们要正确地把握老年人的身心状况，提供有根有据的照护服务，以实现老年人的自立生活。所谓的"自立"生活并不是指任何事情都能独立完成，借助人力、物力能够完成一件事情、一个动作时，我们也称为自立。

4. 提供专业性服务　为了提高老年人的生活质量，我们必须培养自己正确和准确的判断力与洞察力，遵循照护的理念提供专业服务。

5. 持续钻研和学习　为了提供高质量的照护服务，我们要时刻不忘自己的专业性，积极向上，不断钻研和学习专业知识与技术。

6. 理解和包容　我们要将老人作为一名普通的生活者看待，用丰富的情感全面地理解、包容他们。

7. 提高服务质量　我们要不断反省我们的工作，不断地研究和开发相关技术，改善管理，实现提高照护质量的目的。

8. 责任感　我们要对自己所提供的服务负有责任感，对服务的结果和后果有承担责任的担当。

9. 自我健康管理　自我健康管理是提供优质专业服务的一个必要条件。我们必须对自身的身心健康进行良好地管理，才能以充沛的精力去面对老人和工作，减少错误和事故的发生。

10. 保护隐私权　我们不仅自己要保护好老年人的隐私和秘密，还要帮助老年人意识

到他们对自身隐私和秘密所拥有的权利。

11. 征询同意　当收集或使用老年人的个人信息时，我们都需要征得老人的同意。

12. 保守秘密　我们要保护老年人的隐私，在职业工作中获得的各种个人相关情报都需要严守秘密。这项义务将贯穿我们的一生。

我们不能将从被照护者及其家属那里得到的信息泄露给外部人员，即使与其他相关人员合作的时候，也要做好隐私保护工作，尽量征求本人及家属的同意。通过严守这个规定，来实现尊重被照护者作为人的权利。

13. 记录的保管和废弃　对相关记录进行保管和废弃时，我们一定要非常慎重，绝不能泄露被照护者的秘密。

14. 共同价值观　为支撑被照护者的生活而全力以赴，这是我们共同的价值观，并以此为基础展开我们的工作。

15. 与其他职种及机构的合作　为了提高被照护者及整个社会的福利，我们要与其他专业人员及相关机构相互协作，相互创新，以提供更高质量的照护服务。

16. 信息共享　为与他职种顺利地配合，我们需要对被照护者的信息进行共享。

17. 被照护者的代言人　为了让被照护者能够接受到他们所期待的服务，我们需要成为被照护者的代言人。

18. 社会作用　为了改善社会上的一些不正义性行为、看法和偏见，我们需要与被照护者及其他专业人士相互配合，从专业的视角用有效的方式向这个社会提出质疑和影响。

19. 社会资源的有效利用　我们需要充分掌握社会各种资源，帮助被照护者利用和选择更多的援助内容，努力开发新的社会资源。

20. 积极参与和促进社会福利事业　我们必须认识到社会福利实践对国家政策和福利规划的影响，因此，我们需要与地区居民相互联系，积极参与社会福利提高的推进。

21. 增加社会及家庭的照护力　为了更好满足被照护者的需求，我们要积极推进与地区及家庭相关的照护力量的培养。

22. 提高专业技术与技能　我们要不断努力地提高自己的专业知识与技能的水平，将自己培养成能成为榜样的照护者，以公正、诚实的态度积极进取。

23. 创造良好的工作环境　我们每个人都承担着职场的管理工作，所以要努力创造出一个良好的工作环境，提高工作的积极性，实现更大的意义。

第三节　老年认知症照护的职业伦理

随着老龄化的加重，认知症患者的数量会不断增加，其中绝大部分都是高龄的老年人。因此，对于从事照料工作的照护人员来说，理解认知症照护的基本理念是非常重要的。这些理念也是进行照护工作时的职业伦理，我们需要在这些伦理的指导下，为每位老人提供有他本人特色的照护服务。所谓"理念"是指"目标以及实现目标的行为规范相关的思想"，没有理念的行为就像一艘没有掌舵的船一样飘来飘去，既不稳定又没有方向，这将使得我们的工作变得只是应付眼前工作而已的混乱行为。理念是我们每时每刻进行照护工作时的指针，非常影响照护质量。虽然我们现在还很难完全实现我们的理念，但理念是认知症照护实践中不可缺少的主心骨，我们哪怕前进小小的一步，也需要遵循理念的指导向前发展。

认知症照护场景中，只有一小部分违反伦理规则的行为是故意且持续进行的，很大一部分都是由于日常生活中的一些不注意、不小心而引起的，或是瞬间发生的行为。例如，我们即使知道对认知症老人的重复行为表示愤怒和厌恶是违背职业伦理的，但不知不觉中，我们的"表情变得严厉""无视老人的神情""故意阻止他们"等状况都有出现。在一瞬间发生的言行举止很多时候也都会对认知症老人产生影响，这种情况下，我们无法在瞬间思考我们的行为是否遵循了伦理规定。但是，"对人援助行为伦理"是针对对人提供援助的相关行为而制定的，所以这些瞬间的行为也都在规范的范围内。认知症照护中职业伦理不仅仅是书面上的各种知识，如果我们作为照护人员没有一种对自己"内在行为规范"约束的话，在一瞬间的行为中我们是无法正确应对的。因此，这些职业伦理并不是反复读书就可以学到的，我们必须经过反复训练，针对具体的行为进行事例分析，进行模拟场景练习，才能一点一点地作为自己的感受，融入到自己的行为之中去。

在认知症老人照护中，我们需要遵循以下几方面的理念开展援助活动。

1. 提供个性化的照护，最大限度地维护老人的尊严 我们要充分了解和理解每位老人所表现出来的态度，以顺应老人的内心，援助老人的生活。在实现老人生活和状况稳定的基础下，援助他过自己的生活，并提供恰当、合适的服务。同时，通过认知症老人之间的对话和对他们人际关系的观察中，维护认知症老人的尊严，援助其生活护理方式，使老人得到心灵的安宁。工作中与老人建立"良好的熟悉关系"，就是认知症照护的基本理念。

2. 以每个人的个性为中心，提供援助照料 以每个人的"个性"为中心提供服务，是指要尊重他作为"人"存在的各种权利，支持他作为"人"的尊严。我们是在照料生活中的每位老人，即使患有疾病，但他们也是一位拥有"人"的尊严的生活者。我们不能根据我们照护的需要去调配他们的生活，而是需要以他本人为中心选择所需的照料。可是，在实际中，理解好认知症老人所感受到的、所想的、所希望的事情是一件很不容易的事情，可以说是一种理想伦理范畴的东西。但是，追求这种状态的姿态在"以人为本"照护中是不可缺少的。我们在与认知症老人交流沟通的过程中，努力理解他们。通过一点一点地了解与理解，加深我们的认识，我们就能提供越来越靠近老人"个性"的照护服务，这一点是非常重要的。

同时我们还需要尊重每位老人的历史，每位老人的人生都是一个故事，都是一个传奇。我们要尊重这个故事，倾听他内在的想法，详细地了解他的过去，以便我们为老人提供有连续性的生活，以保护好他的故事的完整性，这也就是延续了他本人特有的历史。

长谷川和夫先生提出，认知症老年人有几个需求："安慰（安定性）""依恋（纽带）""归属意识（连带关系）""关联（角色意识）""本人特性（故事性）"。我们需要满足他们这些需求，以便他能够确信自己的存在而得到安心。

在每个单独的照护场景应对过程中，汤姆·格特伍德整理了17种需要解决的"不良"沟通类型,将它们作为"恶性社会心理"看待。这些行动的特点是,认为认知症老人失去了他原有的个性,成为被定义为认知症这种疾病而规范了其行动的一种存在。照护方并没有认识到认知症老人作为人的思维、感情、感觉等他本人主观现实感受的意义。

恶性社会心理包括如下。

1. 欺骗。

2. 让老人去做他们完成不了的事情。

3. 把老人当孩子看待(保护者的态度)。

4. 威胁老人。

5. 给老人打上标签。

6. 污蔑老人。

7. 催促老人。

8. 不承认老人的主观现实(老人主观感受到的现实)。

9. 孤立某个老人。

10. 不把老人当人看,当物品看。

11. 无视老人。

12. 强求老人。

13. 置之不顾老人的请求。

14. 谴责老人的行为。

15. 中断老人的照料。

16. 戏弄老人。

17. 蔑视老人。

这 17 种行为可以作为"恶性社会心理"行动被看待。我们在照护过程中需定期检查自己有没有这些行为,并探讨对策。此外,当我们组织集体进行伦理标准检查时,不能让照护者个人伦理观承担起所有的责任,我们需要从组织结构的角度去考虑解决方法和预防措施。

3. 援助家庭提高解决问题的能力(empowerment)　我们需要为家庭能够实现自我解决问题而提供支撑和帮助。

Empowerment 被解释为"授权""赠权益能",也就是给予家庭成员更多的自由,提高其独立自主决定和处理事务的能力。增能主要有以下几个特点。

(1)自主性　给予家人更多的自由,提高他们独立自主做决定的能力。

(2)自律性　通过一些权利的分享,提高其自觉性的层次,调动家人的主动性与积极性。

(3)解放性　帮助他们从照护人员的主导下解放出来,释放一些决定权给家人,支撑家人的决定,并援助他们做好。

(4)参与性　提高家庭成员的参与能力,各自扮演有价值的角色,也可以起到集思广益的效果。

(5)责任性　权利背后是义务,所谓"有权就有责"也是赋予权利的一个意义。赋予权利以实现他们对义务的承担。

"增权益能"不仅仅是授权，更多是要激发家庭力量，使得家人们更加能够自行管理，以增加他们做决定的能力。

家庭是认知症老人身心的根本支柱，我们除了对认知症老人提供必要的援助之外，还需要致力于如何培养家庭解决问题的能力，为家人提供各种便利及必要的信息、所需的知识等等。我们要采取不经意中的鼓励等方式，从侧面去帮助家人发挥他们的能力以良好的解决问题。

此外，最新的认知症照护理念中还提出要努力解除人们对认知症的偏见和蔑视；并认为认知症照护伦理是一个超越学科界线，需要多职种相互配合进行研究的。

一直以来老年人照护是以维持和管理生命的"排泄、饮食、清洁（沐浴）"这三大活动为中心来展开的，但是，我们现在需要脱离这个视角，从老年人及其家人的生活整体角度来看待老年人照护的问题。

第四节　以人为本的照护伦理

在认知症照护的过程当中，我们必须遵循的原则是，要按认知症老人所期待的那样去援助他们自立地生活。我们要不断地观察和推测，老人在期待怎样的生活，现在是什么样的心情，我们能为他们做什么。很多时候，我们原本是为了老人好，去实施更多的援助，但实际上并没有产生好的效果，我们自己也会非常苦恼和困惑。所以，在照护实施中，我们一定要以老人本身为主，即使他们的病情进展到最严重的阶段，言语和动作都很难理解的时候，我们依然需要把他们当作正常人一样来尊重，这一点是非常重要的。

因此，对于认知症老人，我们要进行多方面的评估，正确把握老人的状态，他们到底需要什么，现在又处于怎样的一个状态等。只有充分了解这些情况我们才能有效的实施照护，减少走弯路，减少精力的浪费。这对减轻照护者的负担是很重要的事情，同时也能提高照护的质量。

认知症照护的"伦理"中，不同立场的研究者有着不同的看法和理解，其内容也是丰富多彩的。其中包括：①在日常照护中的伦理意识与伦理纠葛；②告知事实；③本人的生活质量及家人的生活质量；④家人照护者与专业照护者的工作质量差异；⑤人格与尊严的意义；⑥以人为本的照护；⑦自我意志决定以及医疗同意的相关问题（自我决定与意志决定的判定、代理判断）；⑧临终照护，延长生命措施的终止或轻度化；⑨虐待及保守秘密；⑩自立、自律以及自主决定的援助；⑪监护人的医疗承诺；⑫药物治疗；⑬行为控制伦理；⑭相反利益；⑮解释的伦理；⑯公共政策与公正的资源分配，等等。这些看法中，有些会相互矛盾，很难有一个清晰的结论。因为认知症老人晚期的病症以及他本身的意识状况，让很多有关他自身的问题不得不由周围人来判断和决定，照护人员也承担着更多的伦理责任。如何确立一个多方位的伦理观，是我们今后不断探索和研究的一个课题。

就认知症照护的现状，我们主要针对照护工作提出以下一些基本伦理原则。

1. 尊重老人的主体性，尊重老人的自我选择　认知症照护的基本是援助老人按他自己的意愿去生活。很多时候，老人的现状与他本人所期待的生活有很大差距。我们在提供照护服务时，尽量考虑如何按照他本人的意愿进行援助。我们要在认知症早期，仔细确认他对自己的人生有怎样的看法，有什么期待，甚至对临终阶段有什么要求等等，这是非常重要的。对于那些认知症发展到一定程度，已经无法表达意愿的老人，我们要根据本人当时的意愿，跟家属充分沟通，以不侵害本人利益为前提做综合性判断。

2. 保持生活的持续性　我们要援助老人实现一个有自己个性的生活。尽量不要去改变他生活环境和生活结构，以接纳、支持的态度去接触他们。

3. 保障自由和安全　我们需要构建一个让老人安心接受照护的信赖关系与能保障自由的生活环境。认知症老人被非现实性的思维所控制，即使他们的一些举动会威胁到周围人的生活，但是原则上，我们不要去否定老人的说法，要去接纳他们，努力变换我们的心态，保证他们能够拥有他们自己主观感受世界的自由。同时，还需要充分保障在此基础上的安全与安心。

4. 排除对老人权利的侵害　认知症老人在身体上、心理上或者说经济权利上很容易受到侵害。老人有时候很难理解眼前的状况，有时候很难表达自己的意愿。在这些情况下，我们需要充分考虑我们所提供的照护内容和方式是否侵犯了老人的权利。当有侵犯权利的疑虑时，我们需要重新考虑和探讨，预防侵犯的发生。

5. 尊重老人的社会交流和隐私　人们都有与他人进行适当交流的欲望，但也有保持自己独立隐私空间和时间的要求。即使是认知症老人，都需要保障这两个部分的权利。居家服务中，居家认知症老人的社会交际会比较缺乏，容易陷入孤独的境地。而机构服务则容易出现不尊重老人个人自由和个体尊严的倾向。所以，我们需要完善保障的生活环境及措施。

6. 个性化应对　一般来说，希望能为认知症老人提供一个适应个性化生活的条件。每位老人都有一个漫长的生活经历，形成了他们独特的爱好和习惯，此外，脑损伤部位和程度不同使得他们的症状也是千差万别。我们要充分理解病症状态，充分了解他们的人生观和生活方式，并以此为前提为他们提供丰富的生活照护服务。

7. 避免急剧的环境变化，为老人创造舒适有活力的生活。　日常生活中，舒适安心的环境以及对大脑有刺激作用的音乐、艺术、植物、宠物、风景、食物等都能让我们获得适当的感官刺激、舒服的皮肤刺激等。所以，我们也需要为老人提供温和、舒适的环境变化，以活化他们每天的生活。

但是，老年人的适应能力一般都会比较低，特别是认知症老人，这个趋势更加严重。过度有刺激的变化会让他们感到害怕与不安。因此，当他们搬家或者入住机构时，我们必须尽最大的努力，创造一个让他们能轻松习惯的环境。

8. 关注每位老人的优势，援助老人有意愿的生活　面对认知症老人时，常常容易被他们失去的功能所吸引，专注于他们失去的部分，针对那部分功能尝试很多努力。其实，对于认知症老人来说，关注他们残存的功能更为重要。充分利用他们的残存功能，能一点一点将他们失去的、或即将失去的自信心找回。

9. 维护老年人的尊严　认知症老人到了病程晚期，他们的语言能力、理解能力已经相当低下，这时，我们更要重视他们的人格尊严，一定要"尊重"他们，为他们提供服务到最后一刻。

10. 维持认知症老人良好的身体状态，防止各种并发症　保持身体的健康能改善认知症老人的精神状态，提高他们的感知力。当他们患上疾病或者发生骨折时，他们的精神很容易出现混乱，照护也变得困难。此外，认知症老人对疾病引起的身体疼痛感受比较迟钝，对周围环境的认知力和感知力也很低，很容易发生意外。

因此，我们需要创造一个张弛有序的生活环境，照护人员通过各种形式与老人互动，尽量减少他们日常生活的体能降低度。同时对生活环境进行各种改造，充分留意老人身体变化，及早发现问题，防止不良事件的发生。

后语：以上各种伦理之间是相互渗透、相互关联的。每个伦理理念都会有其侧重及关注的地方，但是，重叠部分是最需要我们关注及努力的地方，希望我们通过对职业伦理的遵守，能够规范我们的行为，为老年人实现他们自己的人生而提供最恰当的援助及支撑。

第五节　认知症相关法律问题

认知症老人一方面由于其行为责任能力的减弱与丧失，可能出现一些违反道德，甚至触犯法律的行为；另一方面则由于认知功能的损害，不能维护自身的各种权益，使其权益受到他人有意或无意的侵害。

无论是预防认知症老人的违法或犯罪行为，还是保障老人的权益，最有效的做法就是通过健康教育提醒监护人认真地担负起对其监护人的责任，采取积极的防范措施。此外，对全社会进行维护、保障认知症老人合法权益的宣传教育工作亦应成为普法工作实施中的重要内容之一。

一、老人的犯罪与处理

认知症老人的违法或犯罪行为往往与其认知功能损害的程度相关联。轻度认知功能损害的认知症老人，可能因为判断推理能力损害而发生职务犯罪行为，如渎职、偷窃、贪污或挪用公款；亦可能因受到无法控制的性冲动的驱使，以愚蠢的方式对儿童实施性侵犯，如猥亵或强奸幼女等。而认知功能损害较严重的重症认知症老人则可能因错误的判断甚至是情绪的异常而出现攻击他人的行为，致使他人受到伤害的情况出现。

对认知症老人的上述违法或犯罪行为，应提醒司法部门在对老人的处理时充分考虑老人的行为责任能力，通过司法和精神病学的方法对老人实施违法、犯罪行为辩认与控制能力的鉴定，并在此基础上判罪量刑，同时追究其监护人的相应责任。司法鉴定应及时，即在尽可能短的时间内进行鉴定，以免因老人认知功能的进一步衰退，而影响鉴定的准确性。

二、认知症老人的权益保护

在老人认知功能还能足够处理自己的权益、财务等事务时，应在其法定监护人的监护下由老人行使权利处置和相关事务的处理。对这类老人，医护人员还应向老人及其监护人、有关亲属坦率地介绍其病情的发展趋势，帮助老人及其亲属正确分析和认识到未来有哪些情况将会出现，分清主次并依序进行处置。

当老人的认知功能损害较为严重时，老人可能丧失了维护自身权益的能力，此时保护老人权益的责任就应由其监护人全权承担。对于任何故意、恶意侵犯认知症老人权益的违法行为，应根据国家法律进行严肃处罚。

三、法律纠纷中认知症老人的身份与行为能力

因为认知症老人维护自身权益的能力或民事、刑事责任能力已受到削弱。因此，认知症老人不具备自我辩护、自我举证等法律责任人的能力，这些责任应由其法定监护人代为执行，因此在怀疑老人患有认知症时，应及时通过司法鉴定明确老人认知症的诊断并根据其具体情况，按照司法程序委托或指定相应的监护人、律师代为应诉。

附　　录

简易精神状态检查量表（MMSE）

姓名：　　　性别：　　　年龄：　　　文化程度：　　　得分：

测 试 内 容	回答正确得1分	
	回答错误得零分	
1. 今年是哪一年？	1	0
2. 现在是什么季节？	1	0
3. 现在是几月份？	1	0
4. 今天是几号？	1	0
5. 今天是星期几？	1	0
6. 你现在在哪个省（市）？	1	0
7. 你现在在哪个县（区）？	1	0
8. 你现在在哪个乡（镇、街道）？	1	0
9. 你现在在第几层楼？	1	0
10. 这里是什么地方？	1	0
11. 复述：皮球	1	0
12. 复述：国旗	1	0
13. 复述：树木	1	0
14. 计算 $100-7=$？	1	0
15. $\quad -7=$？	1	0
16. $\quad -7=$？	1	0
17. $\quad -7=$？	1	0
18. $\quad -7=$？	1	0
19. 回忆：皮球	1	0
20. 回忆：国旗	1	0
21. 回忆：树木	1	0
22. 辨认：手表	1	0
23. 辨认：铅笔	1	0
24. 复述：四十四只石狮子	1	0
25. 按卡片上的指令去做"闭上您的眼睛"	1	0
26. 用右手拿这张纸	1	0
27. 再用双手把纸对折	1	0
28. 将纸放在大腿上	1	0
29. 请说一句完整的句子	1	0
30. 请您按样子画图	1	0

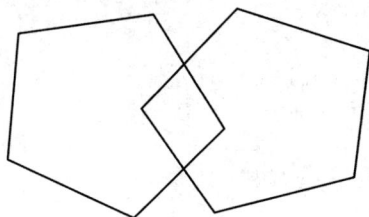

1. 30 项题目，每项回答正确得 1 分，回答错误或答不知道评 0 0 分，量表总分范围为 00～30 分。

2. 测验成绩与文化水平密切相关，正常界值划分标准为：文盲 7 ＞17 分，小学 0 ＞20 分，初中及以上 4 ＞24 分。

3. 评分参考：27～30 分：正常。＜27 分：认知功能障碍。21～26 分：轻度。10～20 分：中度。0～9 分：重度。

日常生活能力表（ADL）

评定时按表格逐项询问，如被试者因故不能回答或不能正常回答（如失智或失语），则可根据家属、护理人员等知情人的观察评定。

序号	名　称	自己完全可以	有些困难	需要帮助	根本无法做
1	乘公共汽车	1	2	3	4
2	行走	1	2	3	4
3	做饭菜	1	2	3	4
4	做家务	1	2	3	4
5	吃药	1	2	3	4
6	吃饭	1	2	3	4
7	穿衣	1	2	3	4
8	梳头、刷牙等	1	2	3	4
9	洗衣	1	2	3	4
10	洗澡	1	2	3	4
11	购物	1	2	3	4
12	定时上厕所	1	2	3	4
13	打电话	1	2	3	4
14	处理自己的财物	1	2	3	4

1. 主要统计量为总分、分量表分和单项分。总分最低为 14 分，为完全正常。

2. >14 分表现有不同程度的功能下降，最高为 56 分。

3. 单项分 1 分为正常，2～4 分为功能下降。凡有 2 项或 2 项以上单项分≥3，或总分≥20，表明有明显功能障碍。

画　钟　测　验

给被试者一张空白的纸和笔。

指导语："我想让你画一个圆钟，要有所有的数字，最后时针指向 11 点 10 分。

7 分法画钟测验评分表：满足条件时得 1 分。

（1）_____只有 12 个数字都有时才能得分

＊1～12 之间数字不全，错误

＊1～12 以外的数字，错误

＊不相关的数字，如 20，错误

（2）_____所有数字的顺序正确

＊数字必须是越来越大

（3）_____所有数字位置正确

＊把钟分为四个区域，每区有 3 个数字　＊每区中数字正确（如 1、2、3 在右上区域）

（4）_____要有 2 个指针

＊必须是指针，有箭头，如为破折号或圆圈数字算错

（5）_____时针指向 "11"

＊必须接近 "11"，而不是其他数字

（6）_____分针正确

＊分针必须是接近 "10"，而不是其他数字

（7）_____时针、分针比例恰当（时针比分针短）

＊时针短，分针长，而不是两个一样长。最高分 "7 分"

"起立－行走" 计时测试

姓名_____　性别_____　年龄_____　岁_____　得分_____

1. 测试方法　评定时患者着平常穿的鞋，坐在有扶手的靠背椅上（椅子座高约 45cm，扶手高约 20cm），身体靠在椅背上，双手放在扶手上。如果使用助行具，则将助行具握在手中。在离座椅 3m 远的地面上贴一条彩条或画一条可见的粗线或放一个明显的标记物。当测试者发出 "开始" 的指令后，患者从靠背椅上站起。站稳后，按照平时走路的步态，向前走 3m，过粗线或标记物处后转身，然后走回到椅子前，再转身坐下，靠到椅背上。测试过程中不能给予任何躯体的帮助。正式测试前，允许患者练习 1～2 次，以确保患者理解整个测试过程。

_____

2. 评分标准

除了记录所用的时间外，对测试过程中的步态及可能会摔倒的危险性按以下标准打分。

1 分：正常

2 分：非常轻微异常

3 分：轻度异常

4 分：中度异常

5 分：重度异常

Berg 平衡评定量表

姓名_____　性别_____　年龄_____　诊断_____

得分（0~4分）

检查序号	检查内容	4分	3分	2分	1分	0分
1	从坐位站起	不用手扶能够独立地站起并保持稳定	用手扶着能够独立地站起	几次尝试后自己用手扶着站起	需要他人小量的帮助才能够站起或保持稳定	需要他人中等或大量的帮助才能够站起或保持稳定
2	无支持站立	能够安全地站立两分钟	在监视下能站立两分钟	在无支持的条件下能够站立30秒	需要若干次尝试才能无支持地站立30秒	无帮助时不能站立30秒
3	无靠背坐位，但双脚着地或放在一个凳子上	能够安全地保持坐位两分钟	在监视下能够保持坐位两分钟	能坐30秒	能坐10秒	没有靠背支持不能坐10秒
4	从站立位坐下	最小量用手帮助安全地坐下	借助于双手能够控制身体的下降	用小腿后顶住椅子来控制身体的下降	独立地坐，但不能控制身体的下降	需要他人帮助坐下
5	转移	稍用手扶就能够安全地转移	绝对需要用手扶着才能够安全地转移	需要口头提示或监视才能够转移	需要一个人的帮助	为了安全，需要两个人的帮助或监视
6	无支持闭目站立	能够安全地站立10秒	监视下能够安全地站立10秒	能站3秒	闭眼不能达3秒钟，但站立稳定	为了不摔倒而需要两个人帮助
7	双脚并拢无支持站立	能够独立地将双脚并拢并安全地站立1分钟	能够独立地将双脚并拢并在监视下站立1分钟	能够独立地将双脚并拢不能保持30秒	需要别人帮助将双脚并拢，但能够双脚并拢站15秒	需要别人帮助将双脚并拢，双脚并拢站立不能保持15秒

续表

检查序号	检查内容	得分(0~4分)				
		4分	3分	2分	1分	0分
8	站立位时上肢向前伸展并前移动(上肢向前伸展达水平位,检查者将一把尺子放在上肢末端,手指不要触及尺子。测量的距离是被检查者身体从垂直位到最大前倾位时手指向前移动的距离)	能够向前伸出 >25cm	能够安全地向前伸出 >12cm	能够安全地向前伸出 >5cm	上肢能够向前伸出,但需要监视	在向前伸展时失去平衡或需要外部支持
9	站立位从地面检起物品	能够轻易地且安全地将鞋检起	能够将鞋检起,但需要监视	伸手向下达2~5cm,且独立地保持平衡,但不能将鞋检起	试着做伸手向下检鞋的动作时需要监视,但仍不能将鞋检起	不能试着做伸手向下检鞋
10	站立位转身向后看	从左右侧向后看,体重转移良好	仅从一侧向后看,另一侧体重转移较差	仅能转向侧面,但身体平衡可以维持	转身时需要监视	需要帮助以防身体失去平衡或摔倒
11	转身360°	在≤4秒的时间内安全地转身360°	在≤4秒的时间内仅能从一个方向安全地转身360°	能够安全地转身360°但动作缓慢	需要密切监视或口头提示	转身时需要帮助
12	无支持站立时将一只脚放在台阶或凳子上	能够安全且独立地站立,在20秒时间内完成8次	能够独立地站立,完成8次时间>20秒	无需辅助具在监视下能够完成4次	需要少量帮助能够完成>2次	需要帮助以防止摔倒或完全不能做
13	一脚在前无支持站立	能够独立地将双脚前后排列(无间距)并保持30秒	能够独立地将一只脚放在另一只脚的前方(有间距)并保持30秒	能够独立地迈一小步并保持15秒	向前迈步需要帮助,但能够保持15秒	迈步或站立时失去平衡
14	单腿站立	能够独立抬腿并保持时间>10秒	能够独立抬腿并保持时间5~10秒	能够独立抬腿并保持时间>3秒	试图抬腿,但不能保持3秒,但可以维持独立站立	不能抬腿或需要帮助以防摔倒
总 分						

参 考 文 献

［1］郭玉璞，王维治．神经病学．北京：人民卫生出版社，2007．

［2］吴洗，蔺惠芳．老年痴呆的社区防治与护理．北京：人民军医出版社，2011．

［3］邓世雄，陈鹿华，等．失智症整合照护．台北：华腾文化股份有限公司，2014．

［4］陆颖，冯晓丽．全国养老服务机构实务管理指南．北京：中国社会出版社，2011．

［5］洪立，王华丽．老年痴呆专业照护．北京：中国社会出版社，2014．

［6］香港圣公会福利协会编．从心出发：老年痴呆症全人照护手册．北京：中国社会出版社 2013 年 10 月．

［7］维吉尼亚·贝尔、大卫·储克索．翻译蔡佳芬．你忘了我，但我永远记得你：以友善尊严方式照护失智症亲友．心灵工坊文化事业股份有限公司，2012．

［8］杨月欣．公共营养师（国家职业资格二级）．北京：中国劳动社会保障出版社，2012．

［9］一般社团，日本認知症ケア学会．認知症ケア標準テキスト．改訂 3 版，認知症ケアの実際Ⅰ：総論．日本：株式会社　ワールドプランニング，2013．

［10］一般社团，日本認知症ケア学会．認知症ケア標準テキスト．改訂 4 版，認知症ケアの実際Ⅱ：各論．日本：株式会社，ワールドプランニング，2013．

［11］一般社团，日本認知症ケア学会．認知症ケア標準テキスト．改訂 3 版　認知症ケアの基礎．日本：株式会社　ワールドプランニング，2013．

［12］一般社团法人，日本認知症コミニュケーシュン協議会．認知症ライフパートナ基礎検定，公式テキスト．第 2 版．日本：中央法規　制作・発売，2013．

［13］编集：服部　英幸　著者：精神症状・行動異常（BPSD）を示す　認知症患者の初期対応の指針作成研究班．BPSD 初期対応ガイドライン．日本：ライフ・サイエンス社出版，2013．